MANAGEMENT GUIDANCE FOR DRUG CLINICAL TRIAL INSTITUTIONS

药物临床试验机构管理指南

主　编　王佳楠　王焕玲

执行主编　李正奇　赵秀丽

国家药品监督管理局食品药品审核查验中心　组织编写

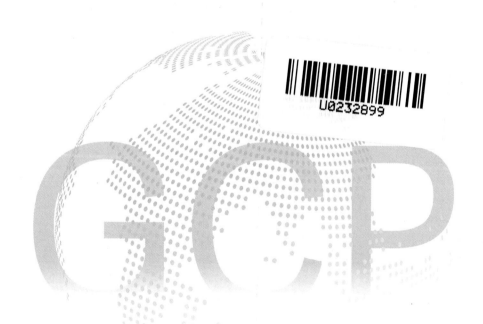

中国健康传媒集团
中国医药科技出版社

图书在版编目（CIP）数据

药物临床试验机构管理指南/国家药品监督管理局食品药品审核查验中心组织编写；王佳楠，王焕玲主编. —北京：中国医药科技出版社，2022.10

ISBN 978-7-5214-3448-4

Ⅰ.①药… Ⅱ.①国…②王…③王… Ⅲ.①临床药学–药效试验–医药卫生组织机构–药政管理–指南 Ⅳ.① R969.4-62

中国版本图书馆 CIP 数据核字（2022）第 178066 号

责任编辑 于海平
版式设计 锋尚设计

出版 中国健康传媒集团│中国医药科技出版社
地址 北京市海淀区文慧园北路甲 22 号
邮编 100082
电话 发行：010-62227427 邮购：010-62236938
网址 www.cmstp.com
规格 787×1092mm $\frac{1}{16}$
印张 25
字数 486 千字
版次 2022 年 10 月第 1 版
印次 2022 年 10 月第 1 次印刷
印刷 北京盛通印刷股份有限公司
经销 全国各地新华书店
书号 ISBN 978-7-5214-3448-4
定价 198.00 元

获取新书信息、投稿、为图书纠错，请扫码联系我们。

《药物临床试验机构管理指南》
编　委　会

- 序言 -

药物临床试验是验证药品安全有效的关键环节，也是能否实现药品高效率上市的重要环节。中国药品审评审批制度自建立以来，经过曲折的发展历程，积累了宝贵的经验，取得了一定的进展。特别是从我国药品审评审批制度改革启动以来，药物创新环境大大改善，医药企业研发热情高涨，药物临床试验迎来快速发展期。据《中国新药注册临床试验进展年度报告（2021年）》相关数据表明，2021年药物临床试验年度登记总量首次突破3000项，新药临床试验占比增至60.5%，对比分析近三年临床试验数据可以发现，新药临床试验数量占比逐年增加、启动耗时明显缩短，国际多中心临床试验占比呈逐年递增趋势，罕见病药物临床试验数量逐年递增、适应症领域逐步扩大。在国家一系列鼓励药品创新政策的大力推动下，药物临床试验数量和质量实现了双提升，这也给药物临床试验机构提出了越来越高的要求。

药物临床试验机构是承接药物临床试验的组织之一，在临床试验需求的推动下日益发展壮大，"重大新药创制"国家科技重大专项有力地促进了新药研发及临床试验水平的提升。经过近40年的发展，大部分临床试验机构已经成为医院的职能科室，进入了良性发展阶段，在药物临床试验中发挥了重要作用，临床试验水平也逐渐提高，成果来之不易。在对临床试验机构实施资格认定时期，一大批专业对口、学历高、组织能力强、有志于从事临床试验发展的人员充实了机构力量，为药物临床试验规范化的发展发挥了重要作用。2019年新修订实施的《药品管理法》要求将临床试验机构由资格认定调整为备案管理，临床试验资源得到进一步释放。备案制实施以来，临床试验机构数量已超过1200家，这为临床试验的开展提供了更多的选择。但我们也要看到，当前临床试验机构规范化建设与新药研发的临床需求和技术的进步、与医药产业高质量创新发展的整体要求、与对人民群众健康的供给还存在较大的差距，药物临床试验是其中的关键环节。提升药物临床试验效率和水平，规范药物临床试验机构的管理尤为紧迫。

为了进一步推动我国药物临床试验规范发展，提高临床试验质量，既满足与国际接轨的要求，又充分体现我国的特色，国家药监局会同国家卫健委组织修订了《药物临床试验质量管理规范》（以下简称《规范》）。尽管《规范》中未对临床试验机构单独设章节，但突出了申办者是临床试验数据质量和可靠性的最终责任人，而研究者是对临床试验质量及受试者权益、安全负责的试验现场的负责人。鉴于我国的研究者普遍在临床一线，业务工作繁忙，如何保证药物临床试验的质量，临床试验机构的作用至关重要。因此，《规范》对临床试验机构的权利、义务，以及研究者的资质、职责等一并提出了要求，同时规定临床试验机构应当接受申办者组织的监查和稽查，以及药监部门的检查。

《药物临床试验机构管理指南》全面系统地阐述了药物临床试验机构备案与运行的基本要求，包括药物临床试验机构和伦理委员会的组织架构、人员设施、文件体系、档案等等，并对机构运行管理、文件管理、试验用药品管理、仪器设备管理、合同管理、经费管理、质量管理、人员培训管理等系列管理制度进行了充分的介绍。同时还具体明确地说明了药监部门不同检查的组织方式与侧重点。这些丰富翔实的内容将为指导临床试验机构如何合法合规开展药物临床试验提供重要依据和参考。

当前，我国药物临床试验方兴未艾，发展势头良好，临床试验机构更应抓住机遇，乘势而上。相信本书将成为临床试验管理、定制列规指引，为新老药物临床试验机构同质化实施GCP提供保障，让药物临床试验数据能客观、真实地体现药物的安全有效性，为中国的临床试验数据能更多的被国际认同、认可贡献力量。

《药物临床试验机构管理指南》即将付梓，该书的出版将对规范药物临床试验机构管理起到很好的指引作用。"无规矩不成方圆"，祝愿我国药物临床试验在健康、规范的征程上多结新硕果，取得新业绩！

中国工程院院士　国医大师
"重大新药创制"国家科技重大专项技术副总师　张伯礼
2022年9月于天津团泊湖畔

– 前言 –

为贯彻《关于深化审评审批制度改革鼓励药品医疗器械创新的意见》文件精神和落实"放管服"要求，2019年11月29日，国家药监局、国家卫生健康委《关于发布药物临床试验机构管理规定的公告》（2019年第101号）（以下简称《管理规定》）正式发布，标志着药物临床试验机构由资格认定调整为备案管理。这一举措有利于释放临床试验资源，更好地满足药物研发对药物临床试验的需求，对鼓励药物创新、促进医药产业健康发展具有重要意义。备案管理不是对药物临床试验机构标准和要求的降低，而是更加强调药物临床试验机构应按照《药物临床试验质量管理规范》（GCP）和药物临床试验相关技术指导原则等要求，主动提升规范管理临床试验项目和开展临床试验项目全过程质量管理的能力。

"古人医在心，心正药自真。"规范的药物临床试验是保证药品上市和用药安全的前提与基础，本书作者正是守着这份"博学而后成医，厚德而后为医，谨慎而后行医"的初心进行著述。本书是为了推动《管理规定》得到更好的贯彻落实，组织相关行业内专家精心编写而成的，作为《管理规定》的专业解读与实施指引，以期能促进药物临床试验行业标准提升，使药物临床试验机构备案、运行管理及监督管理工作更加规范高效。

本书以药物临床试验机构建设和管理为主线，主要包括新机构的备案、老机构的再备案和新增专业组的备案，药物临床试验机构的监督管理、药物临床试验机构的建设、伦理委员会的建设、项目核查等内容，希望通过药物临床试验机构的规范建设和管理，促进药物临床试验实施过程中严格遵循科学和伦理道德的原则，保护受试者权益和安全，保证试验过程规范、数据真实可靠、结果科学可信。

为了让读者更好的理解《管理规定》并提供具体的工作指引，本书对机构建设、机构评价、机构备案、机构运行、机构管理、机构监管等提供了一些较为详细的程序、案例等。需要说明的是：书中的程序、案例不代表法规和标准，不一定适合每一家药物临床试验机构，其主要目的是为读者提供参考和示范，以期促进行业高质量发展。

"我愿天地炉，多衔扁鹊身。"愿本书给有志于研究探讨药物临床试验机构管理学科的读者多一些启发与思考。

编　者

2022年9月

– 目 录 –

药物临床试验机构组织机构与设施建设

药物临床试验机构文件体系建设

第六章 ＼ 176

伦理委员会的建设与管理

第七章 ｜ 282

药物临床试验项目的质量管理

第八章 ｜ 295

医疗器械临床试验机构的监督管理

第九章 \ 312

备案问题与《药物临床试验质量管理规范》问答

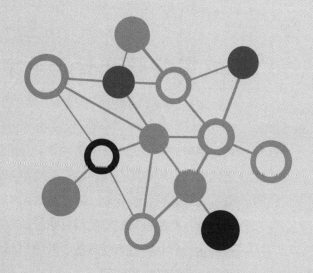

第一章
药物临床试验机构管理相关法规和政策解读

————

第一节 《药物临床试验机构管理规定》颁布

第二节 《药物临床试验机构管理规定》解读

第一节

《药物临床试验机构管理规定》颁布

药物临床试验作为药品上市的最后一道评价防线，其研究资料和数据是药品上市的主要依据，其质量将直接影响药品质量和公众用药安全。保证药物临床试验设计科学严谨、实施过程合法合规、研究结果真实可信，药物临床试验的受试者权益得到充分保障，这些都是医药监管部门、临床试验机构、临床试验研究者、医药研发企业和合同研究组织等共同追求的目标。其中，药物临床试验机构管理工作对保证药物临床试验质量有举足轻重的作用。

我国对承接药物临床试验的医院实行资格准入制度最早可追溯至20世纪80年代，随着国际交流的日益广泛，特别是《药物临床试验质量管理规范》（GCP）等法规文件的实施，药物临床试验机构的水平和规模有了整体发展，在帮助提高新药研发和注册上市效率上发挥了重要的作用。近年来，随着国内外药物研究创新氛围日益浓厚，创新药申报数量激增，而长期以来实施的资格认定制度对药物临床试验机构数量、临床试验能力及监管等方面均出现了一定程度的制约，生物医药行业迫切需要在鼓励创新制度体系方面有更多的调整及完善措施。经反复征求意见后，2019年12月，国家药品监督管理局（NMPA）、国家卫生健康委员会颁布的《药物临床试验机构管理规定》（2019年第101号）正式施行，临床试验机构资格认定制度正式改为备案管理制度。这是自2004年发布《药物临床试验机构资格认定办法（试行）》等法规文件以来，在药物临床试验机构管理领域的一次重大变革。该规定的颁布标志着药物临床试验机构由资质认定改为备案管理的正式落地，药物临床试验机构在申请资质与途径、流程和时限、申请基本条件、违法惩处力度等方面都发生了较大转变。这种转变对药物临床试验领域乃至整个医药行业都具有重要意义，将进一步促进临床试验资源整合，提高我国临床试验水平，加快推进新药上市。本章旨在梳理我国药物临床试验机构管理的发展历程，探讨药物临床试验机构备案的背景及其内在意义，并简要解读新发布施行的《药物临床试验机构管理规定》。

一、药物临床试验机构管理的发展历程

我国药物临床试验机构（以下简称"机构"）的产生最早可追溯至20世纪80年代，可概括为以下几个发展阶段：

（一）临床药理基地

机构的前身为"临床药理基地"，诞生于1983年，原卫生部公布了首批临床药理基地，其职责主要是承担卫生部批准进行的新药临床研究以及上市药物的再评价。

改革开放后，我国新药研制工作发展迅速，但我国临床试验申办者的综合实力较弱，难以承担起新药上市前药物临床试验的质量管理职责，因此带来一系列的药物临床试验的质量问题。为此，根据我国的国情，1985年，原卫生部制定和颁布了《新药审批办法》，对新药临床研究有关技术要求作出了具体规定。1986年、1990年，原卫生部先后公布了第二批和第三批卫生部临床药理基地，并于1995年2月出台了《卫生部临床药理基地管理指导原则》，规范临床药理基地建设，提出了GCP的概念，"推动基地逐步达到临床试验管理规范（Good Clinical Practice，GCP）"。1998年，原国家药品监督管理局成立后，对原卫生部临床药理基地予以确认，并将其更名为"国家药品临床研究基地"，再确认后的基地总数为132个，共涉及152个医疗单位，专业科室总数达560个。

（二）机构的产生和发展

2001年颁布实施的《中华人民共和国药品管理法》，第二十九条将"国家药品临床研究基地"正式称为"药物临床试验机构"。2003年8月6日，国家食品药品监督管理局（SFDA）修订并颁发了《药物临床试验质量管理规范》（GCP）。2004年根据《药品管理法》《药物临床试验质量管理规范》《药品注册管理办法》《赫尔辛基宣言》《国际人用药品注册技术协调会临床试验质量管理规范》（ICH-GCP）等相关法规文件精神，SFDA出台了《药物临床试验机构资格认定办法（试行）》，规定自认定办法颁布之日起，对原药理基地和具备新申报机构资格的医疗单位进行药物临床试验机构资格认定工作。该认定办法被业内认为是我国药物临床试验史上的第一座里程碑，药物临床试验机构自此正式诞生，标志着药物临床试验机构准入认证工作步入法制化和规范化轨道。为进一步加强药物临床研究监督管理，切实提高药物临床研究质量，确保受试者权益和安全，2009年5月，SFDA和卫生部联合发布了《关于开展药物临床试验机构资格认定复核检查工作的通知》，启动机构资格认定复核检查工作，随后颁发《药物临床试验机构资格认定复核检查标准》，不断加强药物临床试验质量和规范的管理。截至2018年12月31

日，国家药品监督管理局公布了51份药物临床试验机构资格认定公告，15份药物临床试验机构资格认定复核检查公告，共有5家机构的7个专业未通过复查核查，有2家机构被取消药物临床试验机构资格，最终确定药物临床试验机构719家。

（三）机构备案制

在2004年版《药物临床试验机构资格认定办法（试行）》基础上，2015年2月，国家食品药品监督管理总局药化注册司发布《关于征求〈药物临床试验机构管理规定〉意见的通知》，强化了日常运行要求以及监督管理。2015年5月29日，中央政治局第23次集体学习时明确指出：食品药品安全关系每个人身体健康和生命安全。要用最严谨的标准、最严格的监管、最严厉的处罚、最严肃的问责，确保人民群众舌尖上的安全。"四个最严"之下，2017年10月8日，中共中央办公厅、国务院办公厅发布《关于深化审评审批制度改革鼓励药品医疗器械创新的意见》（以下简称《两办意见》），临床试验机构实行备案制管理的顶层设计首次进入业界视野。

2019年8月26日，新修订的《中华人民共和国药品管理法》（以下简称《药品管理法》）颁布实施，第二章规定药物临床试验机构实行备案管理。同年12月1日，国家药品监督管理局（NMPA）联合国家卫生健康委员会制定的《药物临床试验机构管理规定》正式施行，对药物临床试验机构备案条件及管理作了详细规定。新法规的出台也是为贯彻落实《两办意见》而进行的一项重要改革，其内涵展现了管理者促发展、增效率、重监管、严处罚的目标和态势，对推动我国的临床试验机构规范化管理具有划时代的意义。

二、药物临床试验机构备案的背景和意义

（一）机构备案的背景

1. 机构备案是满足我国医药产业创新发展的必由之路

当前，我国医药产业快速发展，创新创业方兴未艾，审评审批制度改革持续推进。随着我国政策利好的不断释放和创新能力的不断提高，越来越多的创新药进入或即将进入临床试验阶段。相比之下，临床研究资源却愈发呈现出紧张形势，包括临床试验机构数量较少、临床试验机构分布发展不平衡等。临床研究资源的供需矛盾，日益成为制约我国新药创新的瓶颈。因此，2017年《两办意见》发布之时，排在改革首位的内容就是临床试验机构资格认定实行备案管理。

2. 机构备案是加快我国临床试验与国际接轨的必然之举

2017年6月，中国加入国际人用药品注册技术协调会（ICH），与其他成员国家和

地区的卫生管理职责部门一起互相接受各自临床资料以用于人用药品注册。因此，我国的药物临床试验水平必须大幅提升并逐渐实现与国际接轨。借此契机，我国正式提出临床试验机构备案制的改革设想，支持医疗机构、医学研究机构、医药高等学校开展临床试验，鼓励社会力量投资设立临床试验机构，这种开放、宽进严出的方式，是从临床试验机构准入方式着手对临床试验体系进行改革，对规范、提高整个新药临床试验的水平和保障临床研究质量均有重要意义。

3. 机构备案是加强临床试验机构监管的关键举措

随着政府职能转变，由"事前"监管为重点转变为加强"事中""事后"监管。一直以来，我国对临床试验机构的监管侧重在前期对机构的资格认定，而对认定后的监管相对较弱，各机构之间的能力和水平参差不齐。2015年7月22日，原国家食品药品监督管理总局发布《关于开展药物临床试验数据自查核查工作的公告》（2015年第117号）后，自查核查工作陆续进行，间接暴露监管不完善带来的临床试验数据真实性存疑的问题。因此，亟须在制度层面进行一次大的革新，不仅需要对临床试验机构的等级、质量控制能力、专业人员资质、应急处理能力、规范化管理能力等都作出明确要求，更是要围绕试验药物全过程监管，使临床试验监管的针对性更加明确、清晰，将监管的重心由认定机构的形式转为监督检查机构开展临床试验能力的形式。

（二）机构备案的意义

随着《药物临床试验机构管理规定》的颁行，药物临床试验机构由资格认定调整为备案管理。这一举措具有以下两方面的重要意义：

1. 备案制可有效缓解临床资源紧缺的矛盾

数据显示，我国二级以上的医疗机构已经超过1万家，三级以上的医疗机构有2000多家。但是在备案制正式落地前，由于我国一直对药物临床试验机构实行资格认定，取得药物临床试验机构资质的医疗机构仅有不到800家，且绝大多数为三级医院，占全部医疗机构总数的比例不足2%。随着我国在医药创新领域取得明显突破，临床研究资源的短缺问题在某种程度上成为医药创新的瓶颈。备案制的到来简化了申请流程、缩短了申请时限，同时，新法规下扩大了申请备案范围，除医疗机构外也允许医药高等学校及社会力量申请备案成为临床试验机构，可有效缓解临床试验机构严重不足的现状，满足药物研发对药物临床试验机构的需求，对鼓励药物创新、促进产业健康发展具有重要意义。

2. 备案制能提高对试验机构的监管效率与效果

备案制将原来事前对试验机构的资格认定改为围绕试验药物的全过程监管，强化对机构的监管效率与效果，进一步保证临床试验的质量。尽管备案流程简化，看似放低了事前审核认定的门槛，但并非国家药监局降低了对试验机构资质的要求，相反是对试验机构和试验参与方提出了更高的要求。一方面，新法规指出，在备案申请前，试验机构应自行或者聘请第三方对其临床试验技术水平、设施条件及专业特点进行评估，形成评估报告，然后提交至备案平台；另一方面，监管上明确了各级监管部门的职责和相应的惩处制度。《药物临床试验机构管理规定》第二十二条明确指出：隐瞒真实情况、存在重大遗漏、提供误导性或者虚假信息或者采取其他欺骗手段取得备案的，以及存在缺陷不适宜继续承担药物临床试验的，取消其药物临床试验机构或者相关临床试验专业的备案，依法处理。配套监管措施及法规出台，完善了临床试验开展过程中对试验机构的事中及事后的全过程监管。

第二节

《药物临床试验机构管理规定》解读

✚

一、《药物临床试验机构管理规定》制定的背景与主要思路

（一）制定的背景

《药物临床试验机构管理规定》（2019年第101号）已于2019年11月29日印发，自2019年12月1日起施行（本节将此规定及相关配套法规简称《新规》）。《药物临床试验机构资格认定办法（试行）》（国食药监安〔2004〕44号）、《关于开展药物临床试验机构资格认定复核检查工作的通知》（国食药监注〔2009〕203号）和《关于印发一次性疫苗临床试验机构资格认定管理规定的通知》（食药监药化管〔2013〕248号）等对推动我国药物临床试验机构和临床试验规范管理起到了积极作用的"旧规"（以上一个规定和两个通知本节简称《旧规》）同时废止。

在"旧规"体系中，我国对临床试验机构的监管侧重在前期对机构的资格认定，而对于临床试验过程中操作的科学性和规范性缺乏监督，导致各临床试验机构间研究能力和管理水平存在较大差异，资格认定制下临床试验机构的资源相对紧缺的矛盾也日益凸显。随着我国药品研发的快速发展和药品审评审批制度改革的深化，2015年以来国家药品监管部门连同其他监管部门，密集出台了多项改革和管理措施，临床试验机构向备案制的转变，正是"增效率、重监管"目标和态势的重要体现。

（二）制定的主要思路

《新规》是药物临床试验机构进行备案和运行管理的技术规范，也是药品监管部门、卫生健康主管部门对药物临床试验机构监督管理的主要依据。《新规》的修订贯彻落实了中共中央办公厅、国务院办公厅《关于深化审评审批制度改革鼓励药品医疗器械创新的意见》（厅字〔2017〕42号）文件精神。根据2019年12月1日修订生效的《中华人民共和国药品管理法》（以下简称《药品管理法》）和《中华人民共和国疫苗管理法》（以下简称《疫苗管理法》）的相关规定，药物临床试验机构由资质认定制度改为备案制度，同时疫苗临床试验应当由符合国家药品监督管理局（以下简称"国家药监局"）和中华人民共和国国家卫生健康委员会（以下简称"国家卫生健康委"）规定条件的三级医疗机构或者省级以上疾病预防控制机构实施或者组织实施。国家药监局和国家卫生健康委于2019年11月29日发布《新规》，并于同年12月1日与新修订的《药品管理法》和《疫苗管理法》同时生效。

二、《药物临床试验机构管理规定》的主要内容

《新规》对药物临床试验机构的定义：药物临床试验机构是指具备相应条件，按照《药物临床试验质量管理规范》（GCP）和药物临床试验相关技术指导原则等要求，开展药物临床试验的机构。

《新规》第三条提纲挈领、开宗明义，规定在我国境内开展经国家药监局批准的药物临床试验应当在药物临床试验机构进行，且药物临床试验机构实行备案管理。但是，若相关试验机构仅开展与药物临床试验相关的生物样本分析，则无须备案。关于备案制具体内容的解读及其与《旧规》的对比如下。

（一）《新规》细化了对申请备案试验机构的申请条件

《旧规》和《新规》关于申请备案试验机构的申请条件对比见表1-1。

由表1-1可以看出，与《旧规》相比，《新规》一是更加强调"独立"的临床试验工作场所，这对试验物资、文件的妥善保管，保密性的提高，均有很大的保障作用；二是对研究机构人员的资质能力作了更为具体、严格的规定，这对临床试验相关人员尤其是对受试者参与临床试验过程中的安全性提供了更好的保障；三是对医疗机构资质和医疗水平作出了更加严格的限定，进一步强化受试者保护，如规定Ⅰ期药物临床试验或者临床风险较高需要临床密切监测的药物临床试验，应在三级医疗机构开展实施。

表1-1 《旧规》和《新规》关于申请备案试验机构的申请条件对比

资格和条件	《旧规》下的药物临床试验机构	《新规》下的药物临床试验机构		
		一般的药物临床试验机构	新药Ⅰ期临床试验机构或一些高风险的药物临床试验机构	疫苗临床试验机构
资质证照	医疗机构执业许可证	增加"二级甲等以上资质"要求	必须是三级医疗机构	必须是三级医疗机构或者省级以上疾病预防控制机构
专业	申请资格认定的专业应与医疗机构执业许可诊疗科目一致	增加"开展健康受试者的Ⅰ期药物临床试验、生物等效性试验应当为Ⅰ期临床试验研究室专业"要求	增加"开展健康受试者的Ⅰ期药物临床试验、生物等效性试验应当为Ⅰ期临床试验研究室专业"要求	医疗机构要求同左，疾控机构无此要求
场所设施	具有与药物临床试验相适应的设备设施	增加"独立的工作场所、独立的临床试验用药房、独立的资料室"要求		
床位数和诊疗量	具有与药物临床试验相适应的床位数和受试者人数	具有与承担药物临床试验相适应的床位数、门急诊量（无受试者人数要求）	具有与承担药物临床试验相适应的床位数、门急诊量（无受试者人数要求）	医疗机构要求同左，疾控机构无此要求
研究人员	具有能够承担药物临床试验的研究人员并经过药物临床试验技术与法规培训	增加"主要研究者应当具有高级职称并参加过3个以上药物临床试验"要求		
其他新增要求	—	具有急危重病症抢救的设施设备、人员与处置能力	具有急危重病症抢救的设施设备、人员与处置能力	医疗机构要求同左，疾控机构无此要求
	—	具有与开展药物临床试验相适应的医技科室		
	—	具有负责药物临床试验伦理审查的伦理委员会		
	—	卫生健康主管部门规定的医务人员管理、财务管理等其他条件		

（二）《新规》确定了申请备案试验机构的申请路径和流程

《新规》指出，在备案申请前，试验机构应自行或者聘请第三方对其临床试验技术水平、设施条件和专业特点进行评估，形成评估报告，然后提交至"药物临床试验机构备案管理信息平台"（简称"备案平台"）。整体而言，《新规》下的申请备案程序，相比《旧规》下的资格认定程序，申请流程明显简化以及所需时间大大缩短。《新规》下国家药监局对备案材料的"审查"将侧重于形式审查。试验机构需要对在备案平台所填写信息的真实性和准确性负责，否则可能面临被取消其药物临床试验机构或者相关临床试验专业的备案的风险。备案制下的申请流程见图1-1。

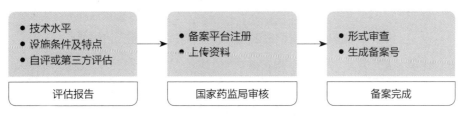

图1-1　备案制下的申请流程

（三）《新规》明确了机构备案后的日常监管要求

《新规》之下，临床试验机构备案完成后的监管方式从对机构的资格认定改为以临床试验为核心的过程监管。《新规》下备案没有有效期的规定，如临床试验机构符合相应的监管要求，不存在被取消临床试验机构备案的违法情形，机构备案将长期有效。《旧规》和《新规》关于机构备案后日常监管要求的对比见表1-2。

表1-2　《旧规》和《新规》关于机构备案后日常监管要求的对比

监管要求	《旧规》	《新规》
年报	药物临床试验机构每年3月31日前向国家食品药品监督管理局和卫生部报送上年度承担药物临床试验的情况	药物临床试验机构每年1月31日前在备案平台填报上一年度开展药物临床试验工作总结报告
检查	随机检查、有因检查以及专项检查；日常监督检查；复核检查（每3年一次）	只保留了"日常监督检查"（对于新备案的药物临床试验机构或者增加临床试验专业、地址变更的，在60个工作日内开展首次监督检查）
有效期	3年	未规定备案的有效期

（四）《新规》对试验机构违法行为设定了更为严格的法律责任

由表1-3可以看出，《新规》对于临床试验机构的法律责任有了更加严格的规定，如药物临床试验机构未遵守《药物临床试验质量管理规范》的，将依照《药品管理法》第一百二十六条规定处罚。一方面，对于《旧规》中规定的违法行为的法律责任有所加重，如对未遵守《药物临床试验质量管理规范》的行为的罚款从五千元至两万元提高到十万元至两百万元；另一方面，《新规》还增加了一些法律责任，如临床试验机构的法定代表人、主要负责人、直接负责的主管人员和其他责任人员在临床试验机构未遵守《药物临床试验质量管理规范》的情况下也要承担相应的法律责任，最严重的情况，上述人员将被终身禁止从事药品生产经营活动。

表1-3 《旧规》和《新规》对试验机构违法行为设定的对比

临床试验机构违法行为		《旧规》	《新规》
未遵守《药物临床试验质量管理规范》	单位责任	（1）警告、责令限期改正； （2）逾期不改正的，责令停产、停业整顿，并处五千元以上二万元以下的罚款； （3）情节严重的，取消药物临床试验机构的资格，同时予以公告。自公告之日起，3年内不受理其资格认定的申请，且停止该医疗机构或专业所承担的所有临床试验	（1）责令限期改正，给予警告； （2）逾期不改正的，处十万元以上五十万元以下的罚款； （3）情节严重的，处五十万元以上二百万元以下的罚款，药物临床试验机构五年内不得开展药物临床试验
	个人责任	—	临床试验机构的法定代表人、主要负责人、直接负责的主管人员和其他责任人员，没收违法行为发生期间自本单位所获收入，并处所获收入百分之十以上百分之五十以下的罚款，十年直至终身禁止从事药品生产经营等活动
未按照规定进行资格认定/备案		国家药品监督管理部门不接受其完成的药物临床试验数据用于药品行政许可	
隐瞒真实情况、存在重大遗漏、提供误导性或者虚假信息或者采取其他欺骗手段取得资格认定/备案的，以及存在缺陷不适宜继续承担药物临床试验的		—	取消其药物临床试验机构或者相关临床试验专业的备案，依法处理

《新规》自2019年12月1日起施行。为做好药物临床试验机构备案工作，应注意以下几个问题：

1．充分认识药物临床试验机构备案工作重要性

应贯彻落实《药品管理法》《疫苗管理法》《药物临床试验质量管理规范》等法规要求，药物临床试验机构由资格认定调整为备案管理。这一举措有利于释放临床试验资源，更好地满足药物研发对药物临床试验的需求，对鼓励药物创新、促进产业健康发展具有重要意义。各省级药品监督管理局要高度重视《新规》实施工作，加强监督指导，做好本行政区域内药物临床试验机构备案管理工作。

2．做好宣贯培训和备案管理工作

各省级药品监督管理局应加强与同级卫生健康主管部门的协调配合，推动《新规》的宣传贯彻和培训工作，指导行政区域内拟开展药物临床试验的医疗机构、疾病预防控制机构和有关单位按照相关要求使用药物临床试验机构备案管理信息系统进行备案。

自2019年12月1日起，相关机构和单位可登录国家药品监督管理局网站（网址http://www.nmpa.gov.cn），点击"药物和医疗器械临床试验机构备案管理信息系统"（以下简称"备案系统"）进行备案。备案系统向社会开放，药物临床试验申办者可以登录备案系统选择已经备案的药物临床试验机构开展临床试验；有关单位和个人可登录备案系统查询药物临床试验机构备案信息。

备案系统由国家药品监督管理局组织建立，日常维护和管理工作由国家药品监督管理局食品药品审核查验中心负责。

3．加强药物临床试验机构监督检查

各省级药品监督管理局要切实落实属地监管责任，组织做好药物临床试验机构日常监管。加强与同级卫生健康主管部门的协调配合及信息通报；督促药物临床试验机构按要求定期填报年度药物临床试验情况总结报告。组织制定并落实监督检查计划，加强对行政区域内药物临床试验机构的监督检查；对发现的违法违规行为，按照《药品管理法》《疫苗管理法》及其他相关法规规定组织查处。

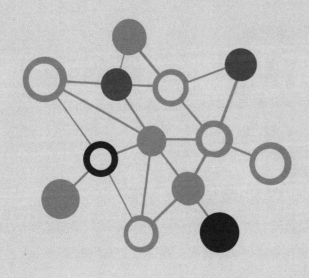

第二章

药物临床试验机构备案管理

为促进药品医疗器械产业结构调整和技术创新，提高产业竞争力，满足公众临床需要，中共中央办公厅、国务院办公厅2017年10月印发《关于深化审评审批制度改革鼓励药品医疗器械创新的意见》（厅字〔2017〕42号），其第一条意见要求临床试验机构资格认定实行备案管理。2019年，新修订的《中华人民共和国药品管理法》（简称《药品管理法》）第十九条增加了"药物临床试验机构实行备案管理"的表述，使药物临床试验机构（简称"机构"）备案管理从法律层面得以落地。根据新修订的《药品管理法》，国家药监局、国家卫生健康委颁布《药物临床试验机构管理规定》（以下简称《新规》），于2019年12月1日起实施。由国家药品监督管理部门负责建立"药物临床试验机构备案管理信息平台"（简称"机构备案平台"），用于机构登记备案和运行管理，以及药品监督管理部门和卫生健康主管部门监督检查的信息录入、共享和公开。受国家药监局委托，国家药品监督管理局食品药品审核查验中心（以下简称"核查中心"）具体承担机构备案平台的构建、运行维护及备案资料的审核工作。

《新规》明确了药物临床试验机构应具备的12项具体条件：具有医疗机构执业许可证，具有二级甲等以上资质，开展健康受试者的Ⅰ期药物临床试验、生物等效性试验应为Ⅰ期临床试验研究室专业；具有掌握药物临床试验技术与相关法规，能承担药物临床试验的研究人员，其中主要研究者应具有高级职称，并参加过3个以上药物临床试验等。《新规》同时明确，药物临床试验机构要按照《药物临床试验质量管理规范》（GCP）和药物临床试验相关技术指导原则等开展临床试验。

《新规》指出，药物临床试验机构应当自行或者聘请第三方对其机构及专业的技术水平、设施条件及特点进行评估，评估符合规定要求后备案。按照备案平台要求填写组织管理架构、设备设施、研究人员、临床试验专业、伦理委员会、标准操作规程等备案信息，上传评估报告，备案平台将自动生成备案号。备案的药物临床试验机构增加临床试验专业，应形成新增专业评估报告，填录相关信息并上传评估报告；新药Ⅰ期临床试验或者临床风险较高需要临床密切监测的药物临床试验，应当由三级医疗机构实施；疾控机构开展疫苗临床试验，由备案的省级以上疾控机构负责药物临床试验的管理，并承担主要法律责任。

在监督检查方面，《新规》明确，国家药监局会同国家卫生健康委建立药物临床试验机构国家检查员库，根据监管和审评需要，依据职责对药物临床试验机构进行监督检查。省级药监部门、省级卫生健康部门根据药物临床试验机构自我评估情况、开展药物临床试验情况、既往监督检查情况等，依据职责组织对本行政区域内药物临床试验机构开展日常监督检查。药物临床试验机构未按规定备案的，国家药品监督管理部门不接受其完成的药物临床试验数据用于药品行政许可。

后续国家药监局综合司下发了《关于做好药物临床试验机构备案工作的通知》，要求各方充分认识药物临床试验机构备案工作重要性，做好宣贯培训和备案管理工作，做好过渡期相关工作，加强药物临床试验机构监督检查。

第一节

药物临床试验机构备案文件准备
✚

药物临床试验机构备案文件准备具体见附录一附件1，主要包含以下几部分。

一、基本信息

1. 机构名称（中文和英文）、隶属机构、组织机构代码或社会信用代码、备案号、机构地址（中文和英文）、所属区域、邮政编码。

2. 机构性质、机构级别、经营性质、法定代表人、床位数、建筑面积（平方米）、执业资格证书诊疗科目。

3. 临床机构负责人（姓名、职务职称、所学专业）、临床试验机构管理部门负责人（姓名、职务职称、所学专业）、临床试验机构管理部门联系人（姓名、工作部门、职务）、联系电话、传真、电子邮件。

4. 职工总数、高级职称人数、中级职称人数、其他人数。

5. 通过资格认定时间（如有）、资格认定专业名称、关于专业特殊说明。

6. 近3年的年门急诊和住院人次。

7. 接受GCP培训的人数。

二、组织管理机构信息

1. 组织管理机构成员　姓名、性别、职务、职称、专业、是否专职。

2. 药物临床试验组织管理部门设备设施，组织管理部门办公室办公设备设施（办公场地，办公桌/工位、电话/传真、计算机、打印复印、碎纸等办公设备是否齐全）、临床试验用药品存放条件（如试验药房使用面积，是否具有防火、防盗、防潮设施及温湿度监控记录，药品储存柜情况）、药物临床试验资料档案室（资料档案室使用面积，是否有防火、防盗、防潮、防虫设施，档案储存柜情况）、临床试验相关医技科室［是否有与临床试验相适应的检测、检验和诊断等仪器设备，是否有相关仪器设备使用、保养、校正、维修标准操作规程（SOP），是否有相关仪器设备使用、保养、校正、维修记录，检测、诊断数据及结果是否准确、可靠、有质量保证］。设备设施条件与承担的临床试验相适应。

3．药物临床试验管理制度　需提供所有相关管理制度目录清单。

4．药物临床试验标准操作规程（SOP）　需提供所有相关SOP目录清单。

5．防范和处理药物临床试验中突发事件的管理机制与措施。

6．既往开展药物临床试验的情况。

7．自评估报告或第三方评估报告　模板见附录一附件2。

8．新增专业评估报告（如有）　模板见附录一附件2。

9．补充材料　包括组织机构代码/信用代码扫描件、职业资格证书（资质、许可证）、营业执照、法人代表（医院负责人）身份证/护照扫描件、联系人授权书扫描件、联系人身份证/护照扫描件、医疗机构级别证明文件。

三、专业相关信息

1．备案专业的名称、研究人员信息（主要研究者姓名、职称、3项以上参加的药物临床试验案例）。

2．备案专业的基本条件　包括床位数、病源病种、年度住院人数、年度平均日门急诊量。

3．专业设施设备　包括是否具有必要的抢救设备和急救药品，保证受试者可迅速得到救治或转诊；是否具有适当的受试者接待场所，能够满足知情同意、随访等需要；是否具有试验药物储存设施设备及温湿度监控记录；是否具有专用的试验资料保管设施。

四、伦理委员会信息

1．基本信息　包括伦理委员会名称、设立机构、成立时间、地址、邮政编码、联系人、联系电话、网址，伦理委员会通过外部认证情况，其他需要说明的情况。

2．伦理委员会成员　包括伦理委员会成员的姓名、性别、人员类型、所在单

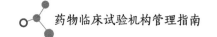

位、职业/职务、专业、职称、GCP和伦理审查知识培训相关文件和信息。

3. 伦理委员会章程、制度、SOP清单。

五、年度总结报告

即上一年度开展药物临床试验情况的总结，具体包括药物临床试验项目承接及完成情况、伦理委员会审查情况、组织培训情况、机构建设情况、质控实施情况以及国家药品监督管理部门现场核查情况，模板见附录一附件3。

六、接受境外药品监督管理部门检查情况报告表

具体包括检查机构、所属国家、检查时间、检查类别（机构整体检查、项目检查）、项目名称、检查结果、检查相关附件、其他需要说明的问题等。

第二节

药物临床试验机构评估报告准备

✚

根据《新规》"药物临床试验机构应当自行或者聘请第三方对其临床试验机构及专业的技术水平、设施条件及特点进行评估，评估符合本规定要求后备案"，具体包括以下几方面内容：

1．临床试验组织管理机构情况

主要介绍机构的管理组织架构、设施设备、运行管理、专业认定情况、管理制度及SOP制定情况等。

2．临床试验伦理委员会情况

包括伦理委员会人员组成、外部认证情况（如有）、伦理审查工作情况等。

3．分别评估各专业的情况

包括各专业的病源病种情况、设施情况、设备情况、SOP制定情况以及研究人员资质、技能和培训情况等。

4．评估结论

评价药物临床试验机构、伦理委员会的组织构成、设施设备、工作运行等情况是

否均符合相关要求，各专业（包括Ⅰ期临床试验研究室）的病源病种、设备设施、SOP制定情况和研究团队建设是否符合要求。

第三节

药物临床试验机构备案平台登记

药物临床试验机构备案平台使用的主要流程如图2-1所示。

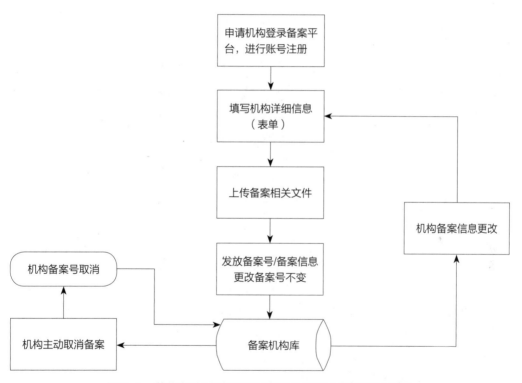

图2-1　药物临床试验机构备案平台使用主要流程示意图

一、机构用户注册

通过网址https://zwfw.nmpa.gov.cn/web/index，进入国家药品监督管理局网上办事大厅，至少完成法人账号和一个个人账号的注册。

1. 新用户

首次使用本系统的临床试验机构，账号注册成功后，需要在本系统中补充资料，并等待监管部门核对，补充资料核对通过后，才能登录系统。新用户注册涉及补充资料信息表、资料符合性声明以及联系人授权书，具体见附录一的附件4～附件6。

2. 老用户

之前已在本系统成功注册的临床试验机构，需要完成新注册的法人账号和一个个人账号，与本系统之前注册的内审和填报账户之间的绑定。

无论是新用户还是老用户，最终法人账号应绑定为系统的内审账户，个人账号应绑定为系统的填报账户。

随着2019年12月1日《药物临床试验机构管理规定》的正式施行，"医疗器械临床试验机构备案管理信息系统"升级为"药物和医疗器械临床试验机构备案管理信息系统"，开放药物临床试验机构备案功能，原来已经在"医疗器械临床试验机构备案管理信息系统"中完成账号申请的，并且已经在国家药品监督管理局网上办事大厅完成账号绑定的，可直接选择子系统进行后续操作；如果没有在国家药品监督管理局网上办事大厅完成账号绑定的，按照老用户进行后续操作；如果原来没有在"医疗器械临床试验机构备案管理信息系统"中完成账号申请的，按照新用户进行后续操作。操作流程详见《药物临床试验机构备案管理信息平台系统操作手册》。

二、填报信息

（一）机构备案管理

机构备案管理：分为机构信息维护、备案内审、取消备案内审、备案历史查询、已备案信息查询、取消备案管理等。机构信息维护、备案内审、取消备案内审、备案变更历史查询、已备案信息查询，由申请备案的机构人员进行操作；已备案信息查询、取消备案管理查询，由监管部门的相关人员进行操作。

（二）机构信息维护页面

机构信息维护页面，由机构填报人操作。分为基本信息、组织管理机构、专业模块、伦理委员会、年度总结和接受境外药监部门检查情况报告表共六项。其中，前四项为必填项，没有完成则无法提交备案；第五项年度总结应按照《药物临床试验机构管理规定》中要求的时限上报；第六项有发生的时候进行填报。

1. 基本信息的"机构地址"

输入关键字后，地图会定位，然后选择准确地址。部分地区在搜索引擎中可能搜索不到，建议手动输入详细地址。如有多个地址可点击"添加其他地址"左边的加号，注意机构地址应填写机构最主要的地址。

2. 系统中上传文件

点击"选择文件"按钮弹出选择界面，选择文件后点击"打开"按钮开始上传。目前只能上传JPG、PNG、BMP格式的图片，PDF格式的文档，文件大小不能超过5M。附件上传成功后，点附件右侧的删除按钮可以移除附件。

三、内部审核并获取备案号

机构填报人填写完所有信息后，点击"提交备案"按钮，系统自动校验必填项是否输入、输入是否合法，如果不满足条件会给出对应修改提示，如果满足条件则弹出提交确认框，确认后提交备案信息。机构填报人提交备案信息后，需经机构法人账号内部审核批准，后经过国家药品监督管理局审阅批准后获得备案号。

第四节

药物临床试验机构新增专业备案

根据《药物临床试验机构管理规定》"备案的药物临床试验机构增加临床试验专业，应当形成新增专业评估报告，按照备案平台要求填录相关信息及上传评估报告"。

已完成备案专业需要新增专业时，可在备案系统中点击"备案变更"按钮进行新增专业资料的填写和上传。新增专业相关信息，包括备案专业的名称、研究人员信息（姓名、职称、3项以上参加的药物临床试验案例）；备案专业的基本条件，包括床位数、病源病种、年度住院人数、年度平均日门急诊量；专业设施设备，包括是否具有必要的抢救设备和急救药品，保证受试者可迅速得到救治或转诊，是否具有适当的受试者接待场所，能够满足知情同意、随访等需要，是否具有试验药物储存设施设备及温湿度监控记录，是否具有专用的试验资料保管设施等。此外，新增专业同样应当自行或者聘请第三方对其临床试验机构及专业的技术水平、设施条件及特点进行评估，生成评估报告，具体涵盖新增专业的病源病种情况、设施情况、设备情况、SOP制定情况、研究人员资质、技能和培训情况、评估结论等，具体见附录一附件2。

机构填报人填写完所有信息后，点击"提交备案"按钮确认后提交备案信息，需经机构法人账号内部审核批准，然后再经过国家药品监督管理局审阅批准后可获得备案号。

"对于新备案的药物临床试验机构或者增加临床试验专业、地址变更的，应当在60个工作日内开展首次监督检查"（《药物临床试验机构管理规定》），机构应同新增专业组共同做好迎检工作。

第五节

临床试验机构信息的变更

✚

根据《药物临床试验机构管理规定》"药物临床试验机构名称、机构地址、机构级别、机构负责人员、伦理委员会和主要研究者等备案信息发生变化时，药物临床试验机构应当于5个工作日内在备案平台中按要求填写并提交变更情况。"已完成备案专业需要新增专业时，可在备案系统中点击"备案变更"按钮进行机构基本信息变更，操作流程详见《药物临床试验机构备案管理信息平台系统操作手册》。

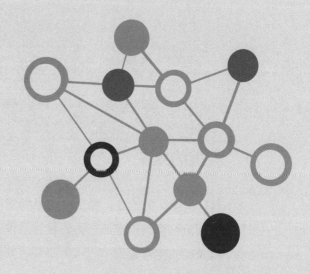

第三章

对药物临床试验机构的检查

第一节

概述

一、检查的定义

现行GCP定义的检查，指药品监督管理部门对临床试验的有关文件、设施、记录和其他方面进行审核检查的行为，检查可以在试验现场、申办者或者合同研究组织所在地，以及药品监督管理部门认为必要的其他场所进行。

二、检查的意义和作用

药品监督管理部门通过对药物临床试验系列活动的检查，可督促药物临床试验的各参与方（包括研究者、伦理委员会、机构和申办者）遵守和执行GCP及药物临床试验相关法规与技术要求，以达到保护受试者安全和权益并保证临床试验质量的目的。

因此，检查的首要意义是督促各方保护受试者权益和安全，即通过检查伦理委员会是否在试验过程中履行了保护受试者职责，检查临床试验中的知情同意过程是否符合要求，评价各方是否保护受试者权益；其次是"以查促建"，通过检查督促各方能保证药物临床试验过程规范，数据和结果的科学、真实、可靠，从而确保药物临床试验的质量，即通过检查申办者和药物临床试验机构的质量管理体系是否能满足临床试验的要求，检查药物临床试验的文件和实施过程，促使研究者和申办者保证试验的规范性、真实性和科学性，以达到提高我国药物临床试验总体水平的目的。

对药物临床试验的注册申请所实施的检查是依申请人申请、经技术审评基于风险启动的药品注册核查，对药物临床试验机构备案所实施的检查是备案后由药品监管部门按照《药物临床试验机构管理规定》（2019年第101号）开展的监督检查。被检查单位在接受检查过程中应安排研究者及相关人员积极配合，向检查员提供相关证据资料以证明受试者权益和安全得到充分的保障，临床试验过程规范，数据和结果科学、真实、可靠，保证检查的顺利进行。

三、检查的类别

药品监督管理部门对药物临床试验机构的检查目前主要有以下几种类型。

（一）对机构的监督检查

自机构由资格认定改为备案管理后，为保证机构在药物临床试验的实施和管理过程的合法合规，药品监督管理部门通过机构监督检查的方式对机构的备案情况、管理体系和运行管理等进行监管。根据《药物临床试验机构管理规定》，药品监督管理部门对机构的监督检查分为：①省级药品监督管理部门（本章简称"省级药监部门"）组织的监督检查。②国家药品监督管理局（本章简称"国家药监局"）组织的监督检查。

（二）药品注册临床试验现场核查

药品注册核查是指药品监督管理部门对所受理药品注册申请进行实地确认，对原始记录进行审查，确认申报资料真实性、准确性和完整性的过程。药品注册核查由国家药品监督管理局食品药品审核查验中心组织，特殊情况下会采取国家药监局与省级药监部门联合进行的形式。药品注册药物临床试验现场核查主要是通过对注册申报资料与临床试验的原始记录和文件的核对和/或实地确证，评价试验实施、数据记录和结果报告是否符合试验方案和药物临床试验相关法规要求，核查试验数据的完整准确性，核实相关申报资料的真实性、一致性，同时关注受试者保护。

（三）药物临床试验有因检查

药物临床试验有因检查，属于药物临床试验的机动性检查，是指药品监督管理部门对药品审评过程中发现的问题、药品注册相关的举报问题和药品监督管理部门认为需进行核查的其他情形进行的检查。主要是经国家药监局或国家药监局相关部门转来并明确要求需进行或中心接到举报需进行的药物GCP有因检查。国家药品监督管理局食品药品审核查验中心视情况对高风险药物的临床试验发起有因检查。根据检查组织的主体分为国家药监局组织的有因检查和省级药监部门组织的有因检查两种情形。

省级药监部门对药物临床试验机构的监督检查

一、概述

（一）省级药监部门对机构监督检查的类别

《药物临床试验机构管理规定》第十九条规定：省级药品监督管理部门、省级卫生健康主管部门根据药物临床试验机构自我评估情况、开展药物临床试验情况、既往监督检查情况等，依据职责组织对本行政区域内药物临床试验机构开展日常监督检查。对于新备案的药物临床试验机构或者增加临床试验专业、地址变更的，应当在60个工作日内开展首次监督检查。因此，省级药监部门对机构的监督检查分为已备案机构的日常监督检查和新备案机构（或增加备案临床试验专业或地址变更）的首次监督检查。

（二）依据的法规

1. 《中华人民共和国药品管理法》（中华人民共和国主席令第31号）。

2. 《中华人民共和国疫苗管理法》（中华人民共和国主席令第30号）。

3. 《药品注册管理办法》（国家市场监督管理总局令第27号）。

4. 国家药监局、国家卫生健康委《药物临床试验机构管理规定》（2019年第101号）。

5. 国家药监局、国家卫生健康委《药物临床试验质量管理规范》（2020年第57号）。

（三）检查职责分工

1. 省级药监部门负责制定机构监督检查计划，对不符合备案要求的机构进行限期整改，对违法违规行为进行处理，必要时可立案调查、依法查处等。

2. 省级药监部门负责将违法行为查处情况录入机构备案平台。

3. 省级药监部门审评检查中心负责根据机构监督检查计划组织实施监督检查，监督被检查单位落实整改情况。

4. 省级药监部门审评检查中心负责将机构监督检查情况录入机构备案平台。

二、省级药监部门对药物临床试验机构的首次监督检查

（一）对机构首次监督检查的类别

省级药监部门对机构首次监督检查的类别：对新备案机构的首次监督检查，对已备案机构新增专业的首次监督检查，对已备案机构地址变更的首次监督检查。

（二）检查时限

根据《药物临床试验机构管理规定》，对于新备案药物临床试验机构或者增加临床试验专业、地址变更的，应当在60个工作日内开展首次监督检查。

（三）检查重点和范围

1. 检查重点

对机构首次监督检查的重点是核实机构提交备案信息的真实性和一致性。

2. 检查范围

对机构的首次监督检查类似于机构资格认定检查，检查范围为机构备案的相关内容等。在现场检查中，检查组应根据被检查机构在备案系统中填报的信息进行检查核实，对填报信息中出现的真实性问题和一致性问题应进行调查取证，为省级监管部门的行政处罚提供依据。

（四）检查程序和检查内容

国家药监局为加强对省级局机构监督检查工作的技术指导，于2020年4月15日制定并下发了《省级局药物临床试验机构监督检查推荐程序》［药监药注函〔2020〕422号］。根据监督检查推荐程序，省级药监局应按国家药监局有关规定和指导，结合本省实际情况制定检查程序和内容有关规定，省级药监局对机构首次监督检查的程序和内容一般如下，但以下所列程序和内容为参考，非标准，各省级药监局可根据当时适应的有关法规和规定制定。

1. 准备工作

（1）制订检查计划表　省药监局安排相关职能处室或二级机构根据本省机构备案的情况以及专业备案的情况，制订检查计划表。

检查计划表内容包括：检查日期、被检查单位、检查范围。

（2）监督检查任务件的指派　分派检查组长（或经办人），检查组长可根据实际情况确定经办人或检查组长，各省级药监部门或审评检查中心的人员担任检查组组长的，可同时兼任经办人，也可以单独再委派经办人；也可邀请外部专家作为检查组

长，省级药监部门委派经办人。

（3）制订现场检查方案　检查组长（或经办人）负责制订现场检查方案，检查方案应基于被检查单位的风险评估，结合机构的备案类别、既往接受国家药监局和省级药监部门的检查/核查情况制订，并提交部门负责人审核。

①可自行制订（或根据省级药监部门的相关文件规定执行）抽查专业的选取原则，制订原则建议参考：对机构首次监督检查的类别，机构备案专业的数量和主要研究者数量，自我评估或第三方评估报告的内容以及备案的各主要研究者参与药物临床试验的情况。

②可自行制订（或根据各省级药监部门的相关文件规定执行）抽查药物临床试验的选取原则，制订原则建议参考：试验药物类别、入组病例总数、SAE报告情况、中途退出事件数量、同一阶段研究者承担临床试验的情况、临床试验的复杂性、申办者中途变更、已知的问题和特殊的具体任务要求等。

③如新备案机构已经开展药物临床试验，建议在检查方案中明确抽查比例和项目名称。

④检查方案至少应包括检查范围（机构、伦理委员会、专业），重点抽查的专业及理由，现场检查重点关注问题，计划检查的试验项目及相关情况，指定的联系人及联系方式。

（4）检查组的组成　检查组由不少于2名检查员组成。根据现场检查工作需要，可以邀请其他部门检查员参加检查组，需由组长（经办人）提出，经部门负责人批准后执行；也可以邀请本单位以外的外部专家参加检查组，由组长提出，经部门负责人同意并报单位分管领导批准后执行。外部专家应经过临床试验现场核查相关的培训，原则上选择有国家药监局或各省级药监部门临床试验检查/核查经验的GCP检查员。

（5）现场检查通知　检查组组长（经办人）负责制订"现场检查/核查通知单""现场检查/核查人员通知单"（如需邀请外部专家），均一式两份，盖章后发出。"现场检查/核查通知单"应在检查前以电话、电子邮件或传真方式发给被检查单位，要求被检查单位做好相应的准备工作。

在发出检查通知后，如有特殊情况需要变更现场检查时间的，检查组组长（或经办人）应及时与被检查机构联系、协商解决，并报部门负责人；如检查组人员难以调整检查时间、无法参加检查的，检查组组长应向部门负责人汇报后，由部门负责人协调安排其他检查人员代为进行。

（6）现场核查文件及物品准备　检查组组长（经办人）负责准备检查所需的相关文件和工具，包括但不限于"现场检查/核查通知单""现场检查/核查人员通知单""现场检查/核查工作纪律""无利益冲突声明""现场检查记录""药物临床试验机构现场监督检查意见表"等相关表单打印件和/或电子版，以及笔记本电脑、计算器、取证用照相机、录音笔等工具。

2．现场检查

（1）首次会议 现场检查开始前，组长应要求被检查单位负责人或临床试验机构负责人、机构/伦理委员会办公室相关人员、被检查专业组负责人、被检查项目主要研究者等人员到会，被检查单位其余各部门相关人员在本职岗位待命。

检查组组长主持首次会议。

①介绍备案监督检查的目的、依据和内容，现场宣读"现场检查/核查通知单"并发放给被检查单位。

②介绍检查组成员，被检查单位介绍被检查方在场人员。

③组长宣读并签署"现场检查/核查工作纪律"，一式两份，交给被检查单位负责人签字并加盖公章或药物临床试验机构章，交给检查组保存。

④告知并要求被检查单位提供相关文件资料。可以要求被检查单位负责人或相关人员对临床试验机构、伦理委员会、专业组的基本情况进行介绍，并对项目开展的基本情况、试验方案、试验过程、需要提前说明的问题等进行简要汇报。

⑤检查组组长根据具体情况，安排开展资料审查、实地确证工作的先后顺序及人员分工，宣布检查的基本日程安排。

⑥其他需要注意的问题。如请被检查单位通知需要现场查看、溯源的相关部门做好配合等。

（2）现场检查的具体操作 现场检查实行组长负责制，由组长主持检查工作，根据具体情况对人员进行分工安排，组织开展资料审查、实地确证工作。

①资料审查

a．伦理委员会：伦理委员会组成、伦理审查SOP、伦理审查记录、委员资质和培训记录等。

b．临床试验机构：临床试验机构办公设施、GCP药房、资料档案室等硬件设施；管理相关制度和SOP；人员资质与分工、培训记录等。

c．专业组：专业组的硬件设施，包括受试者接待室、资料档案设施、药品储存设施等；专业组人员团队与资质、分工；专业组的培训情况；专业组的急救条件与急救设施；专业组特色的管理制度、SOP、急救预案等。

d．抽查临床试验项目：受试者试验原始记录、知情同意书、伦理委员会审查批件、临床试验协议、受试者筛选入选情况、救治绿色通道协议（疫苗）、人员资质和培训记录等；不良事件（AE）、严重不良事件（SAE）、安全性信息处理和报送记录、试验药物（疫苗）管理记录、生物样本处理记录、研究人员资质及培训记录等。

②实地确证：实地确证包括相关场地、床位、仪器、设备等是否能满足试验的需要。通过医院信息系统（HIS）溯源受试者门诊、出入院、合并用药等信息，通过临床检验系统（LIS）、影像存储与传输系统（PACS）等信息系统或直接至检验科、影像科、心电图室、B超室、内镜室等辅助科室进行检验、检查设备条件的确认和原始数据溯源。

可根据项目具体情况选取一定比例或全部的CRF以及有疑问的检测数据进行原始数据的溯源，应涵盖主要检测项目，每个检查项目涉及多个指标和多次检查的，可抽取部分数据进行比对。还可根据核查情况和需要，对试验用药品制备的情况和条件以及申办者在试验中职责的落实情况进行现场核查。

对于疫苗临床试验机构，根据所抽查疫苗临床试验不同的接种与访视流程，对接待区、知情同意室、体检及问诊筛查室、生物标本采集室、疫苗接种室、急救室、医学观察室、疫苗储存室、档案室、样本处理保存室、病例筛查实验室和医疗废弃物暂时贮存场所、急救车及急救物品、相关仪器设备等进行实地确证。

（3）检查记录与取证　检查员在现场检查过程中，对已经检查的内容和情况应及时做好相应记录，填写"现场检查记录"，描述应清晰完整，并应签署相应的检查员姓名及日期。

现场检查时发现的问题、资料不符或违规等情况，特别是影响结果判定的严重违规或不真实等情况，检查组长及时向国家药监局审核查验中心部门负责人汇报；检查员应详细记录发现的情况，对事实的描述应具体明确，现场及时采集相关的具体证据并当场将证据固化，即取证的复印及打印件应注明来源、标注存在的问题及必要的说明，必要时可以通过录音、摄影摄像等方式采集证据，并由检查员做好相应的记录，应由至少2名检查员签名确认；以上书面取证文件应当场请被检查单位相关负责人员书面确认与原始资料一致（如"复印件与原件一致""打印件与电子文件一致"）和"情况属实"，并签名及在签名处加盖被检查单位公章；如果临床试验机构章经过医院公章授权，也可盖临床试验机构章；如果临床试验机构章未被授权，被检查单位公章现场难以取得的，可由被检查单位2人签名确认，盖临床试验机构章。检查员应在检查记录中如实记录相关事实情况。

（4）检查组内部综合会议　现场检查结束后，组长主持召开检查组内部综合会议，对发现的问题进行汇总讨论和进一步确认。被检查单位人员应当回避。

检查员检查"现场检查记录"以及相关取证材料等内容是否完整，检查情况的表述是否清晰无误，检查员及必要的被检查单位人员的签名及日期是否完整，并汇总检查结果。对现场检查中发现的疑难问题，以及检查组认为有必要延长检查天数的，组长应立即向部门负责人和中心分管领导报告和请示，做好记录。

检查组经过汇总讨论，对发现的问题进行必要的核实确认后，对检查结果进行汇

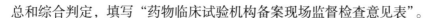

总和综合判定，填写"药物临床试验机构备案现场监督检查意见表"。

（5）末次会议　被检查单位负责人或临床试验机构负责人、机构/伦理委员会办公室相关人员、被检查专业组负责人、被检查项目主要研究者等人员应参加末次会议。

由检查组组长向被检查单位反馈检查中发现的问题。除取证资料外，检查组应将被检查单位提供的所有资料退还。被检查单位可就检查中发现的问题提出不同意见进行解释和说明；检查组应进一步核实相关情况。被检查单位无异议的，检查组组长、检查员应在意见表的规定位置签名；被检查单位负责人应在"药物临床试验机构备案现场监督检查意见表"中签署意见、签名，并盖章（单位公章或药物临床试验机构章）。对于被检查单位负责人因检查结果存在问题而不愿意配合签署意见及签名盖章的，可由检查员在意见表相应栏目做好记录，2名检查员签名确认即可。

检查组组长应告知被检查单位在检查结束后20日内提交整改报告，整改情况将在后续检查中进行跟踪。

3．综合评议会（如需）

对现场检查中发现的严重、疑难问题，或难以确认其真实性的，现场检查结束后5个工作日内由组长（或经办人）书面申请，报送部门负责人决定是否召开综合评议会并安排进一步的处理措施。

综合评议会一般由部门负责人主持，由检查组组长现场汇报检查基本情况、检查发现的问题和相关证据，以及被检查单位的整改情况。经会议集体讨论后，确定后续应落实的整改内容及检查结论。

4．部门审核

现场检查完成后，监督检查意见经检查部门负责人审核后归档管理。

（五）检查发现问题的处置

1．药物临床试验机构未遵守《药物临床试验质量管理规范》的，由检查机构报送省级药监部门立案调查，决定实施行政处罚的，依照《药品管理法》第一百二十六条规定处罚。

2．药物临床试验机构违反《药物临床试验机构管理规定》，隐瞒真实情况、存在重大遗漏、提供误导性或者虚假信息或者采取其他欺骗手段取得备案的，以及存在缺陷不适宜继续承担药物/疫苗临床试验的，由省级药监部门提出取消其机构或者相关专业备案的建议，报国家药监局决定。涉嫌违法的由省级药监部门立案调查，依法处理。

3．如监督检查过程中发现伦理委员会违反GCP，影响受试者安全和权益的，省级药监部门将具体情况通报省卫生健康委处理。

4．如监督检查过程中发现该药物临床试验机构在临床试验实施过程中存在重大安全性风险，如SAE瞒报、药品/疫苗管理混乱、急救设施和流程有安全隐患等，可能给受试者安全带来严重风险等情形，需要立即暂停在研临床试验的，省级药监部门报送国家药监局，建议立即暂停。

5. 如监督检查过程中发现注册申请人在药物临床试验实施过程中存在违反相关法律法规的情形，省级药监部门初步调查取证后，将相关情况报送国家药监局。

6. 如监督检查过程中发现药物相关质量问题，省级药监部门初步调查取证后，将相关情况通报生产企业所在地省级药监部门，并抄送国家药监局。

7. 其他涉嫌违反《药品管理法》的情形，由省级药监部门立案调查，依法处理。

（六）录入机构备案系统

根据《药物临床试验机构管理规定》要求，将监督检查结果及处理情况录入机构备案系统。

（七）表单记录

应有如下表单记录：

（1）药物临床试验机构监督检查方案。

（2）现场检查/核查通知单。

（3）现场检查/核查人员通知单。

（4）无利益冲突声明。

（5）现场检查记录。

（6）现场监督检查意见表。

三、省级药监部门对药物临床试验机构的日常监督检查

（一）检查定义和目的

省级药监部门对机构的日常监督检查是指省级药监部门有计划地对其行政区域内已备案机构进行的常规检查，以核实其承担药物临床试验的综合能力和实施情况。

其目的是通过检查督促机构、伦理委员会和研究者执行GCP及相关法规，以保护受试者的权益和安全，保障药物临床试验的质量。

（二）检查频次和时限

《药物临床试验机构管理规定》尚未对机构日常监督检查的频次和时限进行规定，省级药监部门可根据机构自我评估情况、开展药物临床试验情况、既往监督检查

情况等，制订本行政区域内机构日常监督检查计划并进行监督检查。

（三）检查范围

对机构日常监督检查类似于药物临床试验机构资格认定复核检查，检查范围包括但不限于机构部分、伦理委员会部分和专业组部分等。在现场检查中，检查组应结合机构承担的药物临床试验，对研究者的药物临床试验实施情况和专业的管理情况、伦理委员会的伦理审查情况和机构的运行管理情况进行系统性的检查。

（四）检查程序和检查内容

同对机构首次监督检查的检查程序和检查内容。

第三节

国家药监局对药物临床试验机构的监督检查

一、概述

（一）定义

国家药监局对机构的监督检查是指国家药监局或其授权的国家药品监督管理局食品药品审核查验中心对机构在药物临床试验管理体系和运行管理等方面遵守GCP和相关法规情况进行监管的行为。

（二）法规依据

新修订的《药品注册管理办法》第一百零七条规定，国家药监局根据需要对机构进行监督检查。《药物临床试验机构管理规定》第十八条规定，国家药监局根据监管和审评需要，依据职责对机构进行监督检查。

（三）原则和目的

国家药监局基于问题导向、督导并重的原则，通过机构监督检查，督促机构依法依规备案和开展药物临床试验；指导和督促省级药监部门加强机构日常监管，落实属地监管责任。

（四）职责分工

1. 国家药监局统筹协调全国机构监督检查相关工作，监督和指导省级药监部门落实属地监管责任，加强机构日常监管，督促机构依法依规开展药物临床试验。

2. 国家药品监督管理局食品药品审核查验中心（以下简称"核查中心"）负责拟定机构年度监督检查计划，报国家药监局审核后，制定现场检查方案，组织实施现场检查；建立并完善机构监督检查工作质量管理体系。

3. 省级药监部门选派观察员参与国家药监局组织的对本行政区域内机构的监督检查；对机构监督检查中发现问题的整改情况进行监督确认；对涉嫌违法违规行为进行调查处置。

（五）检查方式和范围

国家药监局对机构的监督检查分现场检查和远程检查，可根据工作需要选择单项或者组合的方式实施，确保监管质量与效率。监督检查以备案情况、管理体系、运行情况为重点，范围包括但不限于机构部分、伦理委员会部分和专业部分，综合问题导向、机构特点等进行调整。

二、对药物临床试验机构监督检查的基本程序

（一）制订机构年度监督检查计划

核查中心基于质量风险管理原则，结合机构分布情况、是否为新备案机构及自我评估情况、既往监督检查情况、开展药物临床试验数量及类型等因素，确定抽查省份和机构，制订机构年度监督检查计划。

（二）检查前的准备

1. 制订现场检查方案

核查中心在现场检查前制订现场检查方案，明确抽查专业和药物临床试验（如有），其内容包括被检查机构备案情况、检查时间、检查组成员、检查内容和检查重点等。

2. 通知被检查机构和省级药监部门

核查中心确定检查时间后，在检查前通知被检查机构和所对应的省级药监部门。省级药监部门应当选派1名药品监督管理人员作为观察员协助检查工作，负责将检查发现的问题转送省级药监部门。被检查机构选派相关人员协助检查组工作。

（三）现场检查

检查组由2名以上国家药物临床试验检查员组成，实行组长负责制。根据机构备案专业或开展药物临床试验的总体情况，可以增加相关领域专家参与检查。检查组实施检查前应当研究和熟悉被检查机构情况及相关资料。

现场检查程序包括：首次会议、现场检查、检查组综合会议、末次会议等，内容基本同省级药监部门对机构的监督检查。

（四）检查发现问题判定原则

现场检查发现的问题项目统称为"缺陷项目"，分为严重缺陷、主要缺陷和一般缺陷，其风险等级依次降低。重复出现前次检查发现缺陷的，风险等级可以升级。

1．严重缺陷

指质量管理体系和运行情况存在较大缺陷，严重偏离GCP和相关法规要求，可严重危害受试者的权益和安全，或可严重损害试验数据的真实性、可靠性的缺陷。

2．主要缺陷

指质量管理体系和运行情况存在缺陷，偏离GCP和相关法规要求，对受试者的权益和安全有潜在的不良影响，或可能损害试验数据的真实性和可靠性的缺陷。

3．一般缺陷

指较小偏离GCP和相关法规要求、指导原则要求，预计不会对受试者的权益和安全造成不利影响，同时不会对试验数据的真实性和可靠性造成不利影响的缺陷。

（五）现场检查结论

检查组现场检查结论（本章以下简称"检查结论"）应当综合考虑发现缺陷的严重程度和数量，对受试者安全和/或数据质量影响的严重程度，以及质量管理体系运行情况，分为符合要求、基本符合要求和不符合要求，可按机构、伦理委员会、专业3种检查类别分别评定，评定标准如下。

1．未发现缺陷，或者仅发现较少的一般缺陷，综合分析不会危害受试者的权益与安全，以及不会损害试验数据的真实性与可靠性，其质量管理体系运行比较健全的，检查结论为符合要求。

2．发现的缺陷对受试者安全和数据质量有一定的风险，但综合分析认为质量管理体系基本健全的，检查结论为基本符合要求，包含但不限于以下情形：

（1）机构、伦理委员会和专业的备案条件与《新规》要求存在一定差距的。

（2）机构运行管理、伦理委员会的伦理审查和专业的药物临床试验实施偏离GCP和相关法规要求的。

（3）发现主要缺陷或者多项关联的一般缺陷，经综合分析表明质量管理体系中某一系统不完善的。

3．发现缺陷为严重的受试者安全和数据质量风险，综合分析认为质量管理体系不能有效运行的，检查结论为不符合要求，包含但不限于以下情形：

（1）机构、伦理委员会和专业的备案条件与《新规》要求存在较大差距的。

（2）机构运行管理、伦理委员会的伦理审查和专业的药物临床试验实施严重偏离GCP和相关法规要求的。

（3）发现严重缺陷或者多项关联的主要缺陷，经综合分析表明质量管理体系中某一系统不能有效运行的。

（4）发现隐瞒真实情况、提供虚假信息或者采取其他欺骗手段取得备案的。

（5）限期整改期间开展新的药物临床试验的。

（6）被检查单位拒绝、逃避监督检查，伪造、销毁、隐匿有关证据材料的。

（六）检查结果的处置

核查中心根据检查组的现场检查结论，结合发现问题，审核无误后形成综合评定结论，报国家药监局并反馈给省级药监部门，省级药监部门应当及时将综合评定结论告知被检查单位。

1．综合评定结论为"符合要求"的

核查中心应当将综合评定意见、检查报告、发现问题、现场检查记录及相关证据材料、整改报告等进行整理归档保存。

2．综合评定结论为"基本符合要求"的

省级药监部门按照《药品管理法》第九十九条的规定，视情形对被检查机构实施告诫、约谈或限期整改等风险控制措施。限期整改的时限为6个月，涉及机构或伦理委员会整改的，限期整改期间该机构不得开展新的药物临床试验；涉及专业整改的，限期整改期间相关专业不得开展新的药物临床试验。核查中心和省级药监部门分别将综合评定意见、检查报告、发现问题、现场检查记录及相关证据材料、整改报告和风险控制措施相关资料等进行整理归档保存。

3．综合评定结论为"不符合要求"的

省级药监部门根据观察员带回的现场监督检查资料及发现问题的严重性质，依据《药品管理法》第一百二十六条的规定，按相应程序进行处置。对需要取消机构或专业备案的，在机构备案系统标识取消备案状态。核查中心和省级药监部门分别将综合评定意见、检查报告、发现问题、现场检查记录及相关证据材料、行政处理相关案卷资料等进行整理归档保存。

（七）省级药监部门的跟踪处置

省级药监部门对发现问题的整改情况进行监督落实，并将整改情况报核查中心，必要时核查中心可以组织复查；对取消备案资格的机构或专业，已承接的药物临床试验不得入组新的病例。对机构违法行为依法查处的，向所在地省级卫生健康主管部门通报，涉及机构相关责任人、伦理委员会的违法违规行为，转送省级卫生健康主管部门处理。

（八）录入备案平台及信用档案

核查中心和省级药监部门将机构监督检查结果及处理情况录入机构备案系统。

第四节

药品注册临床试验现场核查

一、概述

（一）定义

药品注册临床试验现场核查是指药品监督管理部门对所受理药品注册申请临床试验部分的研制情况进行实地确认，对原始记录进行审查，确认申报资料真实性、准确性和完整性的过程。药品注册临床试验现场核查由国家药监局负责组织。

（二）目的

主要是针对药品注册临床试验项目的现场常规核查，核实临床试验数据资料的真实性和完整性。

（三）依据的法规

《药品注册管理办法》；

《总局关于调整药品注册受理工作的公告》（2017年第134号）；

《药品注册现场检查工作程序（暂行）》；

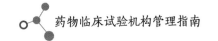

《药品注册申请审评与检查工作衔接程序（暂行）》。

（四）适用范围和职责

1．适用范围

适用于药品注册现场检查中的新药、生物制品等多中心临床试验现场检查和疫苗临床试验现场检查。

2．职责

（1）国家药品监督管理局药品审评中心（本章以下简称"药审中心"）负责任务的发起，提供检查用申报资料，明确现场检查的具体机构和重点检查的内容，提供现场检查所需材料和相关信息，同时告知申请人。药审中心综合分析检查结果以支持审评结论，将相关情况告知核查中心。

（2）核查中心负责组织全国药品检查资源实施现场检查。检查结束后，将现场检查报告和审核结论等相关材料送交药审中心。检查现场检查的组织工作。

（3）省级药监部门参与本行政区域内的现场检查。

二、药物临床试验注册核查的基本程序

（一）检查任务的启动

1．药审中心按照《药品审评中启动检查检验工作的标准与程序（暂行）》向核查中心发送检查任务，启动相关品种的注册临床试验现场检查。检查任务品种信息表包括品种信息、检查优先级别、检查重点、被检查单位信息，以及药审中心派员情况等，并同时提供检查用申报资料等相关文件资料。

2．药审中心与核查中心之间检查资料的交接、检查任务的发起和交接、沟通机制等程序参见《药品注册申请审评与检查工作衔接程序（暂行）》。

（二）现场检查前准备

1．检查前准备

核查中心检查处负责人将任务分派给相应的经办人，同时初步确定检查起始时间。经办人应认真研究检查资料和检查重点，如存在疑问，应及时与审评人员联系，并与注册申请人确认检查时间。

对于注册申请人能够在确定的检查时间内接受现场检查的，检查处负责人制订检查计划，检查计划包括检查的起止时间、被检查机构、检查组成员。药审中心未确定被检查机构的，一般检查2个机构，必要时可适当增加。

根据品种具体情况，检查组由3名以上检查员组成，检查员的选派应遵循回避和统筹原则。检查处负责人制订检查计划后报分管主任审批。

2．检查通知及检查方案

经办人出具现场检查通知，主送注册申请人和被检查机构，同时通知被检查机构所在省级药监部门委派一名观察员协助沟通检查相关事宜。现场检查方案至少包括以下内容。

（1）品种基本信息。至少应包括品种名称、受理号、注册申请人、被检查机构。

（2）检查组人员。

（3）检查时间。

（4）日程安排。一般每个机构检查2~4天。根据现场检查的需要，必要时可进行延长。

（5）检查要求和重点。至少应包括药审中心提出的检查重点，以及其他资料审查存在问题（如有）等。

（6）其他需要说明的事项。

3．检查资料

在现场检查实施前，经办人应将现场检查资料准备齐全并交给检查组。检查资料包括以下内容。

（1）检查通知。

（2）检查方案（附药审中心检查重点，如有）及首次会议主持词（附件3）。

（3）试验方案、统计报告、总结报告等注册申报资料。

（4）无利益冲突声明。

（5）接受现场检查单位承诺书。

（6）现场检查记录本。

（7）差旅费、劳务费表。

（8）现场检查发现问题、现场检查报告（电子版置于U盘中）。

4．检查员廉政教育

根据核查中心统一安排和品种具体要求，对检查员进行集中廉政教育，或以电话等方式进行非集中教育。

（三）现场检查

1．现场检查实行组长负责制。组长对现场检查期间的廉政纪律和检查方案的执行情况、现场检查报告的内容和现场检查意见负主要责任，检查组其他成员对其检查分工部分负直接责任。

2. 检查组在实施现场检查前应组织召开预备会。会议内容应包括签署无利益冲突声明，强调廉政要求和工作纪律，熟悉申报资料和检查方案，落实现场检查具体安排及检查员分工等事项。

3. 检查组在实施现场检查第一天组织召开首次会议。首次会议由检查组组长主持，首次会议包括以下主要内容。

（1）通报检查组人员组成并出示检查通知。检查通知应交与被检查机构、注册申请人和观察员。

（2）介绍现场检查安排及人员分工。

（3）检查期间关于廉政等方面纪律说明。

（4）被检核查机构签署接受现场检查单位承诺书。

（5）落实被检查机构陪同检查人员。陪同检查人员应熟悉该临床试验具体情况，能够协调相关部门和人员，及时提供检查资料，准确回答检查组提出的有关问题。

（6）被检查机构简要汇报该临床试验的开展情况。

4. 检查组应按照预定的检查方案和《药物临床试验数据现场核查要点》实施检查，通过查阅文件、面谈、现场查看等方式进行检查。

5. 检查员应按照分工将现场检查所涉及的内容即时、详细地记录在现场检查记录本上，记录资料全部作为检查报告附件归档资料上交核查中心。检查记录和检查资料不得个人留存和扩散。

6. 检查组为证实现场情况，可采用复印、录音、摄影、摄像等方式进行现场取证，复印的证据资料需注明"与原件一致，页数和份数"，由具有一定资质的被检查机构代表签字并加盖公章。

7. 检查组可根据现场检核查情况需要调整检查范围和时间，以能够查清查实问题为原则。调整前应及时与核查中心经办人联系并获得同意。

有下列情形之一的，检查组应当立即报核查中心及时作出决定。

（1）需要增加检核查力量或者延伸检核查范围的。

（2）需要立案查处的。

（3）被检查机构拒绝、逃避检查等其他需要报告的事项。

8. 检查组每天检查工作结束前或第二天检查开始时可对当天或前一天检查情况和被检查机构进行简单的口头交流，并告知被检查机构第二天检查的主要内容以及被查文件资料。

9. 现场检查工作结束后，由检查组组长组织讨论、评估检查情况。汇总评定时被检查机构人员及注册申请人应回避。

10. 检查组组长根据讨论、评估情况，汇总、撰写"现场检核查报告"和"现场检核查发现问题"。

"现场检核查发现问题"按问题严重程度排序，不对是否存在真实性问题作出判断。

"现场检核查报告"至少包括以下内容：

（1）基本情况：检核查范围、检查员分工情况、参与现场检核查相关方情况、项目基本信息。

（2）现场检查过程和内容。

（3）检查要点核实情况。

（4）现场检核查发现问题。

（5）现场检核查结论。

检查组应参照《总局关于药物临床试验数据核查有关问题处理意见的公告》（2017年第63号）中关于"数据造假"的规定，对该临床试验是否存在真实性问题作出判断。

11. 末次会议由检查组组长代表检查组向被检查机构反馈现场检查情况和发现的问题，如无异议，检查组全体成员、观察员和被检核查机构负责人（或其委托人）在"现场检核查发现问题"上签字并加盖被检核查单位公章。如遇不能达成共识的问题，则由检查组全体成员签字，被检核查单位应提供不予签字的书面情况说明，并由负责人（或其委托人）签字、加盖公章。

12. 检查组在完成检查任务的5个工作日内及时将检查资料交回核查中心。交回的资料至少包括以下内容。

（1）现场检核查报告。

（2）现场检核查发现问题。

（3）现场检查记录。

（4）为支持检查结果而提取的证据资料（复印的资料应由被检查机构加盖公章）和其他详细说明等。

（5）接受现场检查单位承诺书。

（6）无利益冲突声明。

（7）领取检查任务时所带的其他需要交回资料。

（四）检查报告审核

1. 现场检查结束后，检查处召集检查组组长、品种经办人及相关专家召开技术会审会议，进行讨论并达成一致意见。

2. 检查处向药品注册申请人和主要研究者反馈和沟通检核查情况和会审意见。

3. 经办人根据会审会议意见撰写审核报告，报检查处负责人复核，中心分管副主任签发。

4. 经办人打印整理相关资料送中心办公室用印，并由办公室负责将检查报告、审核意见及相关附件交送药审中心。

5. 经办人按照档案管理要求在任务送药审中心后及时送交办公室归档。

注：如药审中心发起对申办者和合同研究组织的临床试验现场检查，可参考本程序执行。

第五节

药物临床试验有因检查
✚

一、概述

药物临床试验有因检查（飞行检查），是药监部门接到有关试验项目的举报或是在评审过程中发现问题或其他药监部门认为需要进一步核查的情形下，对临床试验机构的试验进行状况开展非常规性不定期的检查。

二、药物临床试验有因检查的内容

有因检查程序适用于经国家药监局或国家药监局相关部门转到核查中心并明确要求需进行的药物GCP有因检查，或核查中心接到举报需进行的药物GCP有因检查。核查中心视情况对高风险药物临床研究过程发起有因检查。

（一）相关职责部门

1. 核查中心办公室负责有因检查资料的接收和移交。

2. 核查中心研究检查处负责制订现场检查方案、实施现场检查、撰写现场检查报告。

（二）基本程序

1. 有因检查资料由核查中心办公室接收后经中心主任批转研究检查处。核查中心发起的任务由专人录入业务系统。

2．核查中心研究检查处处长将任务分给经办人。

3．经办人拟定"药物GCP有因检查方案"，起草"药物GCP有因检查通知"，报研究检查处处长审核、分管主任审批。

4．"药物GCP有因检查方案"内容应包括检查时间、检查组成员、重点检查内容以及注意事项等。有因检查组一般由2～3名检查员组成，复杂情况下可适当增加检查员人数。检查员的选派应遵循回避和统筹原则。选派的检查员不应与被检查单位有利益关系和利益冲突，除特殊情况外，如获知检查员存在以下情形，应遵循回避原则：

（1）现场检查前半年内向被检查单位提供过现场培训或指导活动。

（2）与被检查单位存在经济关系、隶属关系、竞争关系或者其他可能影响检查公平公正的利益关系。

（3）与被检查单位有民事或刑事法律纠纷。

（4）其他可能影响现场检查公正、客观性的情况。

有因检查一般安排在经办人接收材料后3天内。有因检查时间一般为2～3天，如因核实问题复杂、涉及核查场点多等特殊原因须延长检查时间的，可根据具体情况确定，以能够查清查实问题为原则。

5．经办人应根据核查中心办公室和财务部门相关要求安排检查员住宿和交通。

6．经办人应准备好相关资料、检查组取证所需电子设备（包括笔记本电脑、U盘、照相机、录音和录像设备等），并交给检查组，安排好检查组的经费问题。

7．经办人一般在检查员抵达被查单位所在城市前一天通知被检查单位辖区省级药品监管部门，告知有因检查任务，要求其选派观察员协助检查组完成有因检查任务。

8．检查组组长应在检查前到核查中心领取检查所需材料、设备和经费。

9．检查组抵达被检查单位后，应向被检查单位出示有因检查书面通知，通报检查要求，确定被检查机构陪同人员，并及时实施现场检查。

10．检查组在现场检查过程中应注意及时取证，对不符合药物GCP的设施、设备、物料等实物和现场情况进行拍摄和记录，对相关文件资料等进行复印，对有关人员进行调查询问并做好记录。

11．在现场检查过程中，检查员应及时做好检查记录，详细记录检查时间、地点、现场状况、发现的问题、询问对象和内容等。

12．在检查过程中若发现涉及违法、违规或可能对药物GCP产生严重影响的，应及时予以取证，并通知当地药品监督管理部门依法采取相应的措施。

13．现场检查结束后，检查组应就查实问题撰写"药物GCP有因检查报告"，并同检查记录、相关证据材料一起上报核查中心。

14. 检查任务来自国家药品监督管理部门或其他相关部门的，经办人审查"药物GCP有因检查报告"及相关证明资料，提出审查初步意见，必要时研究检查处召开集体审核会议，对经办人完成的初步审核意见进行讨论，形成"药物GCP有因检查报告集体审查意见表"。经办人根据检查报告和集体审查意见，办理"药物GCP有因检查审核件"或完成相关报告，报研究检查处负责人审核，报核查中心主任核批后报送国家药品监督管理部门或其相关部门。

15. 由核查中心发起的检查，被检查单位需整改的，被检查单位应在30个工作日内提交整改报告。经办人对整改报告审核后，办理审核意见。审核意见可视情况报相关部门。

16. 组织和实施有因检查的有关人员应严格遵守工作纪律，不得泄露有因检查有关情况和举报人信息。在现场检查前，检查员应签署"无利益冲突声明"和"药品检查员承诺书"。

第六节

药物临床试验机构药品安全信用档案

✚

一、概述

2019年8月新修订的《药品管理法》第一百零五条规定，药品监督管理部门建立药物临床试验机构药品安全信用档案（本章以下简称"信用档案"），记录许可颁发、日常监督检查结果、违法行为查处等情况，依法向社会公布并及时更新。《药品注册管理办法》（国家市场监督管理总局令第27号）第一百零八条规定：国家药品监督管理局建立药品安全信用管理制度，药品核查中心负责建立药物非临床安全性评价研究机构、药物临床试验机构药品安全信用档案，记录许可颁发、日常监督检查结果、违法行为查处等情况，依法向社会公布并及时更新。药品监督管理部门对有不良信用记录的，增加监督检查频次，并可以按照国家规定实施联合惩戒。药物非临床安全性评价研究机构、药物临床试验机构药品安全信用档案的相关制度，由药品核查中心制定公布。

为落实《药品注册管理办法》关于建立药物非临床安全性评价研究机构和药物临床试验机构药品安全信用档案的要求，核查中心起草了《药物非临床安全性评价研究机构和药物临床试验机构药品安全信用档案管理制度（征求意见稿）》。

药物临床试验机构药品安全信用档案管理适用于对药物临床试验机构进行药物研究过程中相关信用信息的收集、使用、更新、维护、监督、公开和管理。药物临床试验机构是指依照《药物临床试验机构管理规定》，取得备案的医疗机构或疾病预防控制机构等。国家药品监督管理局建立药品安全信用管理制度，指导全国信用档案建设工作；国家药品监督管理局食品药品审核查验中心负责建设信用档案信息系统，用于记录许可颁发、日常监督检查结果、违法行为查处等情况；省级药品监督管理部门负责本辖区药物临床试验机构的信用档案中日常监督检查信息及相关违法行为处罚信息的录入和更新维护。药品监督管理部门应当对履职过程采集和掌握的药物临床试验机构相关信用信息按照一户一档的原则进行整合归集，根据谁产生谁录入、谁录入谁负责的原则，在信息产生后10个工作日内录入信用档案。

二、药物临床试验机构信用档案的基本内容

1. 基本信息

基本信息记录药物临床试验机构的名称、地址、备案号、首次备案时间、备案的专业或试验现场等信息及其变更情况，由核查中心从国家药品监督管理局"药物临床试验机构备案管理信息平台"中收集，并进行信息的管理维护。

2. 行政许可信息

行政许可信息记录药物临床试验机构在备案前已获得的药物临床试验机构资格认定的相关信息，包括证书编号、认定时间、认定的专业等信息，由国家药品监督管理局负责提供，核查中心负责录入并进行信息的管理维护。

3. 日常监督检查信息

日常监督检查信息记录省级药品监督管理部门根据《药物临床试验机构管理规定》等相关规定对药物临床试验机构进行日常监督检查的相关内容，包括检查时间、检查项目、检查派出单位名称、检查事由、检查结果等信息，由省级药品监督管理部门在作出日常监督检查结论后10个工作日内录入。

4. 违法行为处罚信息

违法行为处罚信息记录各级药品监督管理部门依法对药物临床试验机构违法违规行为作出的行政处罚的相关信息，包括决定行政处罚日期、行政处罚文书编号、违法事实、行政处罚决定、行政处罚实施部门等信息并附相关行政处罚文书，由相关药品监督管理部门在作出行政处罚决定后10个工作日内录入。

三、药物临床试验机构的不良信用记录及处置

药物临床试验机构有下列行为之一的，记入不良信用记录。

1. 隐瞒真实情况、存在重大遗漏、提供误导性或者虚假信息或者采取其他欺骗手段取得备案的。

2. 严重违反《药物临床试验机构管理规定》要求的。

3. 药品监督管理部门在监督检查过程中发现药物临床试验机构或伦理委员会严重违反《药物临床试验质量管理规范》及其他法律、法规、规章的。

4. 不配合药品监督管理部门依法开展监督检查或者案件调查的。

药物临床试验机构、国家药品监督管理局、核查中心和省级药品监督管理部门均应指定专人负责职责范围内的信用档案信息的收集、录入和更新工作，并制订相应的实施细则或标准操作规程，确保信用档案信息的真实、完整、准确。

药品监督管理部门应当充分运用监督管理手段，在药品安全信用体系建设中发挥推动、规范、监督、服务作用。药品监督管理部门对有不良信用记录的单位，增加监督检查频次，督促整改，将整改情况录入信用档案；对有严重不良信用记录的单位，有关部门可以按照国家规定实施联合惩戒。

违反药品安全信用制度，导致采集、记录、公示的信息不真实、不准确或者故意将虚假信息记入信用档案，由国家药品监督管理局责令改正；造成损失和不良影响的，依法追究相关责任人的法律责任。

四、药物临床试验机构维护药品安全信用的注意事项

信用档案为电子文档形式的信息系统。国家药品监督管理局、核查中心和省级药品监督管理部门应当按照《信息安全技术网络安全等级保护基本要求》（GB/T 22239—2019）中关于第三级信息系统的技术要求和管理要求，落实安全保障措施，加强信用档案日常运行监控，做好安全防护。

信用档案中的许可颁发、日常监督检查结果、违法行为查处等信息应当依法向社会公布并及时更新。

药品监督管理部门应当在信用档案中公布有权更正信用信息记录的行政机关的联系方式。公民、法人或者其他组织有证据证明信用档案信息不准确的或者依照有关法律法规规定不得公开的，可以向有权机关提出书面异议，请求予以更正或删除。不属于本行政机关职能范围的，行政机关应在收到异议申请和相关证据材料后3个工作日内转送有权更正的行政机关处理并告知申请人，或者告知申请人直接向有权更正的行

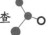

政机关提出申请。属于行政机关职能范围的，行政机关应当在收到异议申请和相关证据材料后20个工作日内进行审核，就是否予以更正或删除作出决定，并在决定后的5个工作日内将处理结果告知申请人。

中央军委后勤保障部卫生局、中国人民武装警察部队后勤部卫生局分别对军队、武警所属药物非临床安全性评价研究机构和药物临床试验机构，履行本制度中省级药品监督管理部门的监督检查职责。

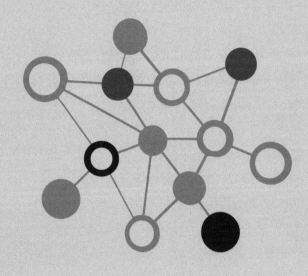

第四章

药物临床试验机构组织机构与设施建设

为了规范临床试验过程，保证试验结果科学可信，保护受试者权益并保障其安全，国家颁布系列相关的法律法规对药物临床试验工作进行规范管理。2002年，国务院颁发的《中华人民共和国药品管理法实施条例》中明确规定："药物临床试验申请经国务院药品监督管理部门批准后，申报人应当在经依法认定的具有药物临床试验资格的机构中选择承担药物临床试验的机构。"2004年，国家食品药品监督管理局和卫生部联合发布《药物临床试验机构资格认定办法（试行）》，按标准对全国的药物临床试验机构进行资格认定，对未取得资格认定的机构将取消其参加药物临床试验工作的资格。2019年8月，新修订的《中华人民共和国药品管理法》规定："开展药物临床试验，应当在具备相应条件的临床试验机构进行。药物临床试验机构实行备案管理，具体办法由国务院药品监督管理部门、国务院卫生健康主管部门共同制定。"2019年11月，国家药监局发布了《关于做好药物临床试验机构备案工作的通知》（药监综药注〔2019〕100号），明确了从2019年12月1日起，药物临床试验机构施行备案管理，并规定自2020年12月1日起，申办者应当选取已经在备案系统备案的药物临床试验机构开展药物临床试验。

2019年11月，国家药监局、国家卫生健康委发布《药物临床试验机构管理规定》，明确规定："药物临床试验机构是指具备相应条件，按照《药物临床试验质量管理规范》（GCP）和药物临床试验相关技术指导原则等要求，开展药物临床试验的机构。"药物临床试验机构如何健全内部管理体系、建立和谐对外关系和良好的自我更新体系，从而在临床试验实施过程中，充分发挥组织管理职能，科学规范开展临床试验，保证试验结果的真实性和可靠性，最大程度的保障受试者权益，增强机构核心竞争力。

第一节

药物临床试验机构组织架构

药物临床试验机构组织架构主要包括：机构办公室、档案室、临床试验药房、临床专业科室、辅助科室等。

一、药物临床试验机构的职责

1. 制定药物临床试验机构中长期发展建设规划；

2. 建立科学、可行的临床试验质量管理体系及运行机制，落实临床试验质量控制工作，保障全院临床试验的规范实施；

3. 制订和完善机构管理文件体系，包括药物临床试验各项管理制度、标准操作规程、应急预案和设计规范等文件，组织GCP专业制订专业层面管理文件体系；

4. 建立试验用药品质量管理体系，规范试验用药品的全流程管理；

5. 制定临床试验文件资料保管制度，建立专用、专人负责的档案室，保证文件资料安全；

6. 建立临床试验人员培训考核体系，确保所有参与临床试验的人员接受临床试验相关法规及标准操作规程的培训；

7. 建立临床试验财务管理制度，负责全院临床试验经费管理工作；

8. 负责药物临床试验机构资质的备案，组织新专业的申报；

9. 接受各级主管部门现场检查及视察，接收申办方委托的监查和第三方稽查等；

10. 负责统筹协调各GCP专业、辅助检查科室及行政后勤管理部门等科室相关工作，保障临床试验顺利开展。

二、药物临床试验机构的组织管理

临床试验机构业务上受国家和省级药品监督管理部门和卫生行政部门领导，在院长领导下，建立临床试验机构组织架构，实行机构主任负责制。日常工作由临床试验机构办公室负责管理，机构办公室主任对机构主任负责，协助机构主任对机构进行管理，完成机构主任授权以及交办的各项工作；机构秘书对办公室主任负责，协助机构主任和办公室主任对机构的管理，完成机构主任和办公室主任授权以及交办的各项工作。机构办公室是在机构主任的领导下，按照GCP和相关法律法规要求，组织、协调、实施、监督临床试验工作。药物临床试验机构组织架构图见图4-1。

三、药物临床试验机构负责人的基本要求和职责

1. 机构负责人应由医院院级领导担任，并建立垂直管理体系，保证机构在临床试验人员人事考评、绩效管理、经费管理、资源调配等方面具有自主权；

2. 贯彻落实临床试验相关政策法规，执行国家药物临床试验机构有关规定，对

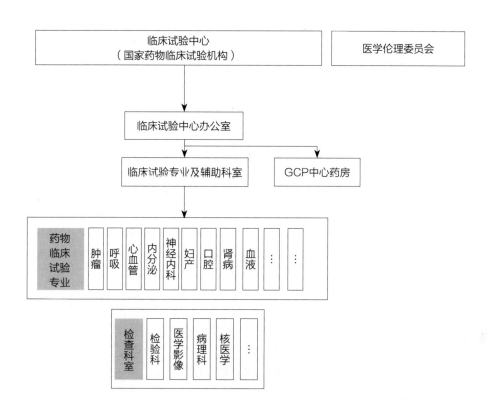

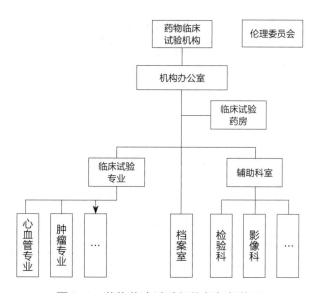

图4-1　药物临床试验机构组织架构图

上级主管部门负责；

3. 负责医院药物临床试验机构的全面管理工作，对临床试验质量和过程总负责；

4. 组织学习药物临床试验领域的新法规、新政策；

5. 统筹机构发展方向，研究制定并组织实施机构的中长期发展规划和年度计划；

6. 审查机构财务管理执行情况，掌握和决定机构的财务收支；

7. 审批机构各项管理制度的建立、修改或废止，检查机构及专业的管理制度执行情况；

8. 听取机构办公室主任和各专业负责人的工作汇报，审核机构办公室主任年度工作报告和各项工作方案等；

9. 处理临床试验过程中的突发事件及相关纠纷，保证受试者的合法权益；

10. 定期召开药物临床试验机构管理会议，积极听取临床试验相关人员对机构管理工作的建议并分析改进，不断提高临床试验的质量和效率。

第二节
药物临床试验机构办公室

由药物临床试验机构设立或者指定的药物临床试验组织管理专门部门（机构办公室，以下简称"机构办"），统筹药物临床试验的立项管理、试验用药品管理、资料管理、质量管理等相关工作，持续提高药物临床试验质量。机构办是药物临床试验机构运行的具体管理协调部门，它的高效运转对机构科学规范开展工作意义重大。

一、药物临床试验机构办公室的硬件设施

机构办公室的各项硬件设施是药物临床试验管理和运行工作顺利进行的重要保障。充分利用医院配套资源及合理使用课题经费，加大对硬件设施的投入，设有机构办公室、临床试验用药品专用药房、中心档案室、中心会议室、质控室等场地，并为办公室配备电脑、传真机、复印机、电话、办公桌、会议桌等办公设施，并根据资料、药物管理要求，配置带锁的文件柜、药物储藏架等必要设施，达到防虫、防潮、防火要求，确保临床试验规范顺利开展。

二、药物临床试验机构办公室人员组成及要求

机构办公室人员应职责明确、分工合作，分别对人员培训、立项审核、质量控制、结题、药物、文档、财务和设备等工作协调管理。机构成员均应定期接受院内外GCP培训，熟悉现行的法规、临床试验指导原则等相关要求。

药物临床试验机构办公室负责机构的日常管理工作。机构办公室主任具体负责全院的药物临床试验日常管理工作。机构秘书应由具有医学或药学背景的专职人员担任。机构质量管理员则由具有医学或药学背景且有一定临床经验的专职人员担任为宜。

三、药物临床试验机构的运行管理

药物临床试验机构是药物临床试验中受试者权益保护的责任主体。新药Ⅰ期临床试验或者临床风险较高需要临床密切监测的药物临床试验，应当由三级医疗机构实施。疫苗临床试验应当由三级医疗机构或者省级以上疾病预防控制机构实施或者组织实施。注册申请人委托备案的药物临床试验机构开展药物临床试验，可自行或者聘请第三方对委托的药物临床试验机构进行评估。药物临床试验机构应当于每年1月31日前在备案平台填报上一年度开展药物临床试验工作总结报告。

第三节

药物临床试验机构档案室

✚

一、药物临床试验机构档案室的环境及设施

药物临床试验机构档案管理是对药物临床试验过程中形成的所有资料的管理，是新药注册上市数据溯源、药物临床试验机构依法备案的重要依据。药物临床试验档案管理的质量，直接体现了药物临床试验项目管理的规范程度和药物临床试验机构的管理水平。

硬件设施：药物临床试验机构应根据机构专业数量和5年内承接的项目数对档案室进行长远规划，具备足够的存放空间，设立档案存放室、阅览室、待归档区、办公室等区域，配备防盗、防火、防潮、防虫、防鼠、防尘、防强光、防晒等设施，温度控制在（14±2）℃~（24±2）℃，相对湿度控制在（45%±5%）~（60%±5%）。档案室可按功能

划分区域，有条件的机构，可考虑数字档案室的建立，采用纸质档案和电子档案并存的管理方式，对纸质档案资料进行扫描存档，利用数字档案管理系统，更科学、规范、便捷、进一步提高档案管理的质量和效率，节约空间，方便查阅和使用档案。

临床试验文件严格按照GCP法规和《药物临床试验必备文件保存指导原则》要求管理，将临床试验必备和需要保存的文件根据临床试验的进度归类为三个阶段：临床试验准备阶段、临床试验进行阶段、临床试验完成后。临床试验档案资料保存形式包括但不限于：纸质资料、电子记录、移动硬盘、刻录CD等形式，数字化形式便于管理和查阅。机构将每项临床试验文件资料进行分类管理，目录清晰，且记录完整。研究人员查阅试验资料时，能及时完整的提供；查阅后及时归档，并要求完整真实地记录查阅借阅归档资料，做好资料室出入人员登记管理。建立相应有效的档案管理制度、进出档案室登记制度，并制定档案装订、保存、查阅、借阅等相关标准操作规程，从制度上对档案资料进行有效的质量控制。

二、药物临床试验机构档案室人员组成及要求

药物临床试验中，广义的档案管理人员不仅包括机构档案室管理人员，也包括参与临床试验档案形成、收集、保管和归档的相关人员，如机构项目质量管理人员、研究者、专业资料管理员等，他们的档案管理意识，直接关系到档案管理的质量。

为了使档案管理工作更具有可操作性，更规范地管理档案，应专门制订档案管理标准操作规程，严格规定档案的形成、收集、审核、归档、销毁和查借阅工作的标准操作流程。相关人员应接受相关法规和标准操作流程的培训，通过考核并取得培训认证后方可开展相关工作。档案管理人员严格按照相关的标准操作规程管理档案，才能保证临床试验相关数据及依据详实可靠。

第四节

临床试验药房

✚

一、临床试验药房的环境及设施

试验用药品管理可采取中心化管理模式以实现临床试验药物的规范统一管理，临

床试验药房可由机构或医院药学部门设立，集中管理临床试验药物。对于临床试验项目涉及术中用药、急救用药、放射性药物等试验药房无法保证及时供应或无法满足管理要求的情况，可根据实际情况与医院药学部门沟通解决。

临床试验药房的环境及设施应满足以下条件：

（1）试验药房建设应相对独立、布局合理，药房空间应能满足试验用药品贮存需求。药房应设置接收区、发药区、贮存区、回收区、不合格区、留样区等功能分区，并标识明显。

（2）试验药房应配备医用级冰箱和药柜用于药品储存，原则上需配备备用发电机组或者双回路供电系统，保障24小时不间断供电。应配置有效调控温湿度及室内外空气交换的设备，监测、记录贮存温湿度的设备，并且相关设备应具有异常报警功能。

（3）临床试验药房应具有避光、通风、防火、防盗、防潮、防虫、防鼠、防冻等防护措施。

（4）麻醉药物、精神药物、放射性药物等试验用药品的贮存应当符合国家特殊药物管理的相关规定。

（5）计量器具、温湿度监测等设备，应当按照国家有关规定，定期进行校准或者检定，并应在校准证书中标明的有效期内使用。

（6）鼓励配备试验用药品信息化管理系统，实行信息化动态管理。系统应具备稽查轨迹记录功能。

二、临床试验药房人员组成及要求

临床试验药房应配备专职药师从事临床试验用药品管理。临床试验药房原则上应配备2~3名具有药师及以上职称的专业人员作为药品管理员，可视工作量增加药品管理员人数。专业组药品管理员则可由初级及以上职称的医务人员担任，一般可由护士、技师、药师等人员担任。

所有负责临床试验用药品管理的人员均需经过GCP培训且通过考核获得培训证书，并经主要研究者授权。药品管理员应当掌握临床试验用药品相关的管理制度、SOP及临床试验方案对试验用药品的管理要求。

临床专业科室的组织架构和基础设施

一、临床专业科室的组织架构和人员组成

各临床专业科室是药物临床试验机构的核心组成部分，各项管理要求最终将由各临床专业科室落实执行，做好各临床专业科室的流程建设及规范管理是药物临床试验机构高效运转及质量控制的关键。临床专业科室应建设由专业负责人、主要研究者、研究者、研究护士、质控员、药品管理员、资料管理员、专业秘书组成的专业研究及管理团队。Ⅰ期临床试验研究室的研究医护团队与临床专业科室类似，在人员职责分工中应考虑急救及受试者管理能力。专业科室的组织架构图见图4-2。

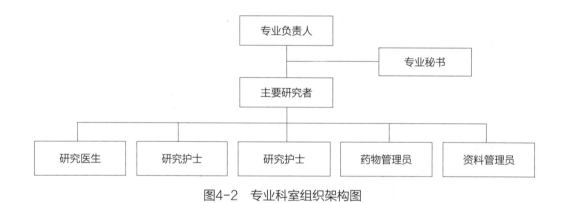

图4-2 专业科室组织架构图

1. 专业负责人

专业负责人原则上由相应专业科室主任兼任，全面负责药物临床试验专业科室的建设和组织管理。专业负责人负责本专业规章制度、标准操作规程、设计规范等相关文件的审核和修订工作，并协调研究人员、设施、设备等试验条件保证临床试验的顺利进行。

专业负责人审核临床试验相关资料的科学性，审核试验合同并确定本专业是否接受该试验，确认相应试验的主要研究者，对专业开展的各项临床试验的质量及安全负责。

专业负责人应当为所有研究人员提供适当的教育和培训机会。包括参加院内外各类GCP培训，并组织专业内部开展GCP培训，针对具体临床药物试验项目的相关培

训，以加强质控意识并保障其有效执行。

2. 主要研究者

主要研究者（PI）即项目负责人，具有在临床试验机构的执业资格；掌握药物临床试验技术与相关法规，具有高级职称并参加过3个以上药物临床试验；具备临床试验所需的专业知识、培训经历和能力。

专业负责人可参与临床试验方案的起草及修订工作，与申办者对试验方案，试验的监查、稽查和标准操作规程，以及试验中的职责分工等达成书面协议或合同。临床试验进行过程中，专业负责人负责配合质量管理组织、质量监督员一起监查临床试验的各个环节与步骤，及时解决监查中出现的问题，保证临床试验有计划、有步骤、有效率地顺利进行。临床试验结束后，专业负责人应审核主要研究者的临床试验总结报告。

试验前，PI应详细了解申办者提供的临床试验材料，参与临床试验方案及相关资料的制定和修订，熟悉试验药物的性质、作用、疗效及安全性（包括该药物临床前研究的有关资料），确保在试验过程中严格遵照试验方案执行；PI负责组织参加临床试验的所有人员学习相关法规和方案培训，应为研究人员明确分工授权，并根据实际情况及时调整和更新授权书；PI应根据试验方案做好质控计划，对试验项目启动前各项工作严格审查并及时整改。

试验过程中，PI应保证有足够的从事临床研究的时间，并在方案规定的期限内负责和完成临床试验；PI有权支配临床试验相应的医疗设施、实验室设备、人员配备等，有权支配处理紧急情况的一切设施，以确保临床试验的顺利进行，保证受试者的安全；PI应确保可靠的受试者来源，确保受试者的入选数量和速度，保证试验的进度和质量，负责发现和筛选合适的受试者，向受试者及其家属说明经伦理委员会同意的有关试验的详细情况，并负责受试者书面知情同意的签署。PI还要负责协调研究人员之间的工作并定期评估试验的进程。及时掌握临床试验进行期间所有与该试验药物有关的新信息，受试者在试验期间出现不良事件时，PI应采取与临床试验相关的医疗措施，保证受试者得到适当而及时的治疗，以保障受试者的安全，并记录在案。在发生不良事件或严重不良事件时，PI应按报告流程逐级上报。PI应对临床试验进行质量控制，接受申办者派遣的监查员或稽查员的监查或稽查，以及药品监督管理部门的检查，确保临床试验的质量。

临床试验中止，PI应确认及时告知了受试者、申办方、伦理委员会、机构办公室和药品监督管理部门，并阐述理由。

试验结束后，PI应对临床试验全过程和临床试验数据的真实性、完整性负责，审核项目资料，审核并确认总结报告，对机构办及伦理委员会递交结题材料。

3. 研究医生

必须接受《药物临床试验质量管理规范》的培训，并通过考核获得合格证书。要求具有科学的研究态度和严谨踏实的工作作风，能够深入贯彻落实GCP理念，将其精髓融入临床医疗工作中，确保受试者的权益和项目质量。

研究医生应在主要研究者的指导下认真学习临床试验的各项法规和相应的标准操作规程，明确自己的职责，在试验进行前必须详细阅读和了解试验方案的内容，严格按照试验方案执行各项试验，确保试验规范进行。研究者还应掌握试验用药品的性质、作用、疗效及安全性；同时也应随时掌握临床试验进行期间发现的所有与该药物有关的新信息。

研究医生根据主要研究者的授权，执行各项具体试验工作，主要有：接待并筛选受试者，规范执行知情同意，解答相关的咨询，保护受试者的权益；严格执行试验方案，观察病情变化，及时、准确、完整、规范、真实地准确记录检查结果和填写病例报告表，规范修改；完整保存试验资料，规范操作相关研究仪器设备；严格按照研究方案和本机构SOP的要求及时处理、记录、报告各类不良事件，尤其是严重不良事件；并按GCP要求协助药品管理员管理试验药物。协助PI整理数据，撰写总结报告等。

4. 质控员

质控员应熟悉GCP及药品管理有关法规，了解有关试验药物临床前和临床方面的信息，熟悉临床试验方案及其相关的文件。主要负责对本专业开展的各项目进行质量控制和检查，应按计划对所有在研项目进行质控，及时发现并反馈存在的问题，一般不直接参加相应项目研究。试验前，质控员应确认专业科室设施设备状况，是否已具备与试验有关的检查支持条件；试验过程中，监查研究者对试验方案的执行情况，包括但不限于：确认试验前是否取得所有受试者的知情同意，了解受试者的入选率及试验的进展状况，确认入选的受试者是否符合研究方案的要求；不良事件的报告和记录是否合理；清楚如实记录观察医生未能做到的随访、未做的辅助检查和操作，以及是否对错误、遗漏进行纠正。核实试验用药品是否按照有关法规进行供应、储藏、分发和记录等。质控员要将检查发现的问题记录、整理、反馈给PI，并跟踪监督整改情况，归纳总结临床试验的常见问题，组织研究人员学习，从而提升临床试验水平。此外，质控员应协同专业负责人，配合上级管理部门的检查、申办方的监查和稽查。

5. 研究护士

研究护士由PI授权，承担临床试验的研究护士必须经过GCP培训，充分了解药物临床试验方案及试验药物的特点，学习并掌握急诊抢救相关标准操作规程，协助医生按临床试验方案完成新药临床试验。职责包括但不限于：按照方案领药、配药、给药，及时、准确地采集相关临床标本。详细记录受试者的生命体征、饮食情况、出入量和用药后不良反应等，发现异常情况及时通知医生。备好抢救药品及抢救设备，以防试验中出现紧急情况。

6．专业秘书

专业秘书主要职责是协助专业负责人进行本药物临床试验专业组的建设和组织管理，与机构办公室和伦理委员会保持紧密联系，将新的临床试验要求及时传达至科室团队，反馈存在的问题和困难，在医院机构办公室的指导下协助专业负责人做好科室建设。职责包括但不限于：建立本专业科室研究人员的临床试验资质及培训档案，协助组织科室团队进行内部培训，确保研究人员掌握相关法规及要求；协助组织人员制订适合本专业特点的SOP和制度建设，并根据实际情况及时修订；掌握本专业临床试验的全面工作进展，及时向专业负责人和PI反馈问题，完善科室的临床试验能力建设。

7．药物管理员

药物管理员一般由科室参加过GCP培训及机构办公室组织的药物管理专项培训的人员兼任，能够按照项目方案的要求，配合研究者，做好与中心药房的交接及科室药品管理工作。药物管理员应熟悉试验方案，掌握申办方对药物管理的要求和相关表格的填写，为受试者提供用药指导，参与药物质控及负责药物日常接收、保管/发放、回收及盘点等工作。记录临床试验药房日常温湿度；负责对所涉及的试验药物相关临床资料进行收集和保管。

8．资料管理员

资料管理员主要管理本专业两部分资料：一是科室相关制度及标准操作规程（SOP）等资料的管理；二是在研项目的资料管理。资料管理员应登记和审查药物临床试验研究资料和所有规章制度资料，资料不齐全时，督促有关人员补足。试验过程中做好原始资料和知情同意书的存放工作，登记并存档研究过程中与研究单位的书信、电话、邮件、人员来访等相关记录。试验结束后，资料管理员应协助机构办公室将试验方案、原始资料、各种有关记录文件和总结报告等进行归档保存。

二、专业组受试者接待室要求

为保护受试者隐私，应设置适当的受试者接待场所，以满足知情同意、随访等需要。接待室内可布置舒适的桌椅、绿植等使受试者情绪舒缓，还应布置有关"受试者权益"等内容的宣传资料，方便受试者阅读和了解，保护自身权益。

三、专业组试验用药品储存要求

试验用药品，指用于临床试验的试验药物、对照药品。对照药品，指临床试验中

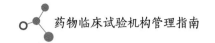

用于与试验药物参比对照的其他研究药物、已上市药品或者安慰剂。

专业科室对试验用药品的管理主要由专业负责人或主要研究者指定专人负责与申办方或临床试验药房对接管理本专业药物。专业科室应配置临床试验专用药柜、冰箱等存储设施，做好温湿度记录。药物管理员根据试验方案，按照相关标准操作规程、根据医嘱或凭处方按规定量发放，书面记录和研究文件一同保存。妥善做好临期药物、紧缺药物的规范管理与及时补充，规范记录药物的接收与回收，准确记录到最小单位，完整记录药物相关信息。研究者必须保证所有试验用药品仅用于该临床试验的受试者，用量和用法应遵照试验方案。

四、专业科室档案储存要求

专业科室应设有临床试验专用档案存储室或设备如临床试验资料柜。保存条件如温度、湿度应符合要求，有利于文件资料的保存。资料管理员负责药物临床试验文件资料的登记、整理和保管。

文件资料的保存必须建立完善的登记记录。文件资料的查阅仅限临床试验的相关研究者、上级主管部门和相应试验项目申办者委派的代表。所有人员在查阅文件资料时必须登记查阅原因、时间并签字。所有电子文本必须及时备份，必要时打印保存纸质备份。

研究项目开展过程中相关资料应及时归档。临床试验结束后，专业科室应将与试验有关所有资料及时交机构办公室归档。必备文件可参见《药物临床试验必备文件保存指导原则》（2020年第37号）。

第六节
药物临床试验机构辅助科室及实验室

一、药物临床试验机构辅助科室及实验室的工作职责

1. 认真执行检查技术操作规程，保证检查质量和安全，严格执行查对制度。

2. 保障受试者及时有效地进行试验各项检查。普通检查，一般当天操作并发出报告，紧急检查应在检查单上注明"急"字，随采随验及时发出报告。

3. 认真核对检验结果，填写检验报告单，做好临床试验项目登记，签名发出。检验结果与临床不符或可疑时，应主动与研究者联系，重新检查。

4. 检查结束后，要及时清理器材、容器，经清洗、干燥、灭菌后放原处，污物及检查后标本妥善处理，防止污染。

5. 检查室应保持清洁整齐，认真执行检查仪器的标准操作规程，定期保养、检测仪器，不得使用不合格的试剂和设备。

6. 建立并完善实验室质量保证体系，开展室内质量控制，参加室间质量评价活动。

7. 应制订检验后标本保留时间和条件，并按规定执行。废弃物处理应按国家有关规定执行。

8. 加强检验室安全管理和防护：做好生物及化学危险品的安全管理和防护，做好防火等工作，遵守安全管理规章制度。

二、辅助科室及实验室承担药物临床试验的相关要求

1. 具有与药物临床试验开展相适应的检测、检验和诊断等相适应的仪器设备。对各种仪器，必须定期进行功能及质量检测并标定后使用。使用合格的检验试剂，定期检查有无过期试剂。

2. 具有各项检查的操作手册，一切操作要做到规范化、程序化。参与人员必须熟悉本专业质量控制理论和具体方法。

3. 各种检测仪器按医疗器械进行登记，专人保管，定期检修保养和按规定办理报销、报废手续。精密仪器，设专柜存放，实行定人使用、保养、保管责任制。

4. 各种精密仪器、器械，须经校正合格后使用，计量仪器应按技术监督部门规定每年实行强制检定。新购仪器、器械须经检测验收合格后使用，不熟悉仪器性能者不能独立操作，无维修知识和技能者不得随意拆卸检修。

5. 有相关仪器设备使用、保养、校正、维修必须严格按照操作规程，各种仪器的使用必须严格按照操作规程，严格按照保养程序保养，经常保持仪器处于灵敏状态。

6. 有相关仪器设备使用、保养、校正、维修记录，必须按临床试验要求逐项填写清楚，数据准确，书写规范，填写后核对，不涂改，不破损，不污染。

7. 辅助科室重要管理和参与人员应经过GCP及相关培训，并为具有执业资格的本临床试验机构职工。

8. 检测、诊断数据及结果准确、可靠，有质量保证，并具有稽查轨迹，显示日

期、时间、更改人、更改原因、更改前数据值、更改后数据值。

9. 检验后的标本应按规定根据不同要求和条件限时保留备查，特殊标本特殊保存。凡具有传染性的标本，应按传染性标本管理规定须经灭菌处理后才能弃去。

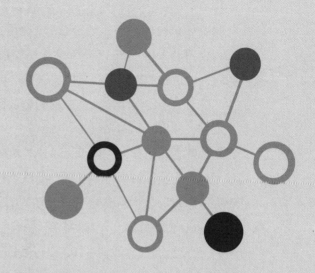

第五章

药物临床试验机构
文件体系建设

药物临床试验的目的是评价试验药物的安全性和有效性，药物临床试验是决定药物是否上市的关键环节。《药物临床试验质量管理规范》的宗旨是在保护受试者权益，同时保证试验数据科学、真实、准确、完整性，即保证药物临床试验的伦理性和科学性。GCP是药物临床试验全过程的质量标准，包括方案设计、组织实施、监查、稽查、记录、分析、总结和报告。

建立一整套的完善文件体系，不论是对于药物临床试验的过程规范和顺利实施，还是对于试验质量、结论科学可靠、受试者权益等的保障，都至关重要。

药物临床试验机构从认定管理到备案管理，国家发布了一系列通知和文件。《药物临床试验机构管理规定》（2019年第101号）、《关于做好药物临床试验机构备案工作的通知》（药监综药注〔2019〕100号）、《关于发布药物临床试验数据现场核查要点的公告》（2015年第228号）等，对于药物临床试验机构的文件体系建设均有相应的要求。

药物临床试验机构的文件体系建设包括临床试验机构、临床试验专业的文件，如管理制度、设计规范、人员职责、标准操作规程及相关应急预案等，涵盖药物临床试验全过程的文件；又如临床试验的立项管理、试验用药品管理、资料管理、质量管理等相关工作的文件。

第一节

药物临床试验机构文件体系建设的原则

药物临床试验指以人体（患者或健康受试者）为对象的试验，意在发现或验证某种试验药物的临床医学、药理学以及其他药效学作用、不良反应，或者试验药物的吸收、分布、代谢和排泄，以确定药物的疗效与安全性的系统性试验。药物临床试验分为Ⅰ期、Ⅱ期、Ⅲ期、Ⅳ期临床试验以及生物等效性试验。根据药物特点和研究目的，研究内容分别包括临床药理学研究、探索性临床试验、确证性临床试验和上市后研究。为保证药物临床试验过程规范，保证数据和结果的科学、真实、可靠，保护受试者的权益和安全，各药物临床试验机构应根据本机构自身特点，依据国家相关法律、法规及指导原则，结合国际先进的准则及相应的管理规定，制订相应的管理制度、设计规范与标准操作规程（SOP），包括方案设计、组织实施、记录、分析、总

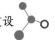

结和报告等。

制订的管理制度、设计规范与SOP应当满足"合规性、合理性、适用性、必要性",即在符合法律法规的前提下,能满足本机构药物临床试验的需求,规范临床试验的行为,持续提高药物临床试验的质量。文件制度并非越多越好,应从需要出发,围绕本机构的药物临床试验的工作来制订。简而言之,"写所做的,做所写的"。

药物临床试验机构所制订的管理制度、设计规范与SOP应当符合世界医学大会《赫尔辛基宣言》原则及相关伦理要求,受试者的权益和安全是考虑的首要因素,伦理审查与知情同意是保障受试者权益的重要措施。同时,保证药物临床试验过程规范,数据和结果的科学、真实、可靠。

管理制度是指临床试验实施过程中机构管理人员和研究者应遵守的办事规程或行动准则;设计规范为根据药物临床试验技术的发展,遵从相关指导原则的要求,制订具有科学性的符合伦理原则的且能满足审评机构的审评要求的规范性文件;标准操作规程是为了有效实施和完成临床试验具体操作而制订的标准和详细的书面规程。制度是用于约束行为的指导性文件,SOP是与制度相适应的将过程标准化、细节规范化的文件,减少临床试验中每项工作不必要的差错,从而保证临床试验的质量。

在研究过程中,试验方案规定了研究者应当做什么,而制度与SOP详细地规定了具体如何做。

一、管理制度

药物临床试验机构管理制度是为保证药物临床试验机构正常运行,试验各环节有序开展,依据相关法律法规,参考相关指导原则,结合本机构工作实际运行情况制订相适应的工作规范和要求。制订原则如下:

1. 依据充分

药物临床试验机构管理制度应依据现行《药品管理法》《疫苗管理法》《药品注册管理办法》《药物临床试验质量管理规范》《药物临床试验机构管理规定》等法律法规和相关部门规章的要求进行制订。

2. 合理可行

在符合法律、法规及相关指导原则要求的前提下,药物临床试验机构管理制度应结合本单位的工作实际制订,制度应具有规范性、合理性和可操作性。

3. 体系完善

根据相关要求,药物临床试验机构应设立或者指定的药物临床试验组织管理专门部门,统筹药物临床试验的立项管理、试验用药品管理、资料管理、质量管理等相关

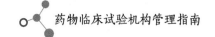

工作，以此为基础，应建立相应的制度。

4. 及时更新

随着法律法规的出台、更新，各项制度应及时进行相适应的修订，同时应归档保存作废、被更新的旧版本制度，以备追溯。

5. 基本要素齐全

除正文外，制度应有起草/修订人，审核人、批准人，版本号，批准时间，生效时间等，且应签署姓名及日期。

二、设计规范

药物临床试验设计规范主要包括临床试验方案、知情同意书、病例报告表、临床试验总结报告设计规范等文件。

（一）临床试验方案

临床试验方案是临床试验实施的核心文件，是说明临床试验目的、设计、方法学、统计学考虑和组织实施的文件。试验方案设计规范对试验方案的格式、主体结构、主要内容、设计要点作出规定，以保证试验方案符合法律法规、伦理审查的要求，同时内容科学、周密、完整、清晰、适用。制订原则如下：

1. 符合《中华人民共和国药品管理法》《中华人民共和国疫苗管理法》《药品注册管理办法》《药物临床试验质量管理规范》的规定，满足国家药品审评机构的相关指导原则的要求，结合相关疾病防治进展、指南等制订。

2. 根据临床试验分期、试验目的、药物特性、试验人群的不同，制订不同的设计规范。

（二）知情同意书

知情同意书的设计应符合"完全告知"的原则。具体制订原则如下：

1. 遵循《涉及人的生物医学研究伦理审查办法》《药物临床试验质量管理规范》《赫尔辛基宣言》等国际、国内法规指南的要求。

2. 遵循"必要信息""充分理解""完全自愿""书面签署"的原则进行内容设计。针对知情同意书的"知情"和"同意"两个方面，制订相应的格式。

（三）病例报告表

病例报告表（case report form，CRF）是临床试验过程中收集、记录及报告试验方案要求的受试者所有信息的文件。因此CRF的设计既要满足临床研究的需要，又要简便清晰，可操作性强。制订原则如下：

1. 符合法规要求，保护受试者隐私。
2. 符合临床试验方案，信息收集完整。
3. 便于研究人员填写，便于与原始数据核对。
4. 文字叙述准确，避免歧义。
5. 编排顺序合理，格式简洁易行。

三、标准操作规程

标准操作规程（standard operating procedure，SOP）是药物临床试验机构为了有效实施和完成药物临床试验的各环节而制订的标准和详细的书面规程。制订原则如下：

1. 依据充分

SOP的内容应符合现行《药品管理法》《疫苗管理法》《药品注册管理办法》《药物临床试验质量管理规范》等法律法规以及相关指导原则的要求。

2. 简明精准

SOP记述各项工作的操作规范，应使用描述性语言，文字简单易懂，使阅读者能准确理解并遵照执行。避免文字概念模糊或者过于笼统。

3. 合理可行

SOP作为实际工作的指南，应结合实际情况编写，使经过合格培训的工作人员能够正确、充分理解其内容，并能按照其内容准确完成相应操作。

4. 格式规范

同一药物临床试验机构中的SOP应尽量保证统一格式，如页面版式、页眉页脚、文件编码、正文、附表等内容，以便于查阅、检索和管理。SOP所涉及的专业术语、关键词、计量单位等应按照国家有关标准或国际通用原则书写。

5. 不断完善

SOP应定期进行审核，并应及时进行修改、补充、完善和更新。SOP应定期进行常规修订。此外，当法律法规有所更新，SOP内容与实际操作存在差异，操作发生异常事件，操作者反馈意见等情况时，应当及时考虑对SOP进行修订。

药物临床试验机构管理制度类文件

✚

药物临床试验机构管理制度是机构管理行为准则，应涉及机构管理工作各个方面。药物临床试验机构应根据本机构特点，制订符合《药物临床试验质量管理规范》（GCP）原则、遵循医疗运行原则、适用于本机构自身运行环境、具有可操作性和执行力的管理制度，为试验机构高效地运行提供依据，利于持续提高药物临床试验质量。

药物临床试验机构管理制度一般应包含但不限于以下制度：机构运行管理制度、文件/资料管理制度、源数据管理制度、试验用药品管理制度、仪器设备管理制度、合同管理制度、财务管理制度、质量管理制度和人员培训制度等，根据本机构管理要求，可以制订更多更细节化的管理制度。

一、机构运行管理制度

机构运行管理制度是药物临床试验机构日常工作的总设计图。临床试验从项目立项、伦理审查、项目实施、试验结题整个流程，都应在机构运行管理制度中有所规定。在遵循GCP原则和相关法律法规的基础上，根据本机构组织架构设置和具体的场地、设备配置及人员配备情况，机构运行管理制度的制订应能保证试验项目实施过程的流畅、高效和真实。如项目立项过程，根据工作人员数量和项目数量多少，可以设置每天接待或一周中规定时间接待；根据临床试验信息化管理系统建设情况，可以规定项目组应提交电子版或纸质版资料；研究项目需经立项完成后才能提交伦理审查或者可以同时进行等。

二、文件管理制度

临床试验文件是指评估临床试验实施和数据质量的文件，用于证明研究者、申办者和监查员在临床试验过程中遵守了GCP和相关药物临床试验的法律法规要求。必备文件是申办者稽查、药品监督管理部门检查临床试验的重要内容，并作为临床试验实施的重要依据。临床试验机构应当制订管理制度，对于试验文件的获得、保存、借阅、销毁、保密等过程进行详细规定。

三、试验用药品管理制度

试验用药品，指用于临床试验的试验药物、对照药品。除Ⅳ期临床试验外，试验药物多为未上市产品，因此对于试验用药品的管理十分重要。目前国内的药品管理模式未强制统一，采用较多的是"中心化药房"，也有部分采取"机构与专业共同管理"和"专业自行管理"管理模式。不论采用哪一种模式，均需制订相关管理制度。需要强调的是，对于特殊药品如麻醉药品、精神药品的管理，应当依照相关法规制订相应的管理制度进行管理。按照试验用药品特性，进行接收、贮存、分发、回收、退还及未使用药品的处置等管理，保证受试者安全、正确地使用试验用药品。试验用药品管理的记录应当包括日期、数量、批号/序列号、有效期、药品编号、签名等。研究者应当记录受试者使用试验用药品数量和剂量，并按规定进行保存，试验用药品的使用数量和剩余数量之和应与申办者提供的数量一致。

四、仪器设备管理制度

临床试验过程中使用的仪器设备既是源数据来源，也是受试者安全性保障的重要手段。因此，制订相关管理制度，对试验仪器设备进行集中的管理，有助于保证试验数据的可溯源性、准确性、真实性、完整性，也有利于保障受试者安全和权益。

五、合同管理制度

临床试验机构和研究者应当和申办者/合同研究组织（CRO）签订临床试验合同，明确试验各方的责任、权利和义务，以及各方应当避免的、可能的利益冲突。合同的试验经费应当合理，符合市场规律。制订临床试验合同管理制度和/或制订机构合同模板，有利于规范机构合同内容和加快合同签署流程，防止无效合同和"阴阳合同"等问题的出现。

六、经费管理制度

临床试验机构应当制订经费管理制度，对临床试验经费进行管理。管理制度中建议明确研究经费构成，受试者检验检查、补偿及其他费用支出方式，机构管理费占比，研究者劳务费分配方式等，有利于机构财务管理，调动研究者的积极性。

七、质量管理制度

2020年版GCP第三十条至第三十二条中规定，申办者应当建立临床试验的质量管理体系等，对申办方提出了明确要求；同时第十七条中要求"研究者监管所有研究人员执行试验方案，并采取措施实施临床试验的质量管理"。因此，质量管理也是临床试验管理的重点，临床试验的质量管理体系应当覆盖临床试验的全过程，包括临床试验的设计、实施、记录、评估、结果报告和文件归档。质量管理体系建设的目的是受试者权益得到充分保障、试验结果真实可靠，以及遵守相关法律法规。质量管理制度应根据专业数、项目数、人员配置情况来规定质量管理的层级、内容、频次，以期在具有强的可操作性的前提下全面保证临床试验质量，保护受试者的权益和安全。

八、人员培训制度

GCP培训和临床试验相关专业知识的培训是临床试验顺利开展的前提条件。首先，研究者必须通过GCP培训并获得培训合格证书方能参与试验，且随着临床试验行业的不断发展和进步，应不断吸收补充GCP相关知识。另外，对于研究方案、标准操作规程（SOP）、各种试验相关文件的培训也是研究者参与试验的基础。因此，研究机构应制订相关制度，明确人员培训内容、类型、时限等，利于研究者有充分的知识储备和经验参与试验，提高试验质量和效率。

为持续提高研究者的研究水平，尽快熟悉并掌握药物临床试验相关法规政策，确保药物临床试验质量不断提高，须制订临床试验机构相关人员培训制度。所有研究人员或管理人员在未经过相关培训前不得开展临床试验研究工作，即使是本临床试验机构合同制或临聘工作人员，也应在进行相关的培训合格后才能从事临床试验工作。其主要内容包括但不限于：机构或专业应制订培训计划，基于现行的GCP结合ICH-GCP，相关人员应认真学习，并保留培训记录。每个参加学习和培训的工作人员或相关人员应签到及登记相关表格，必要时应对培训内容进行考核，并归档保存。研究人员在适当的时候参加院外或院内各级GCP培训学习班，并应获得相关的培训、学习证书，获得的证书应留档保存。

此外，应认真学习机构内部和项目SOP条款，严格遵守和执行机构和专业科室的SOP条款是临床试验过程中各项研究工作顺利开展的基础，熟悉和掌握机构、专业相关SOP条款是严格遵守和执行SOP的保障。

以上列举出临床试验机构必备的几项管理制度，各机构应根据具体情况制订适合自身的各项管理制度，以高效、全面完善机构管理工作。

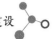

 示例5-1　临床试验机构必备的管理制度

机构运行管理制度

1 目的

为使临床试验运行有章可循，特制订本制度，以保证临床试验运行规范有序。

2 适用范围

本制度适用于临床试验管理部门、各试验专业。

3 管理制度

药物临床试验机构设立或者指定的药物临床试验组织管理专门部门，凡在机构进行的药物临床试验由机构管理部门具体承担日常管理，统筹药物临床试验的立项管理、试验用药品管理、资料管理、质量管理等相关工作，持续提高药物临床试验质量。

机构可制订《临床试验立项申请表》或类似体现立项过程的文件，用于主要研究者提交项目信息和临床试验项目申请。

申办者邀请机构的主要研究者参加某项药物临床试验，应与机构管理部门联系，提交临床试验项目相关资料，由管理部门进行评估；同时联系主要研究者，由主要研究者综合评估决定是否承接该试验，主要研究者填写《临床试验立项申请表》相应内容。

主要研究者需确定临床研究团队，申办者需对临床试验研究者所在的专业组的软硬件设施以及研究团队的能力、水平和GCP意识进行考察，进行综合评估。

机构管理部门对进行临床试验资料进行初始审查。

机构管理部门和主要研究者向伦理委员会递交伦理会议资料，由伦理委员会进行审查。

申办者或CRO与机构管理部门负责人、PI共同商讨决定试验例数、试验经费、受试者权益的保护等内容，形成临床试验合同书。

合同签署后，申办者或CRO根据合同的要求，将试验经费打至医院指定账户，管理部门为每个项目建立明细。

合同签署后，主要研究者与机构质控员以及申办者共同商议启动会培训。继而开始临床试验项目方案中规定的筛选、治疗及随访流程。

试验进行过程中，实行项目质控及机构办质控等质量控制。

试验结束时，由机构管理部门组织结题审核，与申办者结算尾款，均完成后可小结盖章和总结报告盖章。

文件管理制度

1 目的

遵循GCP和相关法律法规要求，根据《药物临床试验必备文件保存指导原则》，为指导和规范保存药物临床试验文件资料，特制订本制度。

2 适用范围

本制度适用于药物临床试验机构文件资料的管理。

3 管理制度

3.1 保存文件的设备条件

应当具备防止光线直接照射、防水、防火、防盗等条件，有利于文件的长期保存。被保存的文件需要易于识别、查找、调阅和归位。用于保存临床试验资料的介质应当确保源数据或者其核证副本在留存期内保存完整和可读取，并定期测试或者检查恢复读取的能力，免于被故意或者无意地更改或者丢失。

3.2 文件资料分类

临床试验资料档案通常分为管理类、档案类、项目类文件。管理类文件包括法律法规、管理制度、技术规范、SOP及其更新文件、试验合同、仪器设备校准证书等；档案类文件包括机构管理人员及各专业研究人员的履历、学历/学位证书、GCP培训证书、其他培训证书和培训记录等；项目类文件包括项目实施过程中产生的源文件和临床试验项目所有相关文件等。

3.3 文档资料的管理

机构管理部门负责机构临床试验立项资料及归档资料的管理，专业科室负责临床试验在研资料的管理。机构及临床试验专业科室均应当设置资料管理员进行文件管理。试验项目完成后，试验专业科室资料管理员按照《药物临床试验必备文件保存指导原则》要求，将试验相关文件、已签署的知情同意书、试验过程中产生的原始记录、文件和数据等，提交机构资料管理员审核和归档。机构资料管理员应审核文件的完整性，无误后双方在交接记录上签字。机构资料管理员根据文件编号规则妥善归档资料。

3.4 文档的查阅和借阅

资料的查阅需经相关负责人（机构管理部门负责人、专业负责人/主要研究者等）同意，并有查阅记录。查阅记录应包含查阅时间、查阅事由、查阅文件、查阅人、批准人、经手人等。查阅事由包括监查、稽查、药品监督管理部门的检查等；查阅人应包含监查员、稽查员、药品监督管理部门委派的检查员等。

资料管理员确认手续齐全后，从档案室取出所需查阅资料，查阅人员在查阅室查阅，档案不得带出查阅室，当天未完成查阅工作的，由档案管理员收回，后几天按第一天程序重新取出和收回。

文件一经归档，原则上不能借阅出档案室。如因药品监督管理部门核查或其他必须借阅的事由，可提供相关证明材料复印件和借阅目录，借阅人员填写借阅申请表，由档案管理员按照目录将相关资料取出，与借阅人员完成借阅交接，结束后，借阅人员再按目录还回借阅资料。档案管理员归档资料。

3.5 文件保存时间

用于申请药品注册的临床试验，必备文件应当至少保存至试验药物被批准上市后5年；未用于申请药品注册的临床试验，必备文件应当至少保存至临床试验终止后5年。

3.6 保密原则

临床试验机构应当采取措施，对试验项目所有文档资料及试验中产生的源文件等实施保密，受试者隐私和其他相关文件也应当保密。如使用试验电子化系统，应注意防止电子化信息的泄露。

试验用药品管理制度（中心药房管理）

1 目的

为保障试验用药品在临床试验过程中安全、规范地使用，特制订本制度。

2 适用范围

本制度适用于临床试验机构所有的试验用药品。

3 管理制度

3.1 临床试验机构管理部门设立中心药房，由专门药品管理员负责保管。申办者/CRO按储存要求运送试验用药品至机构中心药房，由药品管理员接收。药品管理员接收药品时应核对：试验用药品的药检报告、名称、剂型、规格、数量、生产日期、批号、有效期、生产厂家等，并查看运输过程中的条件是否与贮存条件相符。

3.2 试验用药品的贮藏和保存应具备必要的环境和设备（如温度、湿度、带锁药柜、标识和冰箱等），并应避光、通风；能够检测和调节温湿度；能够防尘、防潮、防霉、防污染、防虫、防鼠等；符合安全用电要求的照明。

3.3 试验用药品存放期间每日需有温湿度记录（节假日除外），并应有超温处理应急预案。

3.4 药物管理员应每月对试验用药品进行清点、核对，要求在品种、数量和编号等方面账物相符；如出现任何不一致的事件（错码、丢失、缺失药品等）应立即向机构管理部门负责人、主要研究者和申办者报告，并做好相应的记录；每月检查试验用药品的外观、有效期，防止破损、发霉、失效等情况。

3.5 当药物管理员休假、出差时，办公室主任应指派相应人员保管试验用药品，做好试验药库、药柜钥匙的交接手续，并核对库存，确保药品的接收、储存、分发、领用顺利。

3.6 机构药物管理员根据研究者的临床试验用处方或医嘱单（如适用）发放试验用药品。试验专业根据各试验方案中受试者访视计划，专业药品管理员/临床研究协调员（CRC）/受试者领取访视当天试验药品，已开具的处方或医嘱单由机构药品管理员妥善保管并存档。

3.7 试验用药品的使用由研究者负责，试验用药品不得挪作他用，不得在市场上销售。研究者必须确保试验用药品仅用于该临床试验受试者，其用法与用量应严格遵从临床研究方案。严禁将剩余的试验用药品用于非临床试验受试者，严禁将剩余的试验用药品用于销售及营利。

3.8 临床试验结束后，由各专业的药物管理员将回收的试验用药品（包括退出病例未使用完的试验用药品）及包装（铝箔、药盒、药瓶等）退回给机构管理部门的药物管理员，并做好交接记录。

3.9 用于生物等效性试验的临床试验用药品进行随机抽取留样。临床试验机构至少保存留样至药品上市后2年。临床试验机构可将留存样品委托具备条件的独立的第三方保存，但不得返还申办者或者与其利益相关的第三方。

3.10 不合格试验用药品、受试者使用后的剩余药品及回收的包装和试验未使用的药品及包装应由机构管理部门药品管理员退还给申办者/CRO，双方在药物退还表上签字确认。

3.11 申办方/CRO可将剩余的试验用药品（包含受试者使用后的剩余药品和未使用的药品）回收销毁并提供销毁证明。授权机构当场销毁的试验用药品（包含受试者使用后的剩余药品和未使用的药品），应在申办方/CRO、专业药品管理员、机构药品管理员三方的共同见证下，按医院的销毁程序进行销毁。化疗药品及细胞毒药品的销毁，在做好人员防护、环境保护的前提下，由专业人员进行处置或销毁。

仪器设备管理制度

1 目的

确保临床试验相关仪器设备能正常有序使用，检定、校准在有效期内。

2 适用范围

本制度适用于临床试验相关仪器设备。

3 管理制度

3.1 仪器设备的管理

3.1.1 每台仪器有固定标识牌，包括仪器名称、型号、出厂编号、医院固定资产编号、购置日期、专责管理者姓名、维修者姓名和电话等。

3.1.2 每台仪器由专责管理者建立和保管仪器设备登记表。内容包括仪器设备名称、型号、出厂编号、医院固定资产编号、生产厂家、生产日期、购进时间、购置价格、购置费用来源、启用时间、使用说明书、维护和维修记录。

3.1.3 仪器设备使用人员需经过严格培训，熟练掌握仪器操作方法和基本性能。

3.1.4 所有仪器设备应配备相应的设施与操作环境，保证仪器设备的安全处置、使用和维护，确保仪器设备正常运转，避免仪器设备损坏或污染。

3.1.5 所有仪器设备在使用过程中发现异常，立即停止使用，终止测试。由专责人员或值班人员通知相关人员维修并记录，在维修期间挂"停用"标识，避免其他使用人员误用。按照维修工程师要求进行该仪器设备维护或维修申请程序。

3.1.6 属于国家法定计量检定的仪器设备，应按有关文件规定，定期请计量部门检定，或送计量部门检定。经检定合格方可使用。仪器设备检定结果合格的，在仪器设备醒目位置贴上"合格"标识（含仪器型号、出厂编号或序号、检定有效期）。检定结果不合格不能投入使用。

3.1.7 所有需检定的仪器设备由专责管理人员建立和保管仪器设备校准登记表，包括仪器名称、型号、出厂编号、生产厂家、生产日期、仪器校准有效期，检定记录（检定合格证书）。

3.2 仪器设备的维护和维修

3.2.1 所有仪器设备按照相关要求每班、每周、每月进行常规清点和维护并记录。

3.2.2 指定仪器设备日常维护管理人员。

3.2.3 仪器的一般故障，由仪器使用人员或专责人员自行排除并记录。较重大故障由仪器使用人员或专责人员立即报告维修工程师和科室负责人并记录。

3.2.4 当仪器设备出现使用人员不可解决故障时，应及时通知专业人员维修，大、中型精密贵重仪器未经维修人员同意，不得私自拆卸。

3.2.5 检修过程中，使用人员和维修人员应积极配合。检修完毕，维修人员应填写维修记录或报告，使用人员应进行性能检验，检验证明其功能指标已恢复后，该仪器方可投入使用。

3.2.6 当仪器的故障无法得到修复或修复后的部分性能指标下降，应申请仪器设备降级或报废。

3.3 仪器设备的检定和校准

3.3.1 指定仪器检定和校准专责管理者。

3.3.2 各类不同的仪器应根据仪器的使用说明和临床试验的要求定期进行调校、检定并做好记录。

3.3.3 对需要强检的仪器，专责管理者及时按照强检规定送检。检定报告及时归档。

3.3.4 对调校、检定不合格的仪器，一律不准使用。

3.3.5 大型仪器一经搬动都必须进行调校或检定。

3.3.6 对所有仪器实行标志管理，核定计量检定证书及校准信息后分别贴上国家计量检定部门统一制订的标志。凡有"停用"的标志，则不得使用。

合同管理制度

1 目的

明确试验合同签署流程，保障合同签署高效顺利，促进临床试验顺利开展。

2 适用范围

本制度适用于临床试验机构与申办者/CRO/现场管理组织（SMO）或其他单位、组织签署的试验相关合同。

3 管理制度

3.1 临床试验机构管理部门制订本机构临床试验合同模板，本机构开展的临床试验原则上均应使用此模板，可做细微调整。如遇无合同模板或因特殊情况不能使用此合同模板，应将合同发送律师审核。

3.2 临床试验合同中应明确：临床试验的实施过程中遵守GCP及相关的临床试验的法律法规；执行经过申办者和研究者协商确定的、伦理委员会同意的试验方案；遵守数据记录和报告程序；同意监查、稽查和检查；临床试验相关必备文件的保存及其期限；发表文章、知识产权等的约定。应当明确试验各方的责任、权利和义务，以及各方应当避免的、可能的利益冲突。合同的试验经费应当合理，符合市场规律。申办者、研究者和临床试验机构应当在合同上签字确认。

3.3 合同签署之前必须考察申办者/CRO/SMO的资质。必须在取得本机构伦理委员会审核同意书面意见后方可签署临床试验合同。

3.4 申办者/CRO/SMO法人或其授权代表、临床试验机构法人或其授权代表及主要研究者均应在合同上签名及日期。合同各方签字盖章后生效。

3.5 合同一式数份，一经签署即具有同等的法律效力。试验机构应当保留至少一份合同原件。

3.6 保存的合同原则上不能外借，特殊情况须经管理部门负责人同意，并做好记录。

3.7 研究过程中需签署补充合同的，应就补充条款签订合同，原则上原合同其他条款内容应不变。

经费管理制度

1 目的

制订临床试验经费管理制度，明确试验经费构成及使用方式，有利于机构经费管理，提高研究者积极性。

2 适用范围

本制度适用于临床试验机构开展的所有药物（器械）临床试验经费管理。

3 管理制度

3.1 药物（器械）临床试验的研究经费由机构管理部门根据试验项目的具体情况，参照同级临床试验机构的收费标准，与主要研究者、申办者/CRO协商确定。同时依据试验方案，在协议中明确各项费用的具体细目。申办者按照合同约定支付的款项应全部汇入医院账户，由财务部门统一管理。机构办公室财务管理员负责核对每笔经费运行情况。

3.2 试验费用按以下原则使用和分配

3.2.1 临床试验项目启动前、研究经费首笔款到账后，管理部门财务管理员给该项目分配唯一财务编号。试验项目进行过程中依据方案及项目合同进行的各项检验检查、药品、受试者补助等费用，均从该项目经费中支出。各研究项目应做到专款专用。

3.2.2 扣除医院上缴的相关税费（按票面金额），及以上费用支出后，试验费的**%作为医院发展基金，**%作为机构管理费（如适用），**%用于支付参加临床试验人员的劳务费（所得税由个人承担）。

3.3 管理费用支出

机构管理费（如适用）由财务统一管理，用于支付学术活动、人才培养、日常运行等费用，和/或相关工作人员的劳务费。开支经机构管理部门负责人签字后，按机构财务管理办法的规定报机构主任审批后报销。

质量管理制度

1 目的

在临床试验中建立有计划的系统性质量管理措施，以保证临床试验的实施和数据的生成、记录和报告均遵守试验方案和相关法律法规。

2 适用范围

本制度适用于药物临床试验机构试验项目的质量管理。

3 管理制度

3.1 药物临床试验机构应提供临床试验需要的场地，配备试验需要的物资和仪器设备，并定期校准，为保证临床试验质量提供物质支持。

3.2 临床试验机构制订适应自身特点的工作准则、管理制度、SOP等，并督促实施，规范临床试验行为。

3.3 临床试验机构应有计划地组织研究人员进行GCP和相关知识培训，提高研究人员实施临床试验项目的能力。

3.4 机构管理部门负责协调医院管理部门、各试验专业以及试验辅助科室之间的关系，为临床试验项目顺利开展创造有利环境。

3.5 试验机构和研究者应接受和配合申办方/CRO的监查和稽查，药品监督管理部门对项目的检查。机构管理部门和研究者应就监查、稽查、检查发现的问题，督促研究团队进行整改，跟踪整改过程，评估改进效果，并根据临床试验违规情节的严重程度，采取相应的处罚措施。

3.6 建立质量保证体系

3.6.1 主要研究者及机构管理部门工作人员应参加试验方案讨论，保证试验方案的科学性、伦理性及可操作性，了解试验关键点，降低发生方案违背的可能。

3.6.2 临床试验项目启动时以项目组为单位进行试验方案、相关文件及SOP培训，主要研究者必须参加，管理部门质控员应参加。

3.6.3 主要研究者为临床试验项目质量负责人，应监管所有研究人员执行试验方案，并采取有效措施实施临床试验的质量管理。

3.6.4 试验专业可设置质量管理员，在项目组质量管理员工作的基础上保证本专业试验项目质量。

3.6.5 机构管理部门质控员应按照相关SOP和岗位职责要求，在试验专业质量管理专员工作基础上，保证机构临床试验项目质量。

机构建立药物临床试验信息管理系统，提高管理制度与SOP的执行力，提高GCP与临床试验方案的依从性，提高机构质量管理水平。

人员培训制度

1 目的

为使研究者和试验相关人员熟悉药物临床试验法律法规、管理制度和SOP、项目试验方案等内容，特制订本制度。

2 适用范围

本制度适用于机构管理部门、各专业研究者及所有与临床试验有关的科室及人员。

3 管理制度

3.1 试验机构应建立人员培训方案，定期对研究者进行法规、规章、指导原则或技巧的培训，包括培训频率和方式。

3.2 研究者及试验相关工作人员应经过GCP培训并获得培训合格证书后方可上岗，机构管理部门可规定本机构GCP培训的基本频率要求和证书的有效时限。

3.3 研究者应通过不同渠道学习专业知识、GCP知识、临床试验相关知识及各项法律法规和指导原则。

3.4 主要研究者应具有医药专业本科以上学历并获得高级职称，执业地点为本机构。参加过3个以上新药临床试验；具备临床试验所需的专业知识、培训经历和能力；能够根据申办者、伦理委员会和药品监督管理部门的要求提供最新的工作履历和相关资格文件。

3.5 试验机构应不定期组织专业知识、临床试验相关知识、GCP知识、机构管理制度、SOP等方面的培训，形式可为培训讲座、方案讨论会议、试验启动会、各项检查总结会等，可为线上或线下培训。培训应做好记录，包括培训时间、培训地点、授课内容、授课人、参加培训人员等。

3.6 试验机构不定期指派研究者及试验相关人员参加国际、国内、省内及院内组织的专业知识、临床试验相关知识、GCP知识培训，并获得培训合格证书。参加培训的研究者返回后应及时进行科内传达交流。培训合格证书由科室统一保管。

第三节

药物临床试验机构设计规范类文件

药物临床试验机构设计规范类文件主要包括药物临床试验方案、病例报告表、知情同意书、总结报告设计规范等。现行《药物临床试验质量管理规范》第三十五条规定："申办者应当选用有资质的生物统计学家、临床药理学家和临床医生等参与试验，包括设计试验方案和病例报告表、制定统计分析计划、分析数据、撰写中期和最终的试验总结报告。"

科学的、周密的临床试验方案（protocol）是临床试验的重要文件，也是保证临床研究获得成功的关键。

病例报告表（case report form，CRF）用于收集每一名受试者在试验过程中的原始试验数据，用于统计分析的原始的记录表格数据。

知情同意书（informed consent form，ICF）是每位受试者表示自愿参加某一试验的文件证明。研究者需向受试者说明试验性质、试验目的、可能的受益和风险、可供使用的其他治疗方法以及符合《赫尔辛基宣言》规定的受试者权利与义务等，使受试者充分了解后表达其同意。受试者被告知可影响其作出参加临床试验决定的各方面情况后，确认同意自愿参加临床试验的过程。该过程应当以书面的、签署姓名和日期的知情同意书作为文件证明。

临床试验总结报告是根据药物临床试验方案、依据相关法律法规规范实施完成后，对试验过程的真实反映，以及对试验结果的全面分析总结。根据《药物临床试验质量管理规范》第五十五条规定："临床试验完成或者提前终止，申办者应当按照相关法律法规要求向药品监督管理部门提交临床试验报告。临床试验总结报告应当全面、完整、准确反映临床试验结果，临床试验总结报告安全性、有效性数据应当与临床试验源数据一致。"

一、临床试验方案

通常临床试验方案主标题应简单明了，应包含药物名称、类别、适应证、试验分期等，副标题应包含研究的设计。

随着科学技术的进步发展，对于疾病的发病机制的研究、新的药物的作用靶点发现、高通量与计算机模拟设计的药物筛选、生物标志物及替代指标的发现、基因检测技术的发展都呈现加速度运行态势，尤其是药物从小分子药物作为主要研发方向开始向大分子药物、生物类似药的研发方向转变，对于药物临床试验方案设计的要求越来越高，表现为高时效性、科学性、精准性、全球化同步等特点；即使是同一个药物、同一类药物、同一目标适应证不同时期不同阶段采用的研究方案可能不同。

1. 首页是试验方案纲要信息的来源，包括但不限于以下内容。

（1）试验方案标题、编号、版本号及日期，修正案中还应包括修订编号与日期。

（2）申办者名称和地址：申办者代表的姓名、联系方式。

（3）研究者名称和地址：研究者姓名、职称、职务和电话。

（4）临床试验机构的地址和电话。

（5）参与临床试验的单位及相关部门名称、地址等。

2. 摘要扼要记述新药研制背景，包括但不限于以下内容。

（1）试验用药品名称与介绍。

（2）试验药物在非临床研究和临床研究中与临床试验相关、具有潜在临床意义的发现。

（3）对受试人群的已知和潜在的风险和获益。

（4）试验用药品的给药途径、给药剂量、给药方法及治疗时程的描述，并说明理由。

（5）国家药品监督管理局批准开展临床试验的依据或证明文件。

（6）临床研究负责单位及参加单位进行临床研究的预期时间。

（7）临床试验的目标人群。

（8）临床试验相关的研究背景资料、参考文献和数据来源。

（9）强调临床试验需要按照试验方案、本规范及相关法律法规实施。

3. 试验方案中应当详细描述临床试验的目的。

4. 方案中应明确规定研究病种的诊断标准，中药临床研究还应确立试验的具体中医病名、中医证候，注意如果要以中医理论为指导，则同时也应有相应的西医诊断。

5. 临床试验的科学性和试验数据的可靠性，主要取决于试验设计，试验设计通常包括以下内容。

（1）明确临床试验的主要终点和次要终点。

（2）对照组选择的理由和试验设计的描述（如双盲、安慰剂对照、平行组设计），并对研究设计、流程和不同阶段以流程图形式表示。

（3）减少或者控制偏倚所采取的措施，包括随机化和盲法的方法和过程。采用单盲或者开放性试验，需要说明理由和控制偏倚的措施。

（4）治疗方法、试验用药品的剂量、给药方案；试验用药品的剂型、包装、标签。

（5）受试者参与临床试验的预期时长和具体安排，包括随访等。

（6）受试者、部分临床试验及全部临床试验的"暂停试验标准""终止试验标准"。

（7）试验用药品管理流程。

（8）盲底保存和揭盲的程序。

（9）明确何种试验数据可作为源数据直接记录在病例报告表中。

6. 试验方案中通常包括临床和实验室检查的项目内容。

7. 受试者的选择和退出，通常包括以下内容。

（1）受试者的入选标准。

（2）受试者的排除标准。

（3）受试者退出临床试验的标准和程序。

8. 受试者的治疗，通常包括以下内容。

（1）受试者在临床试验各组应用的所有试验用药品名称、给药剂量、给药方案、给药途径和治疗时间以及随访期限。

（2）临床试验前和临床试验中允许的合并用药（包括急救治疗/补救治疗用药）或者合并的治疗，禁止使用的药物或者治疗。

（3）评价受试者依从性的方法。

9. 制订明确的访视和随访计划，包括临床试验期间、临床试验终点、不良事件评估及试验结束后的随访和医疗处理。

10. 有效性评价，通常包括以下内容。

（1）详细描述临床试验的有效性指标。疗效评估建议采用现行公认的疗效评定分级标准，参考相关专家共识或指南，采用新药临床研究指导原则中规定的疗效判定标准。特殊情况需自行制订时，可组织业内专家讨论或在多中心研究者协调会上由专家共同确定。

（2）详细描述有效性指标的评价、记录、分析方法和时间点。

11. 安全性评价，通常包括以下内容。

（1）详细描述临床试验的安全性指标。

（2）详细描述安全性指标的评价、记录、分析方法和时间点。

（3）不良事件和伴随疾病的记录和报告程序。

（4）不良事件的随访方式与期限。

12. 统计，通常包括以下内容。

（1）确定受试者样本量，并根据前期试验或者文献数据说明理由，综合考虑注册要求或相关统计学指导原则。

（2）显著性水平，如有调整应说明考虑。

（3）说明主要评价指标的统计假设，包括原假设和备择假设，简要描述拟采用的具体统计方法和统计分析软件。若需要进行期中分析，应当说明理由、分析时点及操作规程。

（4）缺失数据、未用数据和不合逻辑数据的处理方法。

（5）明确偏离原定统计分析计划的修改程序。

（6）明确定义用于统计分析的受试者数据集，包括所有参加随机化的受试者、所有服用过试验用药品的受试者、所有符合入选的受试者和可用于临床试验结果评价的受试者。

13. 试验方案中应当包括实施临床试验质量控制和质量保证。

14. 试验方案中通常包括该试验相关的伦理学问题的考虑。

15. 试验方案中通常说明试验数据的采集与管理流程、数据管理与采集所使用的系统、数据管理各步骤及任务，以及数据管理的质量保障措施。

16. 如果合同或者协议没有规定，试验方案中通常包括临床试验相关的直接查阅源文件、数据处理和记录保存、财务和保险。

17. 确定多中心临床试验中病例的分配方案，临床试验方案应由申办方负责组织，多方专家讨论商定，必要时可咨询国家药品审评单位或有关专家意见。经过充分讨论达成共识并签字后，方可作为正式的临床研究方案。

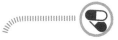 **示例5-2　Ⅱ～Ⅲ期临床试验方案设计规范**

1 方案首页

首页内容包括但不限于以下内容。

1.1 申办者试验方案编码（国家药品监督管理局批准临床试验的证明文件）。

1.2 临床试验项目的题目，包括临床试验的试验药和对照药（如有）名称、治疗病症、设计类型和研究目的，如"×药与××药对照治疗××（病症）评价其有效性和安全性的随机、双（单/非）盲、多/单中心临床研究"。

1.3 申办者单位名称、本次临床研究的负责单位、试验方案的设计者等。

1.4 方案版本号，制订和/或修正时间。

2 方案摘要

为使研究者快速熟悉试验方案，通常均设立试验方案摘要。

摘要内容包括试验药物名称、研究题目、试验目的、入/排标准、试验用药品相关信息、有效性评价指标（包括主/次要疗效指标）、安全性评价指标、样本量、给药方案和试验进度安排等。

缩略语：对于试验方案中所采用的缩略语表示的词组或专用术语，列表方式进行中/英文方式统一释义，以便研究者在操作过程中准确把握。

3 方案正文

3.1 研究背景

描述药物的研制背景、药物的组方、药物的适应证，临床前药理和毒理研究主要情况，前期临床研究结果或国内外临床研究现状、已知的药物不良反应、风险和获益等。

3.2 试验目的

通过临床试验，验证某一事先提出的假设，必要时通过临床试验还可得到探索性研究的结果，明确通过本次临床试验的主要目的和次要目的分别是什么。

在试验目的中，应设立主要指标来证实试验的主要目的，同时设立次要指标来说明试验的其他目的。主要指标尽可能选择公认、客观、易于量化的指标，特别应当注意新的生物标志物及替代指标的选择，主要指标数量应在科学反映客观事实的基础上加以控制。次要指标是指与试验主要目的有关的附加支持指标，也可以是与试验次要目的有关的指标，在设计时应明确说明与定义。

在与试验目的有关的多个指标中难以选择确定单一指标为主要指标时，也可考虑多个指标组合起来构建一个复合指标，作为主要研究指标（神经、精神类疾病药物及中药的临床试验中多见）。如临床上常采用的量表就是由多个指标组成的，其总分就是一个复合指标。客观指标与主观指标相结合的评价体系也有存在，作为主要指标时建议谨慎综合考虑。

3.3 试验总体设计

由于试验设计的具体内容将贯穿于试验方案的各个方面，在此通常只需明确该设计方案的类型（如阳性对照、安慰剂对照、标准治疗的加合研究、不同给药方案的组合等，单臂、平行组设计、交义设计、析因设计、成组序贯设计等）、随机化分组方法（完全随机化分组、分层随机分组、配对或配伍随机分组等）、盲法的形式（双盲、单盲、非盲等），单中心还是多中心试验。另外，须简述所治疗的病症、样本量、随访周期、给药方案等。

3.4 受试者的选择

3.4.1 入选标准　列出拟入选本临床试验受试者的标准，包括疾病的诊断标准（包括定量检测指标的上、下限），入选前患者相关的基础情况及病史、病程和前期治疗要求，其他相关的标准，如年龄、性别等。患者签署知情同意书应作为入选的标准之一。

3.4.2 排除标准　排除标准是在入选标准的基础上的限制性要求，通常考虑可能影响研究药物有效性和安全性评价的情况，如基础疾病、实验室检查异常值的限制、前期用药史、过敏史、与入选标准相左的其他治疗和妊娠等。

3.5 试验治疗方案

3.5.1 试验用药品的名称和规格　试验药和对照药的名称（化学名和/或商品名，成分组成）、规格、剂型、生产单位和批号。如果以安慰剂为对照药，应符合安慰剂制备要求。

3.5.2 药品的包装　标签格式内容应区别。在符合法规要求的前提下通常应有别于普通药品。每个药品包装上所附有标签（包括大、中、小，如有时）的内容应包括药物编码、药物名称、数量、用法、贮存等条件，并写有"仅供临床研究用"和药物供应单位。药品包装的形式（瓶装或塑铝卡包装），每个包装中所含药品的数量等。

3.6 药品的随机编盲

药品的随机编盲是药物临床试验的一个重要环节，通常由生物统计学专业人员用统计软件模拟产生随机数字和相应的药品编码，随机数的产生应具有重现性。然后按此编码将试验药和对照药进行分配包装，与之相对应的编码应有应急信件，并在方案中明确盲底的保存。

3.6.1 药品发放与管理　符合入/排标准的受试者将按规定随机分入试验组和对照组。试验期间研究者/药品管理员按受试者编号/药物号发放药品，该受试者编号/药物号将在整个试验过程中保持不变。

试验过程中，每位患者随访时应依据试验方案发放试验药物并告知相关注意事项（如保存条件、日记卡填写等），包括每个访视受试者将获得药品的数量，每次随访发药时，药品管理人员应及时填写药品发放登记表。

3.6.2 给药方法　包括给药途径、剂量、给药次数、整个治疗周期等。

3.6.3 药品保存　研究用药开始前运送至临床试验机构，根据试验用药品保管的温湿度等环境要求由临床试验机构根据要求统一保存。

3.6.4 合并用药　强调该项临床试验中禁忌使用药品，列出允许使用药品的药品名称。

3.7 临床试验步骤

确定研究周期和研究安排，使得参加临床试验的研究者做到心中有数，有计划、有步骤地安排临床试验工作。

一般临床试验的研究周期分为筛选期、导入期（必要时）、治疗期、随访期和计划外随访期。不同药物、不同临床试验各阶段长短不一，各阶段所安排的研究计划内容也有所不同。方案设计应列明随访节点（包括时间窗）、研究者应开展的工作、受试者在不同节点应进行的相应检验检查、药品发放回收等。

方案中应附有流程图来说明不同访视节点工作要素，如受试者需进行的方案规定的生命体征、实验室检验检查、不良事件记录等。

3.8 不良事件的记录与处置

3.8.1 试验用药品的常见不良反应　根据申办者提供的资料，列举该试验药品在国内外临床研究中所出现不良反应的种类和发生率。

3.8.2 不良事件的记录　在方案中对不良事件应进行明确的定义。并要求研究者如实填写不良事件记录表，记录不良事件的发生时间、严重程度、持续时间、采取的措施和转归。说明不良事件严重程度的判断标准，判断不良事件与试验药物相关性。

3.8.3 不良事件的随访　对于试验过程中发生的不良事件，尤其是给予试验药物以后发生的不良事件（TE-AE）均应进行随访，并将持续到研究最后一天（包括给药结束后的随访期）和/或直到获得确切的结果（如痊愈、痊愈但留有后遗症、未痊愈、死亡、不详等）。

3.8.4 严重不良事件的处理　根据《药物临床试验质量管理规范》（2020年版）、《药物警戒质量管理规范》、《药物临床试验期间安全性数据快速报告标准和程序》的要求，除试验方案或者其他文件（如研究者手册）中规定不需立即报告的严重不良事件外，研究者应当立即向申办者书面报告所有严重不良事件，随后应当及时提供详尽、书面的随访报告。试验方案中规定的、对安全性评价重要的不良事件和实验室检查异常值，应当按照试验方案的要求和时限向申办者报告。并有联系人和联系电话、传真等内容。

涉及死亡事件的报告，研究者应当向申办者和伦理委员会提供其他所需要的资料，如尸检报告和最终医学报告。

申办者收到任何来源的安全性相关信息后，均应当立即分析评估，包括严重性、与试验药物的相关性以及是否为预期事件等。申办者应当将可疑且非预期严重不良反应快速报告给所有参加临床试验的研究者及临床试验机构、伦理委员会；申办者应当向药品监督管理部门和卫生健康主管部门报告可疑且非预期严重不良反应。

需要注意的是，对于妊娠事件（特别是终止妊娠）建议在方案中明确规定如何处置与报告。

3.8.5 应急信件的拆阅与处理　当受试者在参与临床试验过程中发生严重不良事件，并需立即查明所服药品时，与受试者编号/药物编号相对应的应急信件由研究单位的研究者拆阅，通常即称为"紧急揭盲"，一旦揭盲，该患者将被中止试验，并作为脱落病例处理。若意外破盲或者因严重不良事件等情况紧急揭盲时，研究者应当向申办者书面说明原因。

3.9 病例退出或失访

3.9.1 脱落的定义　任一签署了知情同意书受试者，均有权利随时退出临床试验，无论何时何因退出，入组后未按试验方案完成所规定访视的受试者，为脱落病例。

3.9.2 脱落病例的处理　当受试者脱落后，研究者应与受试者沟通，尽可能完成所能完成的评估项目，尽可能完善相关记录，并填写试验相关研究病历或表格。对因不良事件而脱落者，应随访不良事件至转归。

3.9.3 脱落原因　对于任何脱落病例，研究者应在CRF中记录脱落原因，通常包括以下几种情况：患者自行退出、研究者出于伦理或安全原因要求退出（包括依从性差者）、不良事件、缺乏疗效、违背试验方案、失访和其他。

3.10 临床试验的评估

3.10.1 有效性评估　包括主要疗效指标和次要疗效指标。

3.10.2 安全性评估　包括实验室检查的异常和不良事件的评估。

3.11 统计分析

3.11.1 样本量估计　样本量与以下因素有关，包括主要指标的类型（定性指标或定量指标）、临床上认为有意义的差值（Δ）、检验统计量、检验假设、Ⅰ型或Ⅱ型错误概率等，同时应考虑相关法规要求。

3.11.2 统计分析数据集的选择 用于统计分析的数据集需要在试验方案的统计部分明确定义，并在盲态审核时确认每位受试者所属的分析集。一般情况下，临床试验的分析数据集包括全分析集（full analysis set，FAS）、符合方案集（per Protocol set，PPS）和安全集（safety set，SS）。根据不同的研究目的，需要在统计分析计划中明确描述这三个数据集的定义，同时明确对方案偏离、脱落、缺失数据的处理方法。在定义分析数据集时，需遵循以下两个原则：①使偏倚减到最小；②控制Ⅰ型错误率的增加。

意向性治疗原则（intention to treat principle，ITT principle），是指主要分析应包括所有随机化的受试者。这种保持初始的随机化的做法对于防止偏性是有益的，并且为统计学检验提供了可靠的基础。

全分析集，是指尽可能接近意向性治疗原则的理想的受试者集。该数据集是从所有随机化的受试者中，以最少的和合理的方法剔除后得到的。从全分析集中剔除已经随机化的受试者，通常的原因：①违反重要入组标准，②受试者未接受试验药物治疗，③无任何随机化后的观测值。

符合方案集，亦称为"可评价病例"样本。它是全分析集的一个子集，这些受试者对方案更具依从性。纳入符合方案集的受试者一般具有以下特征：①完成事先设定的试验药物的最小暴露量，方案中应规定受试者服用药物的依从性达到多少为治疗的最小量；②主要指标试验前后均可以获得；③未对试验方案有重大的违背情况。

受试者的排除标准需要在方案中明确，对于每一位从全分析集或符合方案集中排除的受试者，都应该在盲态审核时阐明理由，并在揭盲之前以文件形式阐明。

安全集，其选择应在方案中明确定义，通常应包括所有随机化后至少接受一次治疗的受试者。

3.11.3 统计分析计划 统计分析计划（statistical analysis plan）是对试验的统计学考虑及对数据进行统计学分析的概述。统计分析计划可以是试验方案中的一部分，也可以是独立的文件，其内容涵盖试验中涉及的所有统计学考虑，且具有技术性和可操作性，包括了设计的类型、比较的类型、随机化与盲法、主要指标和次要指标的定义与测量、检验假设、数据集的定义、疗效及安全性评价和统计分析的详细计划。确证性试验要求提供主要指标的分析原则及预期分析方法。探索性试验通常描述概括性的原则和方法。

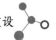

统计分析计划由试验统计学专业人员起草，并与主要研究者商定，旨在全面而详细地陈述临床试验数据的分析方法和表达方式，以及解释预期的统计分析结果。

试验方案中的统计分析计划应与试验方案同时完成，是统计分析的核心内容。作为独立文件的统计分析计划初稿应形成于试验方案和病例报告表确定之后，是方案中的统计分析计划的扩展，在临床试验进行过程中以及数据盲态审核时，可以进行修改、补充和完善，不同时点的统计分析计划应标注版本，正式文件在数据锁定和揭盲之前完成并予以确认。如果试验过程中试验方案有调整，则统计分析计划也应作相应的调整。如果涉及期中分析，则相应的统计分析计划应在期中分析前确定。

统计分析方法应根据研究目的、研究设计方案和观察资料的性质等特点加以选择。应明确统计检验的单双侧性、统计学意义的显著性水平、不同性质资料的统计描述和假设检验方法，以及将采用的统计分析软件名称等。

主要分析内容应包括病例脱落分析、基线值的同质分析、有效性分析和安全性分析这几个方面。

3.12 试验的质量控制与质量保证

临床试验方案中应包括有具体的质量控制措施，申办者基于风险进行质量管理，应建立临床试验的质量管理体系，以指导、监督临床试验顺利实施。研究团队和管理团队在试验过程中应进行及时、有效的沟通，在药品监督管理部门检查时，研究和管理团队均应当派员参加。临床试验的质量管理体系应当涵盖临床试验的全过程，包括临床试验的实施、记录、评估、结果报告和文件归档。质量管理包括收集数据的方法及流程，临床试验中作出决策所必需的信息采集。

临床试验质量保证和质量控制的方法应当与临床试验内在的风险和所采集信息的重要性相符。申办者应当保证临床试验各个环节的可操作性，试验流程和数据采集避免过于复杂。试验方案、病例报告表及其他相关文件应当清晰、简洁和前后一致。

3.13 伦理学考虑

在开始研究程序前，各研究中心应获得IRB/独立伦理委员会（IEC）对研究方案和知情同意书的批准。对于要求对研究方案进行的IRB/IEC年度审查以及对知情同意书修订或研究方案修正案的任何批准，研究者应向合同研究组织（CRO）提供文件记录。

如果获悉可能对受试者安全或试验开展产生不利影响的任何新信息，研究者将及时向IRB/IEC报告。同样，如果在IRB/IEC有要求的情况下，研究者将依照要求向IRB/IEC提交书面试验状态总结。试验完成后，如果在IRB/IEC有要求的情况下，研究者应向IRB/IEC提交试验结果简要报告。

研究的开展以及知情同意书的获取将遵循《赫尔辛基宣言》中规定的伦理原则、国际人用药品注册技术协调会（ICH）E6药物临床试验质量管理规范三方协调指导原则（1997年5月）和研究开展国家/地区适用的药物和数据保护法律法规。

3.14 数据管理

如果设计的CRF是一式三份（无碳复写），CRF的第一页将交由参加本临床试验的数据管理人员统一建立数据库，所有数据将采用计算机软件编制数据录入程序进行双份录入。EDC的采用，及时/即时进行数据录入，降低了数据录入错误的发生率，缩短了数据管理所需时程。

数据库锁定前，对于疑问数据由数据管理部门将"临床试验数据疑问表"通过临床监查员转交研究者进行数据审核，研究者应核准或确认后尽快予以回答并返回。在盲态审核认为所建立的数据库正确后，将由主要研究者、申办者、统计分析人员对数据进行锁定。锁定的数据文件不允许再作变动。数据库将交统计分析人员按统计计划书要求进行数据分析。

如果是双盲临床试验，通常采用两次揭盲的方法进行揭盲。第一次揭盲在数据库锁定后，交统计分析人员进行统计分析时。第二次揭盲在完成统计分析后，并由统计分析人员写出统计分析报告时进行。经揭盲后的统计分析报告交本试验的主要研究者写出研究报告。

3.15 资料保存

用于申请药品注册的临床试验，临床试验必备文件资料应当至少保存至试验药物被批准上市后5年；未用于申请药品注册的临床试验，必备文件应当至少保存至临床试验终止后5年。

3.16 主要研究者签名和日期

各参加单位主要研究者签署姓名和日期。

二、知情同意书

（一）设计依据

依据《赫尔辛基宣言》《人体生物医学研究国际伦理指南》《药物临床试验质量管理规范》以及临床试验方案设计知情同意书。

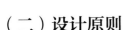

（二）设计原则

符合"完全告知"的原则。采用受试者能够理解的文字和语言，使受试者能够"充分理解""自主选择"。知情同意书不应包含要求或暗示受试者放弃他们获得赔偿权利的文字，或必须举证研究者的疏忽或技术缺陷才能索取免费医疗或赔偿的说明。

（三）知情同意书设计版式

• 页眉和页脚：页眉左侧为试验项目名称，右侧为知情同意书版本日期；页脚为当前页码和总页码。

• "知情告知页"与"同意签字页"：知情同意书分"知情告知"与"同意签字"两部分，分别装订。

• 知情同意书一式两联，研究者保留原件，受试者保存第二联。

（四）知情同意书的设计内容

1."知情告知"的内容

• 声明是一项临床研究，研究目的和预期受试者参与需持续的时间，需要遵循的程序并说明哪些程序是试验性的。

• 哪些人不宜参加研究，可替代的治疗措施。

• 如果参加研究将需要做什么（包括研究过程，预期参加研究持续时间，给予的治疗方案，告知受试者可能被分配到试验的不同组别，检查操作，需要受试者配合的事项）。

• 告知研究中可被合理预期的对受试者或他人的益处。

• 告知可被合理预测的受试者风险或不适；对于涉及超过最低风险的临床研究，如果有伤害发生，说明是否有任何补偿措施和医疗措施；如果有的话，说明补偿措施和医疗措施是什么，或是否可以获得进一步的信息。

• 如果有的话，公开可能有益于受试者的其他合适的备选医疗程序或治疗过程。

• 告知对于可导致识别受试者记录的保密程度，并且说明管理部门有可能视察这些记录。

• 提供可供联系的人员以解答有关研究或受试者权利的问题，以及在受试者发生与研究相关的伤害事件时可供联系的人员。

• 声明受试者的参与是自愿的，不会因拒绝参与而受到处罚或损失应得的利益。并且受试者可以随时终止参与研究而不会受到处罚或损失应得的利益。

2."同意签字"的内容

• 声明已经阅读了有关研究资料,所有的疑问都得到满意的答复,完全理解有关医学研究的资料以及该研究可能产生的风险和受益。

• 确认已有充足的时间进行考虑;知晓参加研究是自愿的,有权在任何时间退出本研究,而不会受到歧视或报复,医疗待遇与权益不会受到影响。

• 同意药品监督管理部门、伦理委员会和申办者可以查阅研究资料,表示自愿参加研究。

• 签字项:执行知情同意的研究者、受试者必须亲自签署知情同意书并注明日期。对无能力表达同意的受试者(如儿童、丧失判断能力的阿尔茨海默病患者等),应取得其法定监护人同意及签名并注明日期。

• 联系方式:获得PI授权的,执行知情同意过程的医生的直接联系电话,以保证受试者随时可联系到医生。

三、病例报告表

(一)病例报告表基本格式

包括但不限于以下:

1.封面页

(1)应写上研究题目、受试者姓名拼音缩写、药物编号、研究方案编号、研究中心名称及编号研究者、申办者名称。

(2)CRF填写说明:叙述填写、修改CRF内容的方法、注意事项,必要时在此项说明严重不良事件的填写方法和报告途径。

2.临床试验流程

试验开始需采集项目、每次随访的时间点、需做的检查(包括生命体征检查、体格检查、实验室检验等)、试验用药品的发放回收,不良事件的记录,需填写的项目、试验病例完成后工作项目等,以便执行及核查。

3.受试者基本信息

签署知情同意书时间、人口学资料、生命体征、病史、治疗史、疾病诊断。

(1)入选标准核对 对受试者是否符合所有的入选标准进行核对。

(2)排除标准核对 对受试者是否不符合所有排除标准进行核对。

(3)治疗前安全性指标记录。

4.涉及治疗前安全性指标记录

(1)安全性常规检查 如血、尿、便常规,肝肾功能等,每个项目逐一列出其测

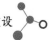

定值、单位、参考值范围、备注或释义；心电图及相关的影像学检查等。

（2）有效性观察项目　涉及实验室检查应列出。

5．涉及治疗前疗效性指标记录

疗效指标根据研究疾病的要求建立相应的观察项目。

6．访视记录

记录每次访视的时间，根据临床试验方案的观察时点、观察指标，根据所有症状、体征、实验室检查等列出其相应的描述、量化、临床意义判定等。

7．不良事件记录

记录有无不良事件发生，如有填写不良事件表。

8．合并用药记录

记录合并用药的名称、剂量、用法、开始时间、停止时间、使用原因。

9．疗效判定

列出疗效总结，如疾病疗效判定、特殊诊断指标疗效判定，并注明其疗效分级和疗效判定标准。

10．试验完成总结

（1）末次给药日期。

（2）受试者是否完成整个试验，如果未完成，应填写中止试验的原因。

11．CRF审核声明

包括主要研究者、临床监查员的签名和日期。

其他：在CRF页眉列出患者姓名拼音缩写、药物编号、中心编号、内容标题等。在每一页最后均列出研究医生的签名和日期。

（二）病例报告表的设计原则

1．选择合适的项目

（1）病例报告表中所选项目应适宜，一般须符合：研究方案中所设计的项目；统计分析、总结报告中所需要的项目；申报资料中所需项目。

（2）原始资料中所提取的录入CRF中的项目必须能反映研究者的临床试验工作，不要丢失根据研究方案实施产生的数据。

2．填写简单易行

病例报告表中各个项目应该简单、清晰，需填写的内容用方框标出，易于回答。例如，出生年月：□□□□年□□月□□日。

3．指标的量化标准确切

例如，各个等级的含义不同。+：间断咳嗽，不影响正常生活和工作。++：介于轻度及重度咳嗽之间。+++：昼夜咳嗽频繁或阵咳，影响工作和睡眠。

4．适合统计数据库匹配

与统计学专家共同修改设计病例报告表。

5．次序合乎逻辑

各项问题应与临床试验中规定的检查等次序保持一致，也即在某一随访日期中应做的检查，应该列在这一个随访日期页上，以便于填写。

四、总结报告

（一）报告封面

按照国家药品监督管理局有关药品注册申报资料的格式要求。

（二）签名页

（1）报告题目。

（2）执笔者签名。

（3）主要研究者对研究试验报告的声明。

申明已阅读了该报告，确认该报告准确描述了试验过程和结果。

（4）主要研究者（包括统计学负责人、分析测试负责人）签名和日期。

（三）报告摘要

报告摘要应当简洁、清晰地说明以下要点。

（1）试验题目。

（2）临床批件文号。

（3）主要研究者和临床试验单位。

（4）试验的起止日期（第一例受试者第一次访视至最后一名受试者最后一次访视日期）。

（5）试验目的及观察指标。

（6）对研究药物的作用类别和适应证（主治功能）的描述。

（7）对试验设计做简短描述，包括试验设计类型（平行、交叉、成组序贯等）、设盲水平（双盲、单盲或开放）、随机分组方法、对照的形式（安慰剂、阳性药对照、剂量对照）、观察周期等。

（8）试验人群。

（9）给药方案（包括对照组）。

（10）评价标准（有效性和安全性评价指标）。

（11）统计分析方法或模型（包括基线评价、组间比较、协变量分析、综合比较等）。

（12）受试者入组情况及各组人口学资料。

（13）各组疗效结果（主要和次要疗效指标）。

（14）各组安全性结果（不良事件及严重不良事件）。

（15）结论（有效性和安全性结论）。

（四）报告目录

每个章节、附件、附表的页码。

（五）缩略语

正文中首次出现的缩略语应规范拼写，并在括号内注明中文全称。应以列表形式提供在报告中所使用的缩略语、特殊或不常用的术语定义或度量单位。

（六）伦理学问题

（1）确认试验实施符合《赫尔辛基宣言》及伦理学原则。

（2）伦理委员会组成及批准临床试验方案情况说明，并在附件中提供独立伦理委员会成员表。

（3）描述如何及何时获得与受试者入选相关的知情同意书，并在附件中提供相应原件或复印件。

（七）研究者和研究管理机构

包括研究者及研究单位的职责。

（八）报告正文

1. 前言

一般包括受试药品研究背景；研究单位和研究者；目标适应证和受试人群、治疗措施；受试者样本量；试验的起止日期；国家药品监督管理局批准临床试验的文号；制订试验方案时所遵循的原则、设计依据；申报者与临床研究单位之间有关特定试验的协议或会议等予以说明或描述。简要说明临床试验经过及结果。

2. 试验目的

应提供对特定试验目的（包括主要目的、次要目的）的陈述。注意具体说明本项试验的受试因素、受试对象、研究效应，明确试验要回答的主要问题，明确药品的临床定位。

3．试验方法

（1）试验设计

a．总体研究设计和计划的描述（包括临床试验的流程图）。如试验过程中方案有修正，应说明原因、更改内容及依据。

b．对试验总体设计的依据、合理性进行讨论，具体内容应视设计特点进行有针对性的阐述。如采用单盲或开放试验设计，应说明理由。

c．提供样本量的具体计算方法、计算过程以及计算过程中所用到的统计量的估计值及其来源依据。

d．描述期中分析计划。

（2）随机化设计　详细描述随机化分组的方法和操作，包括随机分配方案如何随机隐藏。说明分组方法，如中心分配法、各试验单位内部分配法等。在附件中提供随机编码（如果是双盲试验应提供编盲记录，多中心的研究应按中心分别列出）。

（3）设盲水平

a．明确说明盲法的选择依据和具体实施步骤。

b．描述盲法的具体操作方式（如何标注瓶签、编盲过程、设置应急信件、双模拟技术），紧急破盲的条件、数据稽查或期中分析时如何确保盲法的继续、无法设盲或可以不设盲的合理理由并说明如何控制偏倚。

c．如果试验过程中需要非盲研究者（例如允许他们调整用药）则应说明使其他研究人员维持盲态的手段。

d．描述为确保试验药品或研究产品与安慰剂或对照药在外观、形状、大小、颜色、嗅味上保持一致所作的措施，标签与药盒是否符合盲法规定，药物包装和编号是否符合盲法要求，应急信件如何准备，是否有紧急揭盲等均应详加说明。用于数据稽查或期中分析时保持盲态的程序应加以说明。

e．试验结束时数据审核、生物统计是否在盲态下进行等，在总结报告中要有说明，并在附件中提供盲态审核报告。

f．在难以设盲的试验中，描述为减少偏倚，可靠判定受试药品临床疗效所采取的措施，以及如何使进行终点评价的人员对那些可能揭示治疗分组的信息保持盲态的措施。

（4）研究对象

a．应描述受试者的选择标准，包括所使用的诊断标准及其依据，所采用的纳入标准和排除标准、剔除标准。注意描述方案规定的特定疾病条件，如达到一定严重程度或持续时间的疾病；特定检验、分级或体格检查结果；临床病史的具体特征，如既往治疗的失败或成功；其他潜在的预后因素和年龄、性别或种族因素，应对受试者是否适合试验目的加以讨论。

b．关于受试者退出试验条件等的说明，则需根据具体品种和适应证的具体情况加以描述。

（5）对照方法及其依据

a．描述对照的类型和对照的方法，并说明合理性。

b．对照药物包括阳性对照药和安慰剂。在说明阳性对照药的选择依据时，应注意说明受试药品与对照药在功能和适应证方面的可比性。在临床试验报告的附件中应提供对照药的质量标准、说明书的复印件。

（6）治疗过程

a．描述试验药物的名称、来源、规格、批号。药品的包装和标签、使用说明。

b．具体说明用药方法（即给药途径、剂量、给药次数和用药持续时间、间隔时间），应说明确定使用剂量的依据。描述对试验期间合并用药、伴随治疗所作出的规定。

c．对于药品管理，注意描述药品清点、分发，药品保存与剩余药品回收、销毁的规定。

（7）疗效评价指标与方法

a．明确描述主要疗效指标和次要疗效指标，对于主要疗效指标，应注意说明选择的依据，应如实反映主要指标确定的时间。应描述需进行的实验室检查项目、时间表（测定日，测定时间，时间窗及其与用药、用餐的关系）、测定方法。建议在附件中提供表示指标测定的频率和时间点的流程图。描述为使实验室检查和其他临床检测标准化或使其结果具有可比性所采用的技术措施。

b．如果采用替代指标（不能直接反映临床受益的实验室测定、体格检查或体征）作为研究终点，应作出特殊说明。

c．陈述随访方案，包括随访目的、随访对象、随访指标、治疗规定、随访周期、观测访视时点等。

（8）安全性评价指标与方法

a．应明确描述用以评价安全性的指标，包括症状、体征、实验室检查项目及其时间表（测定日，测定时间，时间窗及其与用药、用餐的关系）、测定方法、评价标准。建议在附件中提供表示指标测定的频率和时间点的流程图。

b．明确预期的不良反应，描述临床试验对不良反应观察、记录、处理、报告的规定。说明对试验用药与不良事件因果关系、不良事件严重程度的判定方法和标准。

（9）质量控制与保证　试验必须有全过程的质量控制，实施GCP的各项规定是实现质量控制的基本保证，应就质量控制体系和方法作出简要描述。在不同的试验中，易发生偏倚、误差的环节与因素可能各不相同，应重点陈述针对上述环节与因素所采取的质控措施。

（10）数据管理 明确说明为保证数据质量所采取的措施，或者是数据的质量控制系统，包括采集、核查、录入、盲态审核、数据锁定过程和具体措施。

（11）统计学分析

a. 描述统计分析计划和获得最终结果的统计方法。

b. 明确列出统计分析集（按意向性治疗原则确定的全分析集、符合方案集、安全性数据集）的定义、主要指标和次要指标的定义、各种指标的统计分析方法（为国内外所公认的方法和软件）、疗效及安全性评价方法等。

c. 重点阐述如何分析、比较和统计检验以及离群值和缺失值的处理，包括描述性分析、参数估计（点估计、区间估计）及假设检验以及协变量分析（包括多中心研究时，中心间效应的处理）。应当说明要检验的假设和待估计的处理效应、统计分析方法以及所涉及的统计模型。处理效应的估计应同时给出可信区间，并说明计算方法。假设检验应明确说明所采用的是单侧还是双侧，如果采用单侧检验应说明理由。

d. 分析时对剔除的病例应解释原因并加以详细说明。对研究中任何统计方案的修订须进行说明。

（12）试验结果

a. 受试人群分析

• 使用图表概述所有进入试验的受试者的确切人数，提供被随机化分组的受试者人数及进入和完成试验每一阶段的受试者人数，以及随机分组后受试者中止试验的理由。

• 人口统计学和其他基线特征（均衡性分析）。以主要人口学指标和基线特征数据进行可比性分析，一般包括所有数据受试者集的分析，符合方案集的分析，或以依从性、合并症、基线特征等分类的数据集的分析。分析时的主要指标包括年龄、性别和种族等人口学指标和目标疾病、入选指标、证候指标、病程、严重度、临床特征症状及实验室检查、重要预后指标、合并疾病、既往病史、其他的试验影响因素（如体重、抗体水平等）及相关指标（如吸烟、饮酒、特殊饮食和月经状况等）。

• 方案偏离的受试者人数和原因（统计描述）。

• 依从性分析。

• 合并用药、伴随治疗情况分析。

b. 疗效评价和分析

• 陈述供分析用的数据集（确定全数据集和符合方案数据集人群）。应对参加有效性分析的受试者进行明确的定义，如所有用过试验药物的受试者，或所有按试验方案完成试验的受试者，或某特定依从性的所有受试者，但一般对参加随机分组的所有使用过受试药品的受试者均应进行分析。对使用过受试药品但未归入有效性分析数据集的受试者的情况应加以详细说明。

• 应对所有重要的疗效指标（分主要和次要疗效指标、证候指标等）进行治疗终点与基线的组内比较，以及试验组与对照组之间比较。基于连续变量（如平均血压或抑郁评分）和分类变量（如感染的治愈）的分析是同样有效的；如果这两种分析均已计划且均可用，则两者均应描述。

• 在疗效确定的试验中，一般应取得试验方案中所计划的所有分析的结果和包含所有治疗后数据的患者的分析结果。这些分析应显示不同治疗组间差异的大小及相关的可信区间和假设检验的结果，并作出统计分析结论和专业结论的分析。

• 分析合并用药、伴随治疗对试验结局的影响。

• 随访结果分析。

• 多中心研究的各分中心应提供分中心描述性分析结果（分中心小结），样本量较少时，可以不进行假设检验。分中心小结由该分中心的主要研究者负责。临床研究总报告需要进行中心效应分析。

统计和分析：应在报告正文中描述所采用的统计学分析，统计计划书和统计分析报告。应对分析的重要特征进行讨论，包括所使用的具体方法，对人口统计学或基线测定或伴随治疗所作的调整，对脱落和缺失数据的处理，为多重比较所作的调整，多中心试验的特殊分析和为期中分析而做的调整。任何在揭盲后对分析所作的改变都应进行书面的说明。

有效性小结：应根据主要和次要指标、预定的和可供选择的统计学方法、探索性分析的结果，对有关疗效的重要结论作出扼要说明。

c. 安全性分析 在试验中任何使用一次以上受试药品的受试者均作为受试药品安全性分析的对象，列入安全性分析集。安全性分析包括三个层次：首先，应说明受试者用药的程度（试验药物的剂量、用药持续时间、受试者人数）。其次，应描述较为常见的不良事件和实验室指标改变，对其进行合理的分类及组间比较，以合适的统计分析比较各组间的差异，分析影响不良反应/事件发生频率的可能因素（如时间依赖性、剂量或浓度、人口学特征等）。最后，应描述严重的不良事件和其他重要的不良事件。应注意描述因不良事件（不论其是否被否定与药物有关）而提前退出研究的受试者或死亡患者的情况。

• 在报告正文中应有汇总数据，常采用图表的形式来表示。

• 个别患者数据列表，对有特定意义的事件的叙述性陈述，在所有表格和分析中，均应阐明与试验药物和对照治疗有关的事件。

• 所有不良事件应明确与药物的因果关系。以图表的方式对出现的不良事件进行总结，对重点关注的不良事件应详细描述。受试药品和对照药出现的不良事件均应报告。

Ⅰ．用药程度

• 用药时间：以药物使用时间的平均数或中位数来表示，可以采用某特定时程有多少受试者数来表示，同时应按年龄、性别、疾病等列出各亚组的数目。

• 用药剂量：以中位数或平均数来表示，可以表示成每日平均剂量下有多少受试者数。可以将用药剂量和用药时间结合起来表示，如用药至少一个月，某剂量组有多少受试者，同时应按年龄、性别、疾病等列出各亚组的数目。

Ⅱ．不良事件分析

• 应对试验过程中所出现的不良事件作总体上的简述。对受试药品和对照药的所有不良事件均应进行分析，并以列图表方式直观表示，所列图表应显示不良事件的发生频度、严重程度和各系统情况以及与用药的因果关系。

• 分析时比较受试组和对照组的不良事件的发生率，最好结合事件的严重度及因果判断分类进行，需要时，尚应分析其与给药剂量、给药时间、基线特征及人口学特征的相关性。

• 严重不良事件和主要研究者认为需要报告的重要医学事件，应单列进行总结和分析并附相应的病例报告。附件中提供每个发生严重不良事件和重要医学事件的受试者的病例报告，内容包括病例编号、人口学特征、发生的不良事件情况（发生时间、持续时间、严重度、处理措施、结局）和因果关系判断等。

•合并用药情况下，判断受试药品的安全性需要陈述所作结论的合理性。

Ⅲ．与安全性有关的实验室检查

• 根据专业判断，在排除无意义的与安全性无关的异常之外，对有意义的实验室检查异常应加以分析说明，提供相应的异常项目一览表、受试组和对照组分析统计表，对其改变的临床意义及与受试药品的关系进行讨论。

•临床实验室评价包括每项实验室检查治疗前后正常/异常改变频数表和个例具有临床意义的异常改变治疗前后测定值列表。

Ⅳ．安全性小结：对受试药品的总体安全性进行小结。特别注意以下内容：导致给药剂量改变或须给予治疗的不良事件；严重不良事件；导致出组的不良事件；导致死亡。分析受试药品的可能的高风险人群。阐述安全性问题对受试药品临床广泛应用的可能影响。

（13）讨论　应对试验的疗效和安全性结果以及风险和受益之间的关系作出简要分析和讨论。其内容既不应该是结果的简单重复，也不应该引入新的结果。讨论和结论应清楚地阐明新的或非预期的发现，评论其意义，并讨论所有潜在的问题，例如有关检测之间的不一致性；试验药临床使用应当注意的问题；试验药疗效分析中可能存在的局限性等。结果的临床相关性和重要性也应根据已有的其他资料加以讨论。还应明确说明个体受试者或风险患者群受益或特殊预防措施，及其对进行进一步研究的指导意义。围绕药品的治疗特点，提出可能的结论，提示开发价值（前景），存在的依据，试验过程中存在的问题及对试验结果的影响。

（14）结论　本临床试验的最终结论，重点在于安全性、有效性最终的综合评价，明确是否推荐继续研究或申报注册。

（15）参考文献　列出与试验评价有关的参考文献目录。

（九）报告附件

（1）国家药品监督管理局的临床研究批件。

（2）最终的病例报告表（样张）。

（3）药品随机编码（如果是双盲试验应提供编盲记录）。

（4）伦理委员会批件及成员表。

（5）临床研究单位情况，主要研究人员的姓名、单位、在研究中的职责及其简历。

（6）阳性对照药的说明书、质量标准，受试药品（如为已上市药品）的说明书。

（7）试验药物的检验报告及试制记录（包括安慰剂）。

（8）盲态核查报告及揭盲和紧急破盲记录。

（9）统计计划书和统计分析报告。

（10）试验药物包括多个批号时，每个受试者使用的药物批号登记表。

（11）严重不良事件及主要研究者认为需要报告的重要医学事件的病例报告。

（12）临床研究主要参考文献的复印件。

（13）多中心临床试验的分中心小结表。

第四节

药物临床试验机构人员职责类文件

药物临床试验机构人员职责是指临床试验机构为提高工作质量与效率，依照《药物临床试验质量管理规范》（GCP）及相关法律法规，结合本机构临床试验工作特点，对涉及临床试验工作的有关人员制订应完成的工作内容及承担的责任范围。

药物临床试验机构人员职责的制订应覆盖临床试验的所有工作内容，从临床试验管理层面到具体实施各环节。人员职责应明确工作程序、工作范围，文字表达应准确、简明、易懂、逻辑严谨。

药物临床试验机构人员职责一般分为机构管理层面人员职责和各专业研究者及相关人员职责。管理层面人员职责一般包含：机构主任（副主任）职责、机构办公室主任（副主任）职责、机构办公室秘书职责、机构办公室资料/药品/质量管理员职责等。专业层面人员职责主要包含：临床试验专业负责人职责、主要研究者职责、研究者职责、专业资料/药品/质量管理员职责等。

药物临床试验机构人员职责确定与机构组织架构有着密切的关系。如试验用药品的管理，有的机构采用"中心药房"模式，有的机构则是机构中心药房和试验专业共同管理的模式，也有试验专业管理模式。各机构对于质量的管理模式也是不同的，目前国内大多数机构采用项目组——试验专业——机构办公室的质控管理模式，有的采取项目组——机构办公室的质控管理模式，也有的试验机构则采取机构办公室质控员全程质控模式。应当注意的是，机构建立质量保证体系，质控员的职责不等同于监查员，对于临床试验运行中的关注点、工作重心也要既有重合更应有所区分。因此，人员职责根据机构管理模式的不同可能会有所不同，应结合本机构工作特点和具体管理模式制订人员职责，切忌生搬硬套。

综上，应当分工明确，职责落实到位。

 示例5-3　机构人员职责

1 机构主任（副主任）职责

1.1 具有丰富的药物（器械）临床试验及管理经验，熟悉GCP和相关法律法规，有充分的时间和精力从事机构的管理工作。

1.2 组织设置本机构临床试验管理部门，配备相应的管理人员。

1.3 保证机构的场地、仪器设备等能够满足科学性、伦理合理性、高效地开展临床试验等方面的需要。

1.4 负责督促试验相关部门及专业科室制订临床试验管理制度、人员职责与标准操作规程（SOP）。审核并批准机构管理制度、人员职责与SOP，并监督实施。

1.5 确保研究者具备承担临床试验的专业特长、资质和能力，并经过GCP培训。

1.6 签署（或委托签署）药物（器械）临床试验合同。

1.7 负责督促机构办公室实施项目的组织、协调、质量检查与动态管理，落实临床试验的质量管理。

1.8 保证参加临床试验受试者的安全和权益得到充分保障。

1.9 遇突发事件时，组织处理，作出决断。

1.10 机构副主任协助临床试验机构主任履行上述职责。

2 机构办公室主任（副主任）职责

2.1 在机构主任及副主任的领导下，负责机构办公室日常管理工作，对机构临床试验项目实行全面的管理，协调临床试验相关专业及科室的工作，并及时向机构主任/副主任汇报机构运行情况。

2.2 制订机构办公室工作计划，完成工作总结。合理安排机构办公室人员工作，并进行考核。组织制订和实施机构管理相关的规范化文件，包括管理制度、人员职责、标准操作规程（SOP）等。

2.3 建立机构试验项目立项管理制度，对药物（器械）临床试验项目进行评估，联络预承接专业负责人及主要研究者，决定是否立项。及时与伦理委员会沟通，保证试验项目立项和伦理审查流程的优化。

2.4 组织对各专业科室研究场地、仪器设备、人员资质的审核；负责审核各专业管理制度、人员职责和SOP，并批准实施。

2.5 组织建立机构药物（器械）临床试验质量保证体系，指定机构质量保证人员，制订合理的质量保证制度和SOP，以确保机构临床试验遵照GCP及相关法律法规、试验方案、本机构/专业SOP，高效且安全地开展。

2.6 制订本机构GCP培训计划，组织安排院内GCP培训。组织协调研究者及试验相关人员参加院内外GCP培训。组织协调研究者参加试验方案讨论会。参加或指定人员参加本机构药物（器械）临床试验启动培训，以及临床试验流程、相关文件和SOP等的培训。

2.7 与申办者/合同研究组织（CRO）代表、主要研究者共同商议拟定临床试验合同，按照相关标准确定临床试验研究费用。合同基本定稿后递交机构主任审核并签字盖章。

2.8 负责或指定工作人员负责临床试验经费管理工作。

2.9 建立机构办公室试验用药品、试验文档管理制度，定期组织对机构药房和药品管理员、机构资料室和资料管理员工作质量的检查，发现问题，及时督促整改。

2.10 负责或安排人员对临床试验归档资料进行审核及质量控制，审核研究经费支付情况，审核本中心的试验小结及总结报告，并在审核定稿的临床试验总结报告上盖机构公章。

2.11 机构办公室副主任协助临床试验机构办公室主任履行上述职责。

3 机构办公室秘书职责

3.1 在机构办公室主任（及副主任）领导下，负责办公室日常文秘工作。

3.2 负责起草机构管理制度、人员职责及标准操作规程和工作计划、工作总结等。

3.3 负责对药物（器械）临床试验项目立项资料进行形式审核，并进行相关记录。组织办公室质控人员对试验立项资料进行初审。

3.4 负责与伦理委员会的及时沟通，协助研究者做好伦理审查资料递交，伦理委员会审查批件的交接，伦理结题审查等。

3.5 协助办公室主任/副主任组织安排院内GCP培训。协助组织研究者及相关人员参加院内外GCP培训，并负责会议的签到、记录及会务工作。协调机构办质量控制人员参加临床专业试验启动培训。

3.6 接收试验过程中需办公室保管的相关文件，如试验方案等文件的更新件、方案违背递交函、更新的研究者履历及资格证明、可疑且非预期严重不良反应（SUSAR）报告等，并妥善保存。

3.7 负责或协助机构办公室文档资料的管理。协助机构质量管理工作。协助审核临床试验经费到账和使用情况。

3.8 负责与申办者/CRO代表及各研究中心的联络协调工作：记录并保存研究过程中重要的书信、电话、电子邮件和人员来访及其他相关信息。

3.9 负责协助药物（器械）临床试验在省药品监管部门管理系统中的备案。

3.10 负责完成机构办公室主任/副主任交给的其他工作。

4 机构办公室资料管理员职责

4.1 在机构办公室主任（及副主任）领导下，负责机构及办公室文档资料的管理工作。

4.2 负责本机构所有临床试验项目文档资料的管理工作。严格执行临床试验资料档案管理制度，负责临床试验文档资料的登记、保存与归档等。

4.3 负责本机构下发文件及临床试验监管部门下发各类文件的管理，建立专门文件柜进行分类管理。

4.4 负责试验项目电子文档的管理，注意电子文档不外泄，不随意转发。

4.5 负责文档资料室的日常管理，采取措施满足防火、防盗、防虫、防潮、防霉等要求。

4.6 按照文档资料管理制度严格执行文档查阅和借阅流程。

4.7 指导各专业科室文档资料管理制度的制订和完善。

5 机构办公室药品管理员职责

5.1 临床试验机构应当指派有资格的药师管理试验用药品。

5.2 在机构办公室主任（及副主任）领导下，负责机构试验用药品管理工作。

5.3 负责本机构试验用药品的接收、贮存、分发、回收、退还/销毁等过程。

5.4 接收试验药品时需确认试验专业和试验项目。查看药品转运过程是否符合药品储藏要求，检查核对药品名称、数量、规格、批号、生产日期、生产厂家等内容，并查验药品检验报告。

5.5 严格按照药品的贮存条件分类、分区、分柜管理试验用药品，定期清点和检查，并详细记录，保证试验用药品质量。建立药品入库、出库登记，保证账物相符。每天查看记录药品温湿度，如遇药品超温，按照相关SOP进行处理、报告。

5.6 定期清点药物数量，查看有效期。对于近效期药物，及时通知申办者/CRO进行补充和退回。

5.7 按照临床试验项目方案、药物发放计划以及专用处方（如适用）发放试验用药品，发放时注意核对药品名称、数量、规格、批号、生产日期、生产厂家等内容，领发双方在药品出/入库登记本上签字。

5.8 试验用药完成时回收剩余试验用药品，并分区保存。整个试验项目完成时，根据研究方案或申办者要求退回、留样或销毁剩余试验用药品，均应有相应处理记录。

5.9 负责所有温湿度记录仪的定期计量检查。

6 机构质量管理员职责

6.1 在机构办公室主任（及副主任）领导下，负责全院药物临床试验的质量管理工作。

6.2 按照机构试验质量管理制度及SOP，以及项目进展，制订试验质量检查计划。一般为启动时、试验中、结束时，根据计划入组人数、入组速度等需要可以增加次数。

6.3 试验项目启动时应检查专业科室研究团队组成及相关资质，科室研究场地、设备设施等能否满足试验需求，是否能招募到足够数量的受试者参加试验。

6.4 试验中应主要检查受试者知情同意过程及相关文件签署的规范性，研究者是否严格遵照GCP原则和研究方案入选/排除标准筛选受试者,是否严格遵照方案流程开展试验,同时应掌握试验进程。

6.5 查阅试验相关原始记录,是否真实、完整、准确、规范,病例报告表中填写的数据是否和原始记录保持一致。研究过程中发生的AE/SAE/SUSAR是否及时处置,并按照规定记录和上报。试验过程中受试者的隐私和权益是否得到充分保护等。

6.6 检查核对试验用药品的发放和使用情况,确保受试者按照方案要求使用研究药物。

6.7 项目结束时对整个项目所有资料进行全面检查,数据溯源。审核项目总结报告并核对相关数据。

6.8 在质量检查中发现任何问题,及时反馈专业负责人/主要研究者,同时报告给机构办公室主任,并追踪整改结果。

6.9 督促专业负责人/主要研究者、专业/项目质控员对本专业临床研究项目做好质控工作。

6.10 督促研究人员规范使用试验经费。

7 主要研究者职责

7.1 熟悉申办者提供的试验方案、研究者手册、试验药物相关资料信息。

7.2 熟悉并遵守GCP和临床试验相关的法律法规。

7.3 签署研究职责分工授权表并妥善保存。

7.4 接受申办者组织的监查和稽查,以及药品监督管理部门的检查。

7.5 承担临床试验相关的职责和功能,建立完整的程序以确保执行临床试验相关职责和功能,产生可靠的数据。

7.6 在临床试验约定的期限内有按照试验方案入组足够数量受试者的能力。

7.7 在临床试验约定的期限内有足够的时间实施和完成临床试验。

7.8 在临床试验期间有权支配参与临床试验的人员,具有使用临床试验所需医疗设施的权限,正确、安全地实施临床试验。

7.9 在临床试验期间确保所有参加临床试验的人员充分了解试验方案及试验用药品,明确各自在试验中的分工和职责,确保临床试验数据的真实、完整和准确。

7.10 监管所有研究人员执行试验方案,并采取措施实施临床试验的质量管理。

7.11 为临床医生或者授权临床医生与临床试验有关的医学决策责任。在临床试验和随访期间,对于受试者出现与试验相关的不良事件,应按要求进行处置、记录与报告。包括有临床意义的实验室异常时,应当保证受试者得到妥善的医疗处理，并将相关情况如实告知受试者。

7.12 规范使用试验经费。

7.13 临床试验实施前和临床试验过程中，应当向伦理委员会提供伦理审查需要的所有文件。

7.14 按照伦理委员会同意的试验方案实施临床试验。应当对偏离试验方案予以记录和解释。

7.15 指派有资格的药师或者其他人员管理试验用药品，确保试验用药品按照试验方案使用。

7.16 确保使用经伦理委员会同意的最新版的知情同意书使受试者充分知情后方可进入试验。

7.17 提前终止或暂停临床试验时，应当及时通知受试者，并给予受试者适当的治疗和随访；应当立即向临床试验机构、申办者和伦理委员会报告，并提供详细的书面说明。

7.18 提供试验进展报告。

8 研究者职责

在所参与的临床试验项目中，按照主要研究者授权开展工作，其职责包括但不限于以下：

8.1 熟悉申办者提供的试验方案、研究者手册、试验药物相关资料信息。

8.2 熟悉并遵守GCP和临床试验相关的法律法规。

8.3 接受申办者组织的监查和稽查，以及药品监督管理部门的检查。

8.4 在临床试验约定的期限内有足够的时间实施和完成临床试验。

8.5 应当给予受试者适合的医疗处理：在临床试验和随访期间，对于受试者出现与试验相关的不良事件，包括有临床意义的实验室异常时，应当保证受试者得到妥善的医疗处理，并将相关情况如实告知受试者。

8.6 临床试验实施前，应当获得伦理委员会的书面同意；未获得伦理委员会书面同意前，不能筛选受试者。临床试验实施前和临床试验过程中，应当向伦理委员会提供伦理审查需要的所有文件。

8.7 研究者应当按照伦理委员会同意的试验方案实施临床试验。未经申办者和伦理委员会的同意，不得修改或者偏离试验方案。应当采取措施，避免使用试验方案禁用的合并用药。

8.8 研究者应当确保试验用药品按照试验方案使用。

8.9 研究者应当遵守临床试验的随机化程序。

8.10 应当使用经伦理委员会同意的最新版的知情同意书和其他提供给受试者的信息。

8.11 确保所有临床试验数据是从临床试验的源文件和试验记录中获得的，是准确、完整、可读和及时的。所采集的源数据可以溯源。

8.12 研究者应当按照申办者提供的指导说明填写和修改病例报告表。

8.13 按"临床试验必备文件"和药品监督管理部门的相关要求，妥善保存试验文档。

8.14 根据监查员、稽查员、伦理委员会或者药品监督管理部门的要求，配合并提供所需的与试验有关的记录。

8.15 发生严重不良事件时，除试验方案或者其他文件（如研究者手册）中规定不需立即报告的严重不良事件外，研究者应当立即向申办者书面报告所有严重不良事件，随后应当及时提供详尽的书面随访报告，同时应根据本机构或伦理委员会的要求进行报告。研究者收到申办者提供的临床试验的相关安全性信息后应当及时签收阅读，并考虑受试者的治疗，是否进行相应调整，必要时尽早与受试者沟通，并应当向伦理委员会报告由申办方提供的可疑且非预期严重不良反应。

8.16 提前终止或者暂停临床试验时，研究者应当及时通知受试者，并给予受试者适当的治疗和随访。

9 临床研究协调员职责

9.1 临床研究协调员（CRC）须具备下列条件。

9.1.1 应以医学、药学、护理等医学相关专业为主，具备必要的医学知识。

9.1.2 大专及以上学历。

9.1.3 接受过GCP等法规及临床试验专业技术培训，并获得证书。

9.1.4 熟悉并遵守临床试验质量管理规范和相关的法律法规，熟悉本医院药物临床研究机构及本专业科室的制度、规范及标准操作规程（SOP）。

9.1.5 经临床试验项目主要研究者（PI）授权。

9.1.6 医学英文应用能力良好；具备一定的医院工作经验，熟悉医院工作环境及流程。

9.1.7 具有良好的沟通技巧（能较好地与机构办公室、主要研究者、研究医生和申办者进行沟通）和团队协作精神。

9.1.8 必要的办公设备和办公软件使用能力。

9.1.9 具有良好的学习能力、抗压能力及责任心。

9.2 临床研究协调员职责

9.2.1 协助研究者完成立项/伦理委员会/合同审核申请的事务性工作。

9.2.2 协助研究者完成访视过程的除医学操作外的研究相关工作。

9.2.3 遵照常规诊疗/临床试验的要求管理原始数据。

9.2.4 协助研究者进行严重不良事件报告。

9.2.5 协助研究者进行受试者药物依从性管理。

9.2.6 受试者管理。

9.2.7 CRF填写与修改/EDC录入与核对。

9.2.8 样本管理。

9.2.9 协助研究者管理临床试验项目相关文件、仪器设备及物资。

9.2.10 协助研究者与伦理委员会、机构办公室及其他内部科室沟通。

9.2.11 协助研究者与申办方监查、稽查人员的沟通。

9.2.12 协助研究者管理项目经费。

9.2.13 其他试验相关的事务工作。

第五节

药物临床试验机构标准操作规程类文件

药物临床试验机构标准操作规程（SOP）类文件是机构中操作标准化的依据，涵盖药物临床试验工作各个环节。药物临床试验机构应根据本机构特点制订符合《药物临床试验质量管理规范》（GCP）原则、遵循医疗质量安全核心制度、符合机构自身运行环境、满足方案实施的具有可操作性标准操作规程，为试验机构高质量、有效地运行提供依据，利于持续提高药物临床试验质量。

药物临床试验机构管理制度一般应包含但不限于以下制度：机构办公室工作管理SOP、机构项目管理类SOP、机构培训管理类SOP、机构培训类SOP、机构药物管理类SOP、机构临床试验操作类SOP、机构临床试验质量管理类SOP、机构安全管理类SOP、机构文件管理类SOP等，根据本机构相关制度、试验运行特点，可以制订适用于本机构的SOP。

一、机构管理类标准操作规程

机构管理类SOP，以机构办公室管理SOP为例。

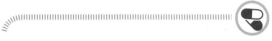

机构办公室工作管理标准操作规程

1 目的

为保证机构管理工作正常运行，使机构办公室工作规范有序，特制订标准操作规程。

2 适用范围

适用于临床试验机构办公室日常的管理工作。

3 内容

3.1 在机构主任的领导下，机构办公室行使本机构药物临床试验相关日常行政管理和协调保障工作。

3.2 对机构进行组织建设，组织制订管理制度、工作职责、标准操作规程、设计规范等，并组织培训与实施。

3.3 制订机构年度工作计划与工作总结。

3.4 构建机构的运行体系，保障设施与条件应满足安全有效地开展临床试验的需要。

3.5 对各专业科室人员资格、资质进行审核，并对研究人员进行培训管理。

3.6 承接经国家药品监督管理局同意开展的药物临床试验项目。

3.7 对本机构承担的临床试验进行业务管理，统筹临床试验的立项管理、试验用药品管理、资料管理、临床研究协调员（CRC）管理、质量管理、合同管理及经费管理等相关工作。

3.8 协调上级主管部门及申办者之间的沟通交流。

3.9 与伦理委员会及时、有效沟通，使临床试验过程中受试者的权益得以充分保障。

二、机构项目管理类标准操作规程

机构项目管理类SOP包括药物临床试验运行管理标准操作规程和项目审批标准操作规程等，参考模板如下。

药物临床试验运行管理标准操作规程

1 目的

建立本机构药物临床试验运行管理的SOP，以规范药物临床试验过程，保证临床试验数据质量，保护受试者安全和权益。

2 适用范围

适用于本机构开展的所有药物临床试验。

3 内容

3.1 试验前

3.1.1 药物临床试验机构办公室负责临床试验项目的立项管理。（报药物临床试验机构主任批准同意。如适用）

3.1.2 临床试验立项前，申办者应当向机构办提供药品监督管理部门出具的临床试验通知书，或者根据药品监督管理部门的提交相关的临床试验资料，并获得临床试验的许可或者完成备案。并提供药物临床前研究资料。

3.1.3 药物临床试验机构办公室对申办者的材料初审后上报药物临床试验机构主任，药物临床试验机构主任或委托药物临床试验机构办公室与申办者签署合同。（如适用）

3.1.4 由各专业负责人和/或机构办公室与申办方协商确定本中心主要研究者，药物临床试验机构办公室负责人审核同意。

3.1.5 主要研究者组织人员成立研究团队。

3.1.6 确定协作单位。如需要协作单位参加应考核以下指标：

3.1.6.1 其机构、专业、主要研究者应按要求完成国家药监管理局的备案，具有相应的临床医学与临床药理学基本知识及试验技能。

3.1.6.2 具有满足要求的功能辅助科室，如实验室、临床检验室及相应的设备。

3.1.6.3 有足够的医疗和抢救设备。

3.1.6.4 有较好的协作精神，能严格执行临床试验方案。

3.1.7 按试验方案设计标准操作规程制订研究方案（含病例报告表和病人知情同意书）。制订方案前应该仔细阅读相关国内外文献，临床前研究资料及有关的临床资料。

3.1.8 召开临床协作会议，讨论临床试验方案及有关协作事宜。

3.1.9 最终确定的临床研究方案交药物临床试验机构办公室，由药物临床试验机构办公室上报伦理委员会审批。

3.1.10 研究方案经伦理委员会批准后，研究小组、药物临床试验机构办公室与申办者召开协作会，分配任务，建立与申办者和监督员的工作关系（联系途径、报告不良反应，应记录有关人员的姓名、地址、邮编、电话号码和传真号码）。

3.1.11 药物临床试验机构办公室秘书准备试验档案及档案保管设施。

3.1.12 试验负责人根据项目要求检查研究现场有关的医疗急救设备：急救药品是否齐全，心电图机、心电监护仪、呼吸机、吸痰器等是否能正常运转。

3.1.13 申办者将试验药品分发到各中心，并提供药品检验报告书，药物临床试验机构办公室/专业药品保管员验收药品。

3.1.14 药物临床试验机构主任或授权机构办公室检查试验前各项工作，合格后，试验开始进行。

3.2 试验中

3.2.1 研究小组按入选标准和排除标准筛选受试者。

3.2.2 试验人员对受试者予以试验项目内容充分告知，受试者签署知情同意书。

3.2.3 研究小组按方案发放药物。

3.2.4 研究小组严格执行研究方案、SOP和流程图，并做好各种记录，认真填写病例报告表（CRF），保留全部原始资料。

3.2.5 药物临床试验机构办公室及时质控。

3.2.6 试验中召开中期临床会议（必要时）。

3.3 试验后

3.3.1 各研究中心进行本单位的临床试验分中心小结，并连同所有的CRF交给组长单位或统计分析单位进行数据统计分析。

3.3.2 组长单位的研究人员全面复核病例报告表、统计人员完成电脑数据统计，并提供图、表等资料。

3.3.3 所有上述资料由组长单位和来自申办者的监查员进行核实验收。

3.3.4 组长单位负责临床试验的质量及最终的临床试验总结报告。

3.3.5 提交给申办者的总结报告应注明研究者姓名、试验单位、日期、资料保存地点并加盖试验组长单位的药物临床试验机构公章。

3.3.6 申办者负责将来自组长单位的临床试验报告等资料上报给国家药品监督管理部门。

3.3.7 所有的药物临床研究资料均应按GCP的规定保存，包括文件、试验方案、病例报告表、总结报告等。

3.3.8 准备在药品审评会议上对临床试验报告的结果进行答辩。

三、机构培训管理类标准操作规程

药物临床试验研究人员培训标准操作规程

1 目的

2 适用范围

3 内容

3.1 需参加培训的人员

3.1.1 药物临床试验机构负责人：主任、副主任。

3.1.2 药物临床试验机构办公室工作人员及各专业负责人。

3.1.3 药物临床试验主要研究者。

3.1.4 其他参与药物临床研究的研究者及有关人员。

3.2 培训内容

3.2.1 药物临床研究有关的法律、法规：《药品管理法》、《药品注册管理办法》。

3.2.2《药物临床试验质量管理规范》（GCP）、世界医学大会《赫尔辛基宣言》"人体医学研究的伦理准则"等。

3.2.3 药物临床试验机构的相关制度。

3.2.4 药物临床试验机构的标准操作规程。

3.2.5 药物临床各项研究相关内容。

3.3 培训程序

3.3.1 药物临床试验机构主任、副主任、各专业负责人、办公室主任、药物临床试验机构专职秘书应经GCP等专项培训，并考核合格。

3.3.2 研究者的培训计划由药物临床试验机构办公室制订，可采用院内、院外，线上、线下相结合的方式进行。

3.3.3 培训计划必须包括培训内容、培训对象、授课老师、培训时间、培训频率和培训要求等。

3.3.4 药物临床试验机构办公室组织人员培训。

3.3.5 具体药物进行临床试验前，研究者须参加由药物临床试验机构办公室或本项目主要研究者组织的药物临床研究相关内容培训，包括但不限于试验方案、研究者手册、CRF填写、GCP知识等方面的内容。

四、机构药物管理类标准操作规程

试验用药品的接受、保管、分发、回收标准操作规程
（中心化管理）

1 目的

保障临床试验用药品的安全规范和正确使用。

2 适用范围

医院药物临床试验机构办公室及各专业的药物管理。

3 规程

3.1 试验用药品的接收

3.1.1 机构办公室设立中心药房，由专人保管。

申办方按储存要求运送试验用药品至机构办公室药库，由药品管理员接收。如果申办方对药物管理有特殊要求，须在运送试验用药品至机构办公室药库前对

药品管理员进行培训及注意事项。

3.1.2 接收时核对项目，具体如下。

3.1.2.1 试验用药品的药检报告。

3.1.2.2 试验用药品：名称、剂型、规格、数量（以片、粒、瓶、支等为药物最小计数单位）、生产日期、批号、有效期、生产厂家。

3.1.2.3 运输过程中的条件是否相符合要求。

3.1.2.4 对照药品，指临床试验中用于与试验用药品参比对照的其他研究药物、已上市药品或者安慰剂，并附药品说明书。

3.1.2.5 药物编号：盲法试验时，试验用药品包装上应有药物编号，接收时要检查药物编号是否与运送单上号码一致，如果出现不一致的情况，应及时与该项目的监查员联系（试验用药品外观应符合方案要求或通用规则，如形状、色泽、质感、气味、包装、标签和其他特征等）。

3.1.2.6 应急信封：接收双盲药物时如附有应急信封，要注意应急信封上的编号与该批药物的药物编号是否一致，检查信封是否密封，如有破损要及时与项目监查员联系；接收应急信封后，应将应急信封在项目启动时一并交付项目研究人员保管。

3.1.2.7 药物包装：检查药物的外包装是否完好，包装的标识是否清晰。

3.1.2.8 标签：药袋、小盒、大盒均需贴标签，内容为试验编号（如有）、×××临床试验用药品（标明"临床试验专用"，如果有备用药物，应在外包装注明"临床试验备用药物"）、药名、药物编号、规格、用法用量、注意事项、贮藏条件、有效期、批号、生产日期、生产厂家等。

3.1.2.9 低温运送药物，应注意以下事项。

3.1.2.9.1 低温保存药物的接收首先要核对温度计的编号与送货单上登记的编号是否一致，再记录温度，核对无误后要求快递员在温度记录单签上姓名、日期，把温度记录表传真到指定的地址或交快递员寄回。

3.1.2.9.2 如果温度计出现警示，应将该批药物按保存条件独立放置（隔离），待该项目的临床监查员反馈至申办方，由申办方给出书面处理方案。

3.1.3 试验用药品的抽查

3.1.3.1 药物管理员依据药物编号逐件验收。

3.1.3.2 送货人与药物管理员验收交接后，填写"××医院药物临床试验用药出入库登记表"（附件1）。

3.2 试验用药品保管

3.2.1 试验用药品药房应满足相应的环境和设备要求（如温度、湿度、带锁药柜、标识和冰箱等），试验用药品储存室的基本要求如下。

3.2.1.1 避光、通风。

3.2.1.2 能检测和调节温湿度。

3.2.1.3 防尘、防潮、防霉、防污染、防虫、防鼠等。

3.2.1.4 符合安全用电要求的照明。

3.2.2 试验用药品专柜加锁存放

3.2.2.1 按照现行法规和方案的要求储存试验用药品，特别注意需冷藏或冷冻的试验用药品存放于专用药物冰箱，需要避光的药物保存于密闭药物贮藏柜。

3.2.2.2 试验用药品存放期间每日需有温湿度记录（节假日除外），药物管理员填写"××医院药物临床试验用药品贮藏记录表"（附件2）。

室温存放：药物贮藏温度不超过30℃。

阴凉存放：药物贮藏温度不超过20℃。

凉暗处保存：药物避光保存，并且贮藏温度不超过20℃。

冷处保存：药物贮藏温度2～8℃。

湿度：试验用药品储存环境相对湿度应保持在35%～75%。

常温超温处理：药品储藏室各个储藏柜内均放置有温湿度计，分别于每天各记录一次。采用冷链系统全程实时记录温湿度，如温湿度超出规定范围，则采取相应调控措施并记录采取调控措施后的温度和湿度。通知监查员并报告办公室负责人，待监查员确认并上报后决定继续使用或更换。

冰箱超温处理：如冰箱温度超温报警，应及时将冰箱内保存的药品转移至其他正常运转的冰箱中保存，做好相关记录，通知监查员并报告办公室负责人，待监查员确认并上报后决定继续使用或更换。通知厂家工程师到现场检查冰箱。

3.2.2.3 药物管理员应每月对试验用药品进行清点、核对，要求在品种、数量和编号等方面账物相符；如出现任何不一致的事件（错码、丢失、缺失药物等）应立即向机构办公室负责人、研究者和申办者报告，并做好相应的记录；每月检查试验用药品的外观、有效期，防止破损、发霉、失效等情况。

3.2.2.4 如有试验用药品破损、变质、失效，则将药物集中存放于"不合格药物区"，有明显的标示牌，试验结束时统一退还申办者；在试验用药品的保管过程中，如有试验用药品存储条件不符合要求，应立即通知项目监查员，并与其协商该批药物的处理方法。

3.2.2.5 药物管理员负责保管药库及药柜的钥匙，确保试验用药品不丢失；如有发生试验用药品丢失或失窃的情况，药物管理员应立即报告机构办公室主任、医院保卫部门、主要研究者、申办者，并追查药物下落。

3.2.2.6 当药物管理员休假、出差时，办公室主任应指派相应人员保管试验用药品，做好试验药库、药柜钥匙的交接手续，并核对"××医院药物临床试验用药品出入库登记表"（附件1），确保药物的接收、储存、分发、领用顺利。

3.3 药物补充

申办方分批发放药物：当试验用药品不足3名受试者用药或一个月的药量时（按计划数及进程调整），药物管理员要通知研究者和申办者及时补充药物。

3.4 试验用药品的发放

3.4.1 机构药物管理员根据研究者的处方发放试验用药品。试验专业根据各试验方案中受试者访视计划，专业药品管理员、CRC或受试者领取访视当天试验用药品。

3.4.2 各项目在每例受试者随访时，研究者按照试验方案要求开具"××医院药物临床试验专用处方"（如适用，附件4），专业药品管理员或CRC凭"××医院药物临床试验专用处方"到机构办公室药品管理员处领药物；领发双方在"××医院药物临床试验专用处方"及"××医院药物临床试验用药品出入库登记表"（附件1）签字确认，已开具的处方由机构办公室药品管理员妥善保管并存档。

3.4.2.1 核对处方的内容：项目的名称、受试者的姓名与编号、药物的规格、数量和使用方法，确定无误后，发药人与取药人均在"××医院药物临床试验用药品出入库登记表"（附件1）上签字，核对人在（附件8）上签字，专业药品管理员应填好药物库存表。

3.4.2.2 需要回收的口服试验用药品应在外包装注明：项目的名称、受试者姓名的缩写、受试者编号、发药日期，由研究者向受试者说明具体的用法用量，并交代包装与剩余药物必须回收。

3.4.2.3 需要回收的注射剂应在外包装注明："请留瓶"字样、项目的名称、受试者姓名的缩写、受试者编号、发药日期。

3.5 试验用药品的使用

3.5.1 试验用药品的使用由研究者负责，试验用药品不得挪作他用，不得在市场上销售。

3.5.2 研究者必须确保试验用药品仅用于该临床试验受试者，其用法与剂量应严格遵从临床研究方案。

3.5.3 严禁将剩余的试验用药品用于非临床试验受试者，严禁将剩余的试验用药物用于销售及营利。

3.6 试验用药品及包装的回收

3.6.1 门诊患者的试验用药品及包装回收 门诊患者把剩余的药物及包装（铝箔、药盒、药瓶等）归还给试验专业药物管理员，专业药物管理员应根据受试者服药剂量来清点回收药物的数量以及包装（铝箔、药盒、药瓶等）是否相符，并如实记录"试验用药品回收登记表"（附件5）。

3.6.2 住院患者的试验用药品及包装回收 住院患者把剩余的药物及空包装（铝箔、药盒、药瓶等）归还给病房的护士，由病房护士交给专业药物管理员，注射剂需要回收空瓶的由病房护士直接交给专业药物管理员，专业药物管理员再根据受试者口服药或注射剂给药剂量来清点药物的数量以及空包装（铝箔、药盒、药瓶等）是否相符，并如实记录"试验用药品回收登记表"（附件5）；临床试验结束后，由各专业的药物管理员按药物编号，回收已使用的试验用药品（包括退出病例未使用完的试验用药品）及空包装（铝箔、药盒、药瓶等）退回给机构办公室的药物管理员，并记录"试验用药品回收登记表"（附件5）。

3.7 试验用药品的退还

不合格试验用药品、受试者使用后的剩余药物及回收的包装和试验未使用的药物及包装应由机构办公室药品管理员退还给申办者或CRO监查员，双方在"药物退还表"（附件6）上签字确认。

3.8 试验用药品的销毁

3.8.1 申办方或CRO可将剩余的试验用药品（包含受试者使用后的剩余药物和未使用的药物）回收销毁，回收药品数量必须经过机构办公室药品管理员核对。

3.8.2 申办方或CRO授权医院当场销毁试验用药品（包含受试者使用后的剩余药物和未使用的药物），在申办方/CRO、专业药品管理员、机构办公室药品管理员三方的共同见证下，按医院的销毁程序，进行销毁。

3.8.3 申办者未授权医院当场销毁的试验用药品（包含受试者使用后的剩余药物和未使用的药物），如已超过药物有效期三个月，经过机构办公室主任的批准后，试验专业药品管理员及机构办公室药品管理员双方签订"临床试验用药品销毁授权书"（附件7），按医院的销毁程序，进行销毁。

3.8.4 机构办公室药库对化疗药物及细胞毒药物不进行销毁，申办者须将剩余的试验用药品（包含受试者使用后的剩余药物和未使用的药物）回收，自行销毁。

3.9 操作规程参考文献

操作规程参考文献:《药物临床试验质量管理规范》、《中华人民共和国药品管理法》、《中华人民共和国药典》。

3.10 附件

附件1:××医院药物临床试验用药品出入库登记表

附件2:××医院药物临床试验用药品贮藏记录表

附件3:××医院药物临床试验领药单(适用于专业从中心化管理药房领取)

附件4:××医院药物临床试验专用处方

附件5:试验用药品回收登记表

附件6:药物退还表(机构—申办方)

附件7:临床试验用药品销毁授权书

附件1:××医院药物临床试验用药品出入库登记表

××医院药物临床试验用药品出入库登记表

研究项目名称:　　　　生产厂家:　　　　试验专业:

时间	药物名称	规格	批号	药物编号	生产日期/效期	存放位置	入库			出库			库存数
							数量	入库人	药管员	数量	领药人	药管员	

附件2：××医院药物临床试验用药品贮藏记录表

××医院药物临床试验用药品贮藏记录表

年　月　日~　年　月　日

星期	室温（℃）		冰箱（℃）						药物柜（℃）										记录人
			冰箱		冰箱		冰箱		药物柜		药物柜		药物柜		药物柜		药物柜		
	温度	湿度	温度	湿度	温度	湿度	温度	湿度	温度	湿度	温度	湿度	温度	湿度	温度	湿度	温度	湿度	
一									上下	上下	上下	上下	上下	上下	上下	上下	上下	上下	
二									上下	上下	上下	上下	上下	上下	上下	上下	上下	上下	
三									上下	上下	上下	上下	上下	上下	上下	上下	上下	上下	
四									上下	上下	上下	上下	上下	上下	上下	上下	上下	上下	
五									上下	上下	上下	上下	上下	上下	上下	上下	上下	上下	
六									上下	上下	上下	上下	上下	上下	上下	上下	上下	上下	
日									上下	上下	上下	上下	上下	上下	上下	上下	上下	上下	

附件3：××医院药物临床试验领药单

××医院药物临床试验领药单

试验专业：　　　　　　　　　　　　日期：

项目名称：

申办方：

药品管理员（专业）：　　　　　　　药品管理员（机构办公室）：

附件4：××医院药物临床试验专用处方

××医院药物临床试验专用处方

试验专业： 日期：

项目名称：

申办方：

受试者代码（姓名拼音首字母） ⊔⊔⊔⊔ 随机号/试验号

药物号

研究者： 发药人： 核对人：

附件5：××医院药物临床试验用药品回收登记表

××医院药物临床试验用药品回收登记表

研究项目名称： 生产厂家： 试验专业：

时间	药物名称	规格	批号	药物编号	生产日期/效期	存放位置	入库			出库			库存数
							数量	入库人	药管员	数量	领药人	药管员	

附件6：药物退还表（机构—申办方）

药物退还表（机构—申办方）

中心编号：		方案编号：		研究中心：××医院
研究项目：				
研究药物：			规格及剂量：	
药物批号	药物编号	退还数量	退还原因	备注

注：本表一式两份，研究单位和申办方各保存一份。

药物管理员签名：　　　　　　　　　　日期：

申办者/CRA签名：　　　　　　　　　　日期：

附件7：临床试验用药品销毁授权书

临床试验用药品销毁授权书

兹×××公司，授权××医院销毁×××临床试验项目的试验用药品一批，清单如下：

药物名称	规格	批号	销毁数量

特此授权

授权方：

被授权方：

授权日期：　　年　　月　　日

五、机构临床试验操作类标准操作规程

机构临床试验操作类SOP包括受试者知情同意标准操作规程、原始资料记录标准操作规程、试验数据记录标准操作规程等。

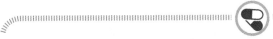

受试者知情同意标准操作规程

1 目的

确保履行对参加临床试验的受试者知情同意方面的责任。

2 适用范围

适用于临床试验的知情同意过程。

3 定义

知情同意：指受试者被告知可影响其作出参加临床试验决定的各方面情况后，确认同意自愿参加临床试验的过程。该过程应当以书面的、签署姓名和日期的知情同意书作为文件证明。

4 职责

主要研究者：负责修改、审核知情同意书。
伦理委员会：批准知情同意书的最终版本。

5 程序

5.1 提供信息

5.1.1 知情同意书需要用中文书写，所示文字需通俗易懂。

5.1.2 主要研究者审核并修改知情同意书，使其符合GCP和伦理委员会的要求。

5.1.3 以书面和口头的形式向受试者提供信息，使得他们能够自行决定是否参加本试验。

5.2 知情同意的获得

5.2.1 将申办方和主要研究者批准的知情同意书提交伦理委员会审核，并将批准/修正意见存档。

5.2.2 根据伦理委员会的意见对知情同意书做相应修改。

5.2.3 修改后的知情同意书送往伦理委员会重新审核并获得批准。

5.2.4 确保研究者和研究者授权的人员获得受试者知情同意的过程符合方案所规定的相应程序。

5.2.5 在进入临床试验前，受试者或其监护人须签署书面的知情同意书，同时由执行知情同意程序的相关人员确认签字、并填写签字日期，并记录执行知情同意程序的过程中受试者对此试验研究提出的疑问，及对受试者的疑问进行解答。

5.2.6 在自愿参加的前提下，必须得到受试者的书面许可。另外，在受试者丧失判断能力时，或者牵涉到儿童时，必须得到其监护人的书面许可。

5.2.7 所有签字的知情同意书由研究者负责保管。研究者根据方案的相关规定取得受试者知情同意的程序应记录在病例报告表/原始病历中。

5.3 修正信息

5.3.1 对于任何新的信息，须评估其与受试者知情同意的相关性。如果有相关性，则须和研究者沟通交流，确保修改后的知情同意书能准确地反映这些新信息。

5.3.2 修改后的知情同意书须重新递交伦理委员会审核并获得批准。

在试验进行过程中如果有新的相关信息，研究者有责任将相关信息通知受试者或其监护人，并将交流情况记录存档。由此而修改的知情同意书在经伦理委员会批准后，对于正在进行试验和之后进入试验的受试者，须签署新版的知情同意书。

原始资料记录标准操作规程

1 原则

原始资料记录的原则：做什么，写什么，怎么做，怎么写。

2 要求

原始资料记录的要求：真实、及时、准确、清晰、规范。

3 操作规程

3.1 原始资料：病历报告表（另行规定）、各种会议记录、程序记录、资料存档记录、实验记录以及其他相关的原始资料等。

3.2 各种记录本的准备：会议记录本、质量检查记录本、资料归档保存登记本、资料借阅登记本、资料收发登记本、试验用药品收发登记本、不良事件报告登记本及业务培训登记本。

3.3 制订各种登记本的记录要求，在每本登记本前注明。

3.4 准备实验记录本，实验记录具有页码。

3.5 设计各种记录表格：药物临床试验方案讨论请示件，试验方案讨论意见表，试验启动前质量检查表，试验过程中质量检查表，试验结束后质量检查表。

3.6 及时、规范各种记录和表格，记录时必须注明日期、记录人、发生的事等。

3.7 原始资料存档保存。

试验数据记录标准操作规程

1 要求

试验数据记录要求：真实、及时、准确、规范。

2 操作规程

2.1 试验数据及时、准确填写在规定的记录本或预先设计的表格中。

2.2 试验数据记录字迹清晰，填写国家规定的计量单位。

2.3 本人或他人复核一次记录。

2.4 如发现记录错误，不得涂改，应在原记录上画一斜杠，保证能看清原记录，然后记录修改后的数据，签名并注明日期。

2.5 临床试验记录应标有正常值，并附有临床判断（如正常、异常无临床意义、异常有临床意义、未查等）。

2.6 记录人签名，填写日期。

六、机构临床试验质量管理类标准操作规程

药物临床试验项目质量控制标准操作规程

1 目的

指导药物临床项目质量控制计划的制订，规范和确定现场质控标准和流程，确保临床项目在实施的过程中符合项目质量控制的要求，以提升项目质量。

2 适用范围

本院所有临床项目。

3 执行人

机构办公室质控人员。

4 规程

4.1 质量控制
是指在质量保证体系内所采取的技术和活动。

4.2 质控人员
包括QC、QA，为经过GCP培训、该项目培训的机构工作人员。

4.3 项目质控计划

4.3.1 因质控员的质控计划包含项目启动，应按照"××医院药物临床试验质量检查表（启动时）"（附件1）逐项检查，并参加项目启动会。

4.3.2 因质控员的质控计划包含项目首例受试者入组、日常质控，应按照"××医院药物临床试验质量检查表（进行中）"（附件2）逐项检查。

4.3.3 因质控员的质控计划包含项目EDC/CRF的锁库/撕表，应按照"××医院药物临床试验质量检查表（完成）"（附件3）逐项检查，病例的源数据核查（SDV）不少于入组例数的20%，临床项目需要质控人员完成质控、问题整改后，经PI和质控人员在EDC/CRF的锁库/撕表申请上签字后，方可锁库/撕表。

4.3.4 因质控员的质控计划包含项目关中心质控，应按照"××医院药物临床试验质量检查表（完成）"（附件3）逐项检查。

4.3.5 质控员根据项目的实际情况来最终确定项目质量控制计划。质控员需要着重考

虑以下标准或因素来制订项目的质量控制计划，这些标准或因素包括但不限于：

• 项目方案或协议中约定的质控要求；

• 主要研究认为存在严重质量隐患可能的项目关键点，如受试者的知情同意过程、筛选入选、试验用药品的发放/使用/回收、生物样本采集过程、受试者医学监护过程、生物样本预处理及存放情况等；

• 研究人员变动过于频繁的项目关键点。

4.3.6 项目完成后、归档前，QA对整个项目完成情况进行全面了解、抽查，并在试验报告、小结表盖章，质量控制表上签字。

4.4 质控的流程

4.4.1 质控前的准备

4.4.1.1 质控员应该收集并了解项目相关信息，包括但不限于研究方案或摘要、伦理审批情况、人遗传办申请情况、项目计划、目前项目的进展情况、SAE和方案违背情况、既往和目前可能存在的问题。

4.4.1.2 质控员应提前与研究人员/CRA/CRC沟通协调，一起确定现场具体质控时间。

4.4.2 质控执行

4.4.2.1 质控员向研究人员/CRC介绍本次质控的目的和程序，明确质控工作的大致时间安排和相关人员所需要配合的工作（此项不适用于实时质控）。

4.4.2.2 现场质控的内容包括但不限于：

• 试验方案和研究程序及其修改是否经伦理委员会批准；

• 研究人员资质；

• 临床试验操作的依从性（知情同意、研究药物管理、受试者管理、样本处理运送等）；

• 原始记录真实、完整性和准确性；

• CRF/EDC的完成情况；

• 方案违背情况；

• 受试者安全性关注情况；

• 伦理递交和伦理审查的情况；

• 具体问题可以参照"××医院药物临床试验质量检查表"。

4.4.2.3 质控员质控问题汇总，就相关问题询问研究人员/CRC，并做好记录。

4.4.2.4 质控员在整个质控过程中，需注意全程保证项目资料的完整性和保密性。

4.4.3 质控报告和后续跟踪

4.4.3.1 质控员根据质控情况在质控活动完成后5个工作日内完成"××医院

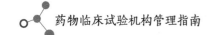
药物临床试验质量检查表"，重大发现需在1个工作日内上报PI/SUBI。

4.4.3.2 质控问题回复：研究人员/CRC就质控发现的问题进行梳理，明确责任人，除特殊问题，需在质控活动完成的15个工作日内，完成制订相应的整改或预防计划，并经PI和质控员签字确认后附相关问题的补充声明复印件交质控员存档。

4.5 质控过程中相关文件的存档

在项目质控过程中涉及的文件，包括项目质控计划、"××医院药物临床试验质量检查表"、质控问题回复、质控员质控日志，都应妥善保存在质控文件夹中。

附件1：××医院药物临床试验质量检查表（启动时）。（略）

附件2：××医院药物临床试验质量检查表（进行中）。（略）

附件3：××医院药物临床试验质量检查表（完成）。（略）

七、机构安全管理类标准操作规程

机构安全管理类SOP包括资料管理、药品管理、日常安全、受试者突发事件安全管理等，现以资料安全为例。

机构资料安全管理的标准操作规程

1 目的

保证本机构资料室的保存环境符合GCP要求。

2 适用范围

本机构保存的所有临床试验资料。

3 规程

3.1 防火工作

3.1.1 资料室严禁生明火，严禁吸烟，禁止携带易燃易爆物品进入。

3.1.2 熟悉消防器材的位置，不得随意移动或拿作他用，每季度检查一次，对失效过期的灭火器适时更换，使其保持良好的灭火状态。

3.1.3 掌握常用消防器材的使用方法。

3.1.4 每半年检查一次电器线路，破旧老化及时修理更换。

3.1.5 发现火情及时组织人员扑灭，根据火情程度选择拨打报警电话119。

3.2 防盗工作

3.2.1 资料室安装防盗门、防盗窗，并保持良好的工作状态。

3.2.2 工作人员下班时关锁好门窗，切断电源，上班时检查档案库房门窗、铁网、铁橱是否完好。

3.2.3 资料管理员保管好钥匙，不能随便借给他人。如钥匙丢失，应及时报告，必要时更换新锁。

3.2.4 资料室未经许可，非机构工作人员不得入内。

3.2.5 资料室资料出借工作应严格遵守借还登记制度。

3.3 防尘工作方面

3.3.1 每周进行一次清洁打扫，擦拭档案室地板、档案橱表面、橱内的灰尘，保持档案橱、档案自身的干净清洁。

3.3.2 适时开、关闭资料室门窗，防止灰尘、烟雾进入资料室及资料柜内。

3.4 防潮工作

3.4.1 资料摆放整齐，室内保持通风流畅，适时开、关闭资料柜门。

3.4.2 防止雨水进入资料室，设置湿度计，每天记录资料室内的湿度变化情况。

3.5 防虫工作

3.5.1 库房内严禁存放任何杂物。

3.5.2 定期施放杀虫驱虫药物（如樟脑丸），并根据药效时限适时更换。

3.5.3 及时查看虫害档案情况，一旦发现虫害档案，立即采取措施扑灭虫害，防止虫害档案的蔓延。

八、机构文件管理类标准操作规程

包括资料保存与档案管理标准操作规程，研究资料收集、整理的操作规程，日常文件管理标准操作规程，作废文件处理标准操作规程等。

资料保存与档案管理标准操作规程

1 目的

保障临床试验资料与档案的规范管理。

2 适用范围

医院药物临床试验机构办公室资料管理。

3 规程

3.1 药物临床试验机构办公室备专用文件柜用于资料和档案的保存。

3.2 药物临床试验机构办公室资料管理员负责各种资料和档案的保存。

3.3 药物临床试验机构办公室备专用登记本登记资料和档案的名称、来源、归档时间、分类。

3.4 药物临床试验机构办公室对各种资料和档案要分类保存，并编写目录。

3.5 资料和档案一般不得外借，特殊情况需外借者必须经药物临床试验机构办公室主任同意，并作好记录。

3.6 各种临床研究资料至少保存到试验结束或上市以后5年，如需销毁，经申办方书面同意后报药物临床试验机构主任批准后实施。

研究资料收集、整理的操作规程

1 目的

保障临床试验资料的完整、规范管理。

2 适用范围

医院药物临床试验机构办公室及各专业的资料管理。

3 规程

3.1 准备阶段

3.1.1 申办者/CRO在申报立项时根据立项审核SOP附件要求提交申报材料；机构办公室秘书进行形式审查，项目专员（研究助理）进行专项审查后，交资料管理员保存，做好相应的交接记录及建档。

3.1.2 项目经伦理委员会审查通过后，机构办公室秘书收集试验方案及其修正案（已签名）原件、伦理委员会批件及成员表原件、国家药品监督管理局临床试验通知书等文件，按项目分别装入文件盒内，贴上标签（标明方案名称），由机构办公室资料管理员保存。

3.2 进行阶段

临床试验进行阶段，由研究者/申办者/CRO收集并整理相关资料，以活页文件夹的形式，由研究助理保管并保存在研究场所。所有资料必须专柜、上锁存放。

3.3 试验完成后

3.3.1 主要研究者及其研究助手在项目完成后，将临床研究原始资料全部交机构办公室，经项目专员（研究助理）审查后（5个工作日内完成），交机构办公室资料管理员归档，建立相应归档记录（详细说明资料内容和份数）。

3.3.2 资料管理员将资料按专业归档，并按专业内项目的目录顺序排列，中心文件夹存于资料柜上层，CRF、知情同意书、原始病历等原件存于相同文件柜下层，必要时进行装订、打包。

附件1：××医院临床试验（Ⅱ～Ⅳ期）资料归档目录。（略）

附件2：××医院Ⅰ期临床试验资料归档目录。（略）

第六节

药物临床试验机构应急预案类文件

临床试验中为最大程度减少突发事件对受试者造成损害，需预先制订应急预案以采取迅速、科学、有序的措施应对临床试验中的突发事件。

一、基本原则

1. 依据2020年版《药物临床试验质量管理规范》，国务院办公厅颁布的《突发事件应急预案管理办法》《国家突发公共事件总体应急预案》等法律法规和有关制度，紧密结合实际，合理确定内容，切实提高针对性、实用性和可操作性。

2. 编制应急预案应当在开展风险评估和应急资源调查的基础上进行。结合本地区、本单位多发易发突发事件和主要风险制订应急预案，并根据实际情况变化适时修订完善。

3. 编制应急预案应标明预案的目的、范围、指导原则、应急措施、处理流程等。

二、制订要求

应急预案是临床试验机构依法、迅速、科学、有序应对突发事件，最大程度减少临床试验突发事件及其对受试者造成的损害的基础。由于药物临床试验风险远大于常规临床医疗工作，因此临床试验机构必须考虑预先制订突发事件应急预案。

药物临床试验应急预案主要分为两大类：一是各医疗机构针对突发事件的应急预案，如公共突发事件（包括突发公共卫生事件、自然灾害、事故灾难、社会安全事件）、停水、停电以及医疗机构特有的设备故障如中心供氧系统、负压吸痰系统故障等；二是临床试验特定应急预案，如受试者损害、紧急破盲、重大突发公共卫生事件、药物临床试验专用应急预案等。

针对医疗机构突发事件的应急预案应结合本医疗机构实际工作程序，着重明确风险隐患及防范措施、监测预警、信息报告、应急处置和紧急恢复等内容。

针对临床试验的应急预案，应明确风险种类、相应责任人、应急处理流程、处理措施、相关职能部门联系人、联系电话等内容。

针对突发公共卫生事件的临床试验专用应急预案，应着重保障受试者的权益，保障受试者与研究者的生命安全，制订试验是否继续进行的评估标准，明确保障试验进行的措施，制订受试者的跟踪访视流程，加强对受试者安全的监控，制订试验数据收集的方案。

针对特殊受试者和特定医疗机构、试验专业可制订特殊的应急预案，如传染病专科可制订医护人员职业暴露防护应急处理预案，精神专科可制订精神科药物过量、受试者自伤、伤人等应急预案。

三、药物临床试验相关预案

（一）药物临床试验应急预案

1. 目的

确保在临床试验中规范、及时、合理地处理受试者损害及突发事件，最大程度保障受试者的生命安全。

2. 适用范围

适用于药物临床试验。

3. 规程

药物临床试验应急预案的原则：防治结合，以防为主；强化培训，规范操作；统一领导，分级负责；快速反应，高效处置。

（1）预防

①明确职责：制订参加临床试验研究人员职责，所有参加试验的人员均应明确职责，按章办事，各负其责。

②制订标准操作规程：药物临床试验的各个环节，与试验有关的各项仪器、设备的操作以及医疗、检查操作均制订相应的SOP，相关人员须严格遵守执行，减少差错事故的发生。

③加强培训：参加药物临床试验的所有研究人员须参加药物临床试验相关培训；试验开始前召开临床试验启动会，对试验方案、SOP等进行培训。

④加强观察和随访：在药物临床试验中，研究人员应密切观察或随访受试者用药后出现的各种反应，以便及时发现不良事件或严重不良事件，给予及时处理。

（2）不良事件及严重不良事件的处理

①不良事件的处理：发生不良事件时，研究者应根据病情采取适当的诊治措施。根据不良事件发生的轻重程度，决定是否调整试验用药剂量或暂中断研究。

②严重不良事件的处理：发生严重不良事件时，研究者或当值医护人员应立即对受试者进行及时、恰当的救治，确保受试者安全。根据病情可采取停止受试者使用试验药物、暂停或中止该受试者试验启动紧急破盲程序等相应措施，详细记录破盲的原因，已破盲的受试者应中止试验。

③研究者应对所有不良事件进行追踪，根据病情决定随访时间，在随访过程中给予必要的处理和治疗措施，直到受试者得到妥善救治或病情稳定。

④研究者对不良事件是否与试验药物有关作出判断。

（3）不良事件及严重不良事件的记录　无论不良事件与试验用药有无因果关系，均应及时、准确、完整地记录在原始记录中，并填入病例报告表中。有关不良事件的医学文件包括实验室检查的通知单和检查结果报告等均应保存在原始文件中。

（4）严重不良事件的报告

①除试验方案或者其他文件（如研究者手册）中规定不须立即报告的严重不良事件外，研究者应当立即向申办者书面报告所有严重不良事件，随后应当及时提供详尽、书面的随访报告。同时应根据本机构和伦理委员会的要求进行报告。

②严重不良事件报告和随访报告应当注明受试者在临床试验中的鉴认代码，而不是受试者的真实姓名、居民身份证号码和住址等身份信息。试验方案中规定的、对安全性评价重要的不良事件和实验室异常值，应当按照试验方案的要求和时限向申办者报告。

③涉及死亡事件的报告，研究者应当向申办者和伦理委员会提供其他所需要的资料，如尸检报告和最终医学报告。

④如受试者救治需多科或院外协助，由主要研究者提出并组织进行。

⑤必要时汇报给专业负责人、机构办负责人及机构负责人，启动医疗救治程序。

（5）突发事件处理

①对于可预知的突发事件，如预报台风、洪水等，应及时通知受试者，根据实际情况采取相应措施，必要时可暂停或终止试验，一切以受试者生命安全为首要前提。当突发事件影响试验正常进行时应通知申办者并说明理由。

②当发生不可预知的突发事件时，如发生重大传染病疫情、不明原因的群体性疾病、重大食物和职业中毒等，立即为受试者提供紧急救援的医疗救护，最大限度地降低对受试者的损害，采取相应对策，积极进行调查、监测，力争早发现原因。

③发生自然灾害、战争等不可预知的突发事件，应根据实际情况采取相应救护措施，必要时可暂停或终止试验。

④对需要转移的受试者，应将受试者及其病历记录的复印件转运至接诊的医疗机构。妥善安排受试者到其他安全的地点（其他医疗机构等）接受随访和原疾病的治疗。

⑤立即向上级管理部门报告，并通知其他参与临床试验的中心。

⑥详细、准确、完整地记录突发事件过程及对受试者的应急处理措施。

（二）重大突发传染病疫情下药物临床试验受试者安全应急预案

1. 目的

加强疫情应对工作，积极防范、及时控制和有效地处理药物临床试验在疫情期间可能出现的各种情况，最大限度地保障受试者、GCP从业人员的健康安全，保证药物临床试验能正常进行和药物临床试验的质量。

2．适用范围

适用于突发重大传染病疫情下药物临床试验。

3．规程

（1）临床试验项目研究者/CRC等通过电话、微信等方式保持与受试者密切联系。

①了解受试者健康状况，提醒受试者加强疫情防护措施，确认受试者是否有疫情高发区域居住史或旅行史，是否有确诊或疑似感染人群接触史，或发热门诊就诊史，必要时提醒受试者及时进行隔离或就诊。

②了解受试者相关状况（如健康状况、AE、合并用药、试验药物依从性等），完成可远程进行的方案要求的随访内容，予以相应的医疗指导，并指导用药。

③提醒受试者主动与研究者保持联系，主动反馈个人的健康状况及用药信息等。

（2）若有受试者访视（如肿瘤项目等），应详细了解受试者是否有疫区居住或旅行史，近期是否有发热门诊就诊史，是否与确定病例或疑似病例有密切接触等，必要时进行传染病相关检测，确保排除感染。

（3）任何前往医院进行访视的受试者，研究者/CRC应按照医院疫情登记表做好登记和记录，以备后续可追查。

（4）合理预约时间，避免受试者集中访视，防止交叉感染。

（5）确实需要进行相关检查的，采取就近原则，常规检查建议在当地医疗卫生机构进行。需要进行特殊检查时，通过研究者申请可前往本研究中心进行相关检查。申请流程：研究者提交临床试验疫情期间特殊检查申请表——机构办沟通协调各相关部门（财务、检验/检查室、门急诊、网络等）——确定后反馈给研究者——通知受试者前往本中心。

（6）临床试验研究者应安排独立的洁净区域（或远离感染区域）进行受试者随访，需要住院随访的受试者，应尽量安排独立的病房专门用于受试者随访住院，避免交叉感染。

（7）对于疫情期间确实无法完成的特殊检查项目，可作为超窗或数据缺失处理，在条件允许或疫情过后尽快进行补充检查；并做好相应方案违背（PD）的记录和说明，以便核查。

（三）重大突发传染病疫情下试验用药品发放应急预案

1．目的

为做好突发重大传染病疫情防控工作，保障受试者、GCP从业人员的健康安全及临床试验的顺利进行，对来院访视和不能回院访视的受试者进行及时发药，以避免因停药导致疾病进展的风险。

2．适用范围

适用于突发重大传染病疫情下药物临床试验。

3．规程

（1）来院访视的受试者发放试验药品

①项目CRC/项目授权药品管理员凭研究者开具的"药物临床试验专用处方"从GCP/专业药品管理员（根据各中心试验药物管理模式决定）领取试验用药品。

②药品管理员审核处方，按处方上的药物数量发放。项目CRC按照试验用药品转运要求将药物转运至临床试验项目授权药品管理员，项目授权药品管理员对受试者进行试验药物发放。

（2）不能回院访视的受试者寄送试验药品

①疫情期间，对不能回院访视的受试者可进行快递发药，申办者在征得研究者和机构同意后，提供"药物寄送申请函""药物发放记录""药物接收记录"到试验机构。

②研究者开具"药物临床试验专用处方"，项目CRC预约快递员到GCP中心药房/专业领取试验用药品，药品管理员审核处方并发放药物，记录"药品发放接收记录表"。

③快递员从GCP中心药房/专业取件，并按照试验方案要求对药物进行运送，药品管理员须对取件过程及快递单进行拍照，并保留快递底单，与"药物寄送申请函""药物发放记录"一并保存至试验项目文件中。

④药品管理员须及时将快递单号告知CRC和受试者。待快递签收后，CRC告知受试者填写"药物接收记录"。

⑤"药物接收记录"与"运输温度记录"需寄回至机构，药品管理员将其保存于试验项目文件中。

（3）特殊专业处理预案　因突发重大传染病的疫情防控要求，特殊专业（如感染专业、呼吸专业等）领取试验用药品无须"药物临床试验专用处方"。研究者从门诊电子病历系统的医疗文书中查找"药物临床试验电子处方"模块，开具"药物临床试验电子处方"并提交（需有研究者电子签名）项目授权的药品管理员打印电子处方，药品管理员凭电子处方发放试验药物。

（四）重大突发传染病疫情期间药物临床试验管理应急预案

1．目的

为保护好受试者安全，落实申请人主体责任，保证临床试验质量和数据准确、完整、可溯源，完善和做好特殊时期的药物临床试验管理工作。

2．适用范围

重大突发传染病疫情期间药物临床试验。

3．规程

（1）受试者保护原则　疫情期间参加临床试验的所有人员应按照国家公布的重大突发传染病疫情防控工作要求制订个人防护措施，特别是应加强受试者个人防护管理，切实保护受试者。

（2）药物警戒与风险管理

①应建立完善的临床试验期间药物警戒体系。应严格按照药物警戒工作要求开展安全信号监测、分析、处理和报告，制订切实可行的风险控制措施，按要求及时上报可疑且非预期严重不良反应（SUSAR）。

②应针对已知和潜在风险制订完善的风险控制措施，制订科学严谨的临床试验方案和知情同意书，并根据疫情和研究进展不断进行更新和完善。

③若发现存在安全问题或其他风险的，应制订明确的停药标准，及时调整临床试验方案、暂停或者终止临床试验，并及时报告伦理委员会和国家药品审评部门。建议及时提出风险沟通交流。

④应考虑建立数据与安全监察委员会（DSMB），定期评估整体试验的风险和有效性。

（3）重大突发传染病（如新冠肺炎）药物的临床试验管理

①强化药物临床试验信息及时报告和风险评估：对于经特别审批程序批准开展的药物临床试验，应向药审中心每日报告临床试验进展及安全性汇总信息，并主动开展风险评估。若当日无进展或新的信息，也需简单说明。对于阶段性的临床研究进展情况，也应及时报告。药审中心对申请人每日报告的安全性信息进一步开展风险识别和评价，必要时提出风险控制建议或风险沟通交流。

②临床试验方案的变化：在临床试验设计和实施过程中，应充分考虑紧急状态下临床试验开展可能面临的问题，结合对疾病认知的进展和科学评价的需要，对临床试验设计中受试者入组、疗效评价指标和评价方法、随访策略等进行详细说明，以确保受试者安全和试验顺利开展。应充分考虑受试者和适应证的特殊性，考虑患者亲自签署知情同意书的可行性，必要时采用替代性的知情同意方法，如电子方式等。

③临床试验地点的管理：疫情期间，国家对重大突发传染病患者进行定点医院集中收治管理。申办者应与研究者、研究单位等及时联系，及时提出机构备案申请，在满足《药物临床试验质量管理规范》等技术要求前提下开展临床试验。获得特别批准的临床试验机构伦理委员会负责审查临床试验方案的科学性和伦理合理性，审核和监督研究者的资质。主要研究者应监督临床试验实施的情况及各研究人员履行工作职责的情况，并采取措施对临床试验进行质量管理，确保数据准确、完整、可溯源。

④临床试验监查和稽查的特殊考虑：在临床试验监查和稽查方面，如果现场监查

可以运行，其监查范围应当充分考虑相关法规的限制、监查的紧迫性以及机构工作人员的可行性，并且应在研究机构同意的情况下进行。临时替代措施可能包括取消或推迟现场监查访视、延长监查访视的间隔、进行电话和视频访问、使用中央和远程监查，采取任何替代措施时应考虑不给研究机构工作人员和设备带来额外负担。

（4）其他在研药物的临床试验管理：受疫情影响，应加强从受试者招募开始到临床试验结束的全过程的质量管理。

①重新评估临床试验的启动和进行：重新评估受试者安全（如疫情对临床试验按方案实施的影响是否给受试者带来了新的安全风险，临床试验实施的变更给受试者安全带来的影响等），最大程度保护受试者安全。

②关闭试验机构和启动新试验机构：如果某个机构无法继续参与，则应考虑是否将其关闭以及如何在不损害已入组受试者安全和数据有效性的前提下进行。如果必须关闭试验机构，则应将受试者转移到远离风险区或离家较近的研究机构、已经开展试验的机构或可能产生的新试验机构。

③在应急情况下，除非没有其他解决方案，通常不建议启动新试验机构。如果需要紧急启动新试验机构进行关键性试验访视，可以先作为紧急安全措施实施，然后提交重大方案修改申请。

④如需要转移受试者，受试者和研究者（接收机构和派遣机构）应就转移相关事项达成一致，接收机构应可以访视派遣机构之前收集的受试者信息/数据、可以对任何电子病历报告表进行调整和输入新数据。应考虑转移过程对于受试者的影响并作出运输、交通等方面的安排。

（5）暂停或终止治疗

①应考虑受试者是否可能从试验药物治疗中获益、是否有合适的替代治疗、所治疗疾病或状态的严重程度、更换其他治疗所涉及的风险等。某些情况下，即使只是暂停试验，也有可能损害受试者安全，应考虑采取措施以避免受试者受到损害。

②由于缺乏药物供应、无法管理或确保试验药物的安全使用，可能有必要停止试验药物的使用，应就此与监管机构及时沟通，确认后再考虑修改方案、停用试验药物。

③受试者被终止试验药物治疗后应给予适当的管理。

（6）改进临床试验安全管理的可能措施

①加强对受试者的关注：可通过电话、微信等多种途径密切了解受试者健康状况，确认受试者是否有疫情高发区域居住史或旅行史、是否有确诊或疑似感染人群接触史、发热门诊就诊史等，一旦出现安全性相关问题应及时处理。

②受试者的访视：若研究机构有对受试者进行重大突发传染病筛查的要求，除非

申请人将收集的数据作为新的研究目标，否则即使在临床研究访视期间进行，也无须作为方案修改进行报告，但应做好相关记录。如受试者确诊为新型冠状病毒肺炎，则中断研究药物直到感染治愈或感染排除。在进行风险评估后确定是否实施替代性安全评估方法，如将实地访视转换为电话或视频访视、推迟或取消访视，确保极其必要的访视才在研究机构内进行；当实地访视减少或推迟时，研究者应继续通过替代方式收集不良事件；在替代的评估机构（当地实验室或影像学中心）中完成常规检查。研究者应尽早对检测结果进行审阅、评估和处理，并做记录。这些替代方法应足以确保试验受试者安全。在方案未变更之前，应做好相应方案违背的记录和说明。

（7）试验药品的发放

①如果经过评估受试者仍需继续药物治疗，但定期实地访视受到影响或为了减少可避免的访视时，可能有必要变更试验药品的发放。

②对于试验药品发放的变更，首要目标是根据试验方案给受试者提供试验药品，以确保受试者安全和临床试验完整性。通常可以自行使用的试验药品，可能会调整为替代的安全运送方法。

③在方案变更前，应通过方案偏离记录试验药物发放方式的变化。对于通常在医疗机构才能使用的试验药品，建议与监管部门沟通替代性用药计划。

④当不能作出适当的替代安排时，在确定停止试验药物治疗时，继续参与研究可能是一个合适的选择（尽管可能延迟评估）。

⑤变更运输和存储安排不应违背治疗盲法设计。研究者应关注并持续与受试者沟通，并做好研究药品清点、储存条件等相关记录。

（8）知情同意的变更

①已经参与临床试验的受试者可能对方案的变更等需要重新同意，应避免受试者仅为了重新同意而特意前往研究者机构，可考虑用代替手段获得重新同意。例如通过电话或视频电话与受试者联系，获得口头同意并附上电子邮件确认。

②在获得重新同意之前，应通过电子邮件、邮件或快递方式将批准的最新患者信息表和同意书提供给受试者。对于以此种方式获得的同意应记录在案，当受试者可以返回日常试验机构时，应该尽早通过常规同意程序进行确认。

（9）疫情期间临床试验数字化技术的应用：受疫情影响，传统临床试验面临着许多实际困难，可考虑选择远程虚拟临床试验方法，借助智能化临床试验系统来设计试验方案，选择试验机构和研究者，避免受试者入组竞争等，如在社交媒体发布试验信息进行患者招募，受试者注册成功后完成电子知情同意书并获得受试者ID，受试者通过物流方式收到药物。随着临床试验电子化系统中远程检查和数据管理系统建设的逐渐成熟，疫情期间可采用远程的数字化技术来有效开展药物临床试验。

（五）受试者损害应急预案

1．目的

为了及时、有效地防范和处理临床试验中受试者损害，保证受试者的急救过程高效快速，制订本预案。

2．适用范围

本预案适用于临床试验过程中发生的受试者损害，包括药物不良反应、不良事件、严重不良事件的处理。

3．相关定义

（1）药物不良反应（ADR） 临床试验中按规定剂量正常应用药品过程中产生的对人体有害或者非期望的反应，与药品应用有因果关系。

（2）不良事件（AE） 受试者接受试验用药品后出现的所有不良医学事件，可以表现为症状体征、疾病或者实验室检查异常，但不一定与试验用药品有因果关系。

（3）严重不良事件（SAE） 受试者接受试验用药品后出现死亡、危及生命的情形，永久或者严重的残疾，或者功能丧失，受试者需要住院治疗或者延长住院时间，以及先天性异常或者出生缺陷等不良医学事件。

（4）可疑且非预期严重不良反应（SUSAR） 临床表现的性质和严重程度超出了试验药物研究者手册、已上市药品的说明书或者产品特性摘要等，已有资料信息的可疑并且非预期的严重不良反应。

4．处理措施

（1）住院受试者损害及突发事件处理

①当住院受试者出现损害及突发事件时，护士应立即向值班医生汇报。

②值班医生应根据病情采取相应的应急措施，并立即报告主要研究者、本专业负责人、防范和处理临床试验中受试者损害事件的办公室，必要时可直接向药物临床试验机构负责人报告，初步判断与试验药物之间的因果关系、相关性及损害程度，同时做好相应的记录，将其症状、体征、实验室检查、损害出现时间、持续时间、程度、处理措施、经过等记录于原始病历中。如情况危急，可直接将受试者转至重症监护病房（ICU）。

③主要研究者接到汇报后应立即亲自或委派高年资的医生到病房协助处理，防范和处理临床试验中受试者损害事件办公室负责协调。

④现场医生可根据病情决定是否终止试验，或者仅调整试验用药品剂量/暂时停止试验。

⑤如属严重不良事件，需要紧急破盲以确定用药种类时，由主要研究者决定是否破盲，并根据标准操作规程拆开应急信件，详细记录破盲过程。研究者将处理结果通

知临床试验监查员及申办者。

⑥对发生不良反应的受试者，应观察和随访至症状或体征及相应理化检查恢复至正常。

（2）门诊受试者及随访受试者损害事件处理

①实行主要研究者负责制。

②与受试者建立通畅的联系，受试者至少知道以下人员或部门的联络电话：研究者、主要研究者或药物临床试验机构办公室。

③主要研究者、药物临床试验机构办公室、医院医疗管理部门、医院总值班一旦接到受试者出现不良事件的通知，且受试者须进行紧急处置时，药物临床试验机构办公室应立即组织外出预备队。

④外出预备队将受试者接至医院相关科室或ICU。

⑤如属严重不良事件，需要紧急破盲以确定用药种类时，由主要研究者决定是否破盲，并根据标准操作规程拆开应急信件，详细记录破盲过程。研究者将处理结果通知临床试验监查员及申办者。

5. 处理流程

一旦出现受试者损害，研究者应第一时间组织病史询问和检查。同时立即通知主要研究者到现场指挥应急工作，并做好抢救准备。主要研究者启动应急预案，尽快判断不良事件、严重不良事件与试验药物的关系。受试者损害处理流程见图5-1。

（六）药源性过敏性休克急救预案

1. 目的

为了保证受试者在参加试验时出现药源性过敏性休克能得到快速、有效的处理，特制定本应急预案。

2. 适用范围

适用于药物临床试验。

3. 内容

（1）基本考虑　在及时处置、对症处理的基础上，临床试验用药品若为仿制药、改良型创新药应参考研究方案、研究者手册所述前期临床研究结果，同类药物不良反应进行考虑，若为创新药物，应根据临床前药理毒理数据、前期临床试验结果考虑。

（2）诊查要点

①具有明确的用药史　以β-内酰胺类抗生素，尤其是青霉素类最为常见；其他抗菌药物、血清制品、生物制品和中药制剂也是常见的变应原。

②表现　半数患者于用药后5分钟内发生过敏性休克的症状。

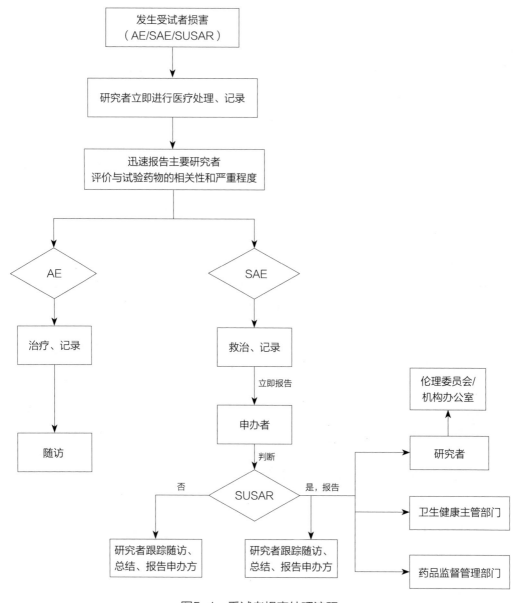

图5-1 受试者损害处理流程

呼吸道阻塞：如胸闷、呼吸困难、发绀，甚至窒息。

循环衰竭：如面色苍白、脉搏细弱、血压下降、四肢厥冷。

中枢神经系统症状：如昏迷、抽搐、大小便失禁。

急性荨麻疹。

可伴有腹痛、腹泻、恶心、呕吐、发热、咳嗽等症状，严重者可合并急性肺水肿。

（3）抢救措施

①立即终止使用可能引起过敏性休克的药物。

②立即肌内注射或静脉注射肾上腺素0.5～1mg，必要时继以肌内注射或皮下注射肾上腺素0.5mg。

③肌内注射抗组胺药异丙嗪25～50mg。

④静脉滴注肾上腺皮质激素：氢化可的松200～400mg+葡萄糖注射液（5%～10%）200ml，或静脉注射地塞米松5～10mg。

⑤呼吸支持：保持呼吸道畅通，口罩或鼻导管给氧，也可应用鼻塞或鼻面罩行持续气道正压通气（CPAP）给氧；严重梗阻时，应立即行环甲膜穿刺或气管插管下行气管切开。

⑥纠正酸中毒：静脉滴注4%碳酸氢钠注射液。

⑦注射氨茶碱，治疗气管痉挛。

⑧酌情选用血管活性药：多巴胺，间羟胺。

（4）疗效标准　处理后症状消失，生命征正常为显效；症状好转、生命征较前改善为有效；症状无减轻或加重，生命征无改善或较前恶化为无效。

第七节

专业文件体系建设

✚

在药物临床试验机构文件体系的基础上，各临床试验专业科室应构建适用于专业药物临床试验实施的文件体系，包括适用于药物临床试验的全过程、各个环节、每个步骤和各项操作。包括管理制度、职责、标准操作规程（SOP）、人员培训、与本专业病源相适应的药物临床试验设计规范及应急预案等。

通常，各临床试验机构已建立有适用于全院的文件体系，对于适用于本专业的管理制度、职责、标准操作规程，可以采取适用原则。同时专业科室所建立的管理制度、职责、标准操作规程应符合本机构运行管理文件体系，并非越多越好，应从需要出发，围绕药物临床试验的工作来制订。

在组织起草之前，专业科室应在学习机构相关文件的同时确定本专业的组织管理结构，在进行相应的法律法规、GCP知识培训后，成立专业科室的专门起草小组。起草小组由本专业具有临床试验工作经验的业务骨干组成，同时可邀请机构文件体系建设的人员予以参加指导，以保证内容的全面性、准确性和可操作性。杜绝由管理人员包办一切，闭门造车，脱离专业背景的情况下编写可操作性差的文件，导致临床试验实施过程中研究者无法按文件执行，最终使文件失去可行性、适用性。

药物临床试验文件应包括但不限于以下内容：专业名称、文件类别、文件名称、文件编码、版本号、拟定人及拟定日期、审核人及审核日期、批准人及批准日期、生效日期、审查/修订记录、正文、页码等。文件内容确定，文字准确易懂，条理清楚，易理解，详细具体，所谓"写所要做的，做所已写的"。

一、专业科室人员制度类文件

药物临床试验专业科室人员制度类文件通常包括临床试验运行管理、人员培训、合同管理、质量管理、药品管理、生物样本管理、资料档案管理、仪器设备管理、受试者权益保障、人类遗传资源跟踪管理等制度类文件。其中部分制度是根据临床试验机构的制度文件建立，专业科室可根据本专业特色和试验方案要求增加和建立相应的制度类文件，如麻醉药品管理、弱势受试者知情同意等制度类文件。

（一）运行管理制度

1．试验前

（1）专业负责人/主要研究者应全面了解受试药物的各种相关资料，结合本专业实际情况，确定是否承接该药物临床试验。

（2）确定主要研究者及参与研究人员。

（3）主要研究者应依照国家药物临床试验的相关指导原则审阅/修订临床试验方案、受试者知情同意书、研究者手册等临床试验相关文件，必要时召开团队研究人员对试验方案等进行讨论（如为组长单位，由主要研究者与申办方共同制订临床试验方案、病例报告表及知情同意书）。

（4）主持/参加临床方案讨论会。

（5）所有药物临床试验的相关资料经研究修改后，主要研究者审核签字后提交药物临床试验申请送药物临床试验机构办公室审核。

（6）获得药物临床试验机构审批表后，研究者根据审批意见进行修改补充和完善；按照伦理初始审查文件提交清单报送医学伦理委员会审查。

（7）获得医学伦理委员会审查意见且同意后方可启动临床试验，如研究方案需进行修改补充，则应在修改补充后重新报送医学伦理委员会。

（8）与申办者/CRO确定各方职责、各项费用、完成例数和完成时间，并签署临床试验协议。

（9）临床试验各方如有涉外企业或国际合作等符合人类遗传资源审批的范畴，还需获得遗传办批件后方可开展。

（10）临床试验所需药品、物资、仪器设备及文件资料送达本中心及专业，经验收合格。

（11）召开启动会，使所有参加临床试验的人员充分了解试验方案及试验用药品，明确各自在试验中的分工和职责。

2．试验中

（1）试验中应严格按照《药物临床试验质量管理规范》、试验方案和标准操作规程进行，及时如实记录相关数据和资料。

①根据试验方案筛选受试者。

②研究者或者指定研究人员应当给予受试者或者其监护人充分的时间和机会了解临床试验的详细情况，并详尽回答受试者或者其监护人提出的与临床试验相关的问题。受试者或者其监护人以及执行知情同意的研究者应当在知情同意书上分别签名并注明日期，如非受试者本人签署的，应当注明关系。

③病史记录中应当记录受试者知情同意的具体时间和人员。

④在临床试验和随访期间，对于受试者出现与试验相关的不良事件，包括有临床意义的实验室异常时，确保受试者得到妥善的医疗处理；并按规定将试验过程出现的不良事件及严重不良事件及时报告相关部门。

（2）试验用药品的接收、贮存、领取、回收、退还及未使用的处置等管理应当遵守法规、机构和本专业制度和SOP，并保存记录。

（3）试验用药品应严格按照试验方案使用，应当向受试者说明试验用药品的正确使用方法。

（4）所有临床试验数据是从临床试验的源文件和试验记录中获得的，是准确的、完整的、可读的和及时的。

（5）试验期间应接受申办者委托的监查员或稽查员的监查或稽查。

（6）各项数据经整理、归纳处理后形成分中心小结报告，经主要研究者审核签字后提交药物临床试验机构办公室审核。

3．试验后

（1）试验结束后，主要研究者应将该临床试验全部文件及原始资料归档。归档时由项目质控员或资料管理员进行检查，确定各项资料的完整性，并经机构办公室资料管理员审核后归档于机构档案室登记并保存。

（2）药品管理员将剩余药品退还申办者，并如实记录。

（3）主要研究者组织人员将仪器设备、剩余物资等归还申办者，并如实记录。

（4）申办者申报生产时，如需调阅有关试验资料，必须有申办者的正式调阅函，且该资料应由试验人员进行检查；调阅函归档，机构资料管理员如实记录。

（二）人员培训制度

（略）

（三）质量管理制度

1. 由本专业负责人指派与承担药物临床试验项目无关的具有一定药物临床试验经验，熟悉GCP要求的专业质控员负责，对药物临床试验各个环节，包括试验前、中、后期实施质量控制和监督。

2. 主要研究者对药物临床试验的全过程实施质量控制与监督。

3. 专业科室应有合格的研究人员、良好的试验设施、相应的管理制度和SOP确保临床试验顺利开展。

4. 试验项目启动时，试验专业组须组织召开启动会，对所有参加临床试验人员进行培训，并对培训情况进行记录，专业组和项目组质控员需参加启动会，熟悉试验方案和流程，将试验实施过程要求和注意事项告知研究人员。

5. 专业质控员应及时对CRF/EDC中的数据进行复核，确保结果真实可靠。

6. 专业科室应认真接受和配合有关部门和人员对临床试验的监查、稽查和检查。

7. 质控

（1）专业质控员和项目质控员应严格执行GCP及遵守国家有关法律法规，严格按试验方案进行质控，并保证有充分时间对临床试验全过程进行质控。

（2）掌握临床试验的进度和试验过程中发现的问题，及时向主要研究者、专业负责人、机构办公室报告，以便及时改进。

（3）严格按试验方案的要求对每一例病例的入排标准、检验检查、药物过程管理、生物样本管理等记录进行审查和核对，对发现的问题及时与研究人员沟通。

（4）审核知情同意书是否按标准操作规程签署。

（5）核对受试者的门诊或住院病历记录，确认研究者记录的源文件是真实、准确、完整的，核对源文件与CRF/EDC数据的一致性，确认CRF/EDC上的数据是来源于源文件，并与源文件一致。

（四）药品管理制度

临床试验药品管理模式一般有机构中心药房统一管理模式、专业科室管理模式、机构中心药房和专业科室共同管理模式。目前大部分机构采用机构中心药房统一管理模式。特殊情况如治疗血友病使用的凝血因子等生物制品，治疗心肌梗死使用的溶栓药物等，可由专业科室临时管理。

1. 临床试验专业需按照《药品管理法》《药物临床试验质量管理规范》等法规要求管理试验用药品。

2. 药品管理员负责接收、保管（特殊药物需专柜加锁）、发放/领取（严格按照试验方案的药品发放计划）。验收、发放/领取、回收均要有记录，且双人签名。

3. 验收试验用药品时，申办者应提供药品检验报告书；验收应记录，记录的内容包括品名、剂型、规格、剂量、效期、批号、数量及生产厂家等。

4. 检查验收试验用药品要求：包装完好，生产厂家与批号要与药检报告书相符，数量相符。试验要求双盲的，试验用药品与对照药品在外形、气味、包装、标签和其他特征上均应一致。

5. 双盲对照药品的随机分组编号，在发药前必须严格检查确保无误，发放及揭盲严格按照试验方案执行。

6. 每天记录药品储藏温度及湿度，查看试验药品储藏环境，发现异常情况立即进行处理，确保试验用药品按照贮藏要求储藏。

7. 试验用药品近效期（3个月内）时通知申办者补充。

8. 研究者开具专用的临床试验专用处方，由授权药品管理员/研究护士/CRC领取试验用药品。

9. 试验期间，专业药品管理员/CRC负责回收受试者未使用的试验用药品和已使用的试验用药品外包装。

10. 试验结束后，专业药品管理员/CRC负责回收试验用药品和试验用药品外包装。

11. 试验结束后，药品管理员应清点、核对剩余的试验用药品及已回收的试验用药品外包装，核对无误后退回申办者。

12. 所有试验用药品仅用于该项目的受试者，用法用量应严格按照试验方案。

13. 不得将试验用药品用作其他用途，严禁向受试者收取药物使用费用。

（五）生物样本管理制度

（略）

（六）资料管理制度

1. 专业负责人指派专业资料管理员管理本专业所有临床试验项目。

2. 本专业承接的每一项临床试验均应有相应的档案，每份档案需保证其内容完整性、准确性及真实性。

3. 应建立独立的档案室和文件柜，专门存放临床试验资料。

4．档案室钥匙由专业资料管理员保管，非档案室人员不得入内。

5．档案室保存应满足的要求：防水、防火、防盗、防虫、防尘及恒温，确保档案的安全。

6．档案按临床试验项目编号存放，编制柜号和存放示意图，便于查找，每项临床试验结束时及时对资料及文件进行整理、分类、登记与保存。

7．已结束的临床项目资料，按照《药物临床试验质量管理规范》要求，依据临床试验准备阶段、进行阶段、完成阶段所必须保存的文件目录，由项目研究人员整理后与专业资料管理员办理好交接手续后，及时归档至机构档案室保存。

8．严格控制直接接触档案的人员，避免资料遗失或泄密。

9．借阅档案的人员需经专业负责人/PI同意，在本专业资料室阅读、查看，不得私自带出、撕毁、修改、复印。特殊情况需经专业负责人/PI同意，做好借阅登记，并在限定时间内归还。

10．遵守档案相关规定，做好档案资料的保密管理工作。

（七）仪器设备管理制度

（略）

二、专业科室人员职责类文件

药物临床试验专业科室人员职责类文件通常包括专业负责人、主要研究者、研究医生、研究护士、专业秘书、质控员、药品管理员、资料管理员、临床研究协调员（CRC）的职责类文件。其中部分职责是根据临床试验机构的职责文件建立，本专业可根据自己专业特色和试验方案要求增加和建立相应的职责类文件，如麻醉药品管理员、影像评估者、非盲和盲态研究护士、盲态评估者等职责类文件。

（一）专业负责人职责

1．临床试验专业负责人应具备的条件

（1）具有在临床试验机构的执业资格；具备临床试验所需的专业知识、培训经历和能力。

（2）具有一定的行政职务，一般由本专业主任或副主任兼任。

（3）能够根据药品监督管理部门和本医院机构的要求为本专业临床试验开展提供相应的场地用于受试者接待、临床试验药品和资料管理，具有完成临床试验所需的必要条件。

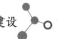

（4）熟悉并遵守《药物临床试验质量管理规范》和临床试验相关的法律法规。

2．临床试验专业负责人的职责

（1）全面负责本专业药物临床试验的建设和组织管理。

（2）确保本专业研究设施、设备和实验条件符合GCP要求；确保本专业组有足够的研究人员，并按规定履行其职责。

（3）指派有资格的人员管理本专业试验用药品（如适用）、临床试验项目资料、生物样本、临床试验数据等；确保本专业临床试验秘书、质控员、资料管理员、药品管理员（如适用）等按规定履行其职责。

（4）对本专业开展的每项药物临床试验进行审批，掌握本专业各项药物临床试验工作的开展（如适用）。

（5）评估临床试验方案在本专业开展的可行性及风险，与本医院机构沟通是否承接临床试验项目；必要时参与临床试验方案的制订和讨论。

（6）统筹安排本专业拟承接临床试验项目，选择合适的有资质的主要研究者负责；确保主要研究者在临床试验约定的期限内有按照试验方案入组足够数量受试者的能力；确保主要研究者在临床试验约定的期限内有足够的时间实施和完成临床试验。

（7）协调本专业组人员共同参与药物临床试验的工作，确保临床试验项目的顺利实施。

（8）组织本专业研究者每年不定期参加GCP培训。

（9）组织和协调SAE处置和纠纷，当发生SAE时，及时督促研究者对受试者进行必要的医疗处置，必要时组织相关科室进行会诊或转诊，保障受试者的合法权益。

（二）研究医生的职责

1．研究医生应具备的条件

（1）具有医学专业本科及以上学历。

（2）具有在本专业的执业资格，具备临床试验所需的专业知识、培训经历和能力。

（3）参加GCP培训并获得证书，能实时更新GCP及相关法规知识。

（4）了解临床试验过程和本专业临床试验项目开展情况。

（5）经临床试验项目主要研究者（PI）授权，需要承担所有与临床试验有关的医学决策责任。

2．研究医生的工作职责

（1）在主要研究者的指导下参与研究方案、研究手册、CRF、知情同意书的设计/修改。

（2）协助主要研究者准备伦理委员会所需材料和汇报幻灯片。

（3）参加启动会议，熟悉临床试验方案，就临床试验可能出现的问题进行充分讨论。

（4）与主要研究者共同制订受试者入选计划。

（5）在临床试验过程中协助主要研究者，按研究方案治疗、随访受试者。

①知情同意：给予受试者或者其监护人充分的时间和机会了解临床试验的详细情况，并详尽回答受试者或者其监护人提出的与临床试验相关的问题，受试者或者其监护人以及执行知情同意的研究者应当在知情同意书上分别签名并注明日期，如非受试者本人签署，应当注明关系；病史记录中应当记录受试者知情同意的具体时间和人员。

②筛选可能的受试者。

③对受试者进行体格检查和其他辅助检查。

④严格按照方案审核受试者是否符合入组条件。

⑤进行原始资料（门诊、住院病历）的记录工作。

⑥按试验方案开医嘱及试验用药品处方。

⑦指导受试者用药。

⑧按研究方案进行疗效和安全性评价。

⑨按研究护士/临床研究协调员（CRC）安排的预约时间接待受试者定期访视。

⑩在临床试验和随访期间，对于受试者出现与试验相关的不良事件，包括有临床意义的实验室异常时，应当保证受试者得到妥善的医疗处理，并将相关情况如实告知受试者；避免使用试验方案禁用的合并用药；存在合并疾病需要治疗时，应当告知受试者，并关注可能干扰临床试验结果或者受试者安全的合并用药。

（6）及时处理、记录不良事件，协助主要研究者（PI）处理、上报SAE。

（7）盲法试验应当按照试验方案的要求实施揭盲。若意外破盲或者因严重不良事件等情况紧急揭盲时，需向主要研究者和申办者汇报。

（8）在临床试验的信息和受试者信息处理过程中应当注意避免信息的非法或者未授权的查阅、公开、散播、修改、损毁、丢失。

（9）临床试验数据的记录、处理和保存应当确保记录和受试者信息的保密性。

（三）研究护士职责

1. 研究护士应具备的条件

（1）具有护理专业专科及以上学历。

（2）具有在本专业的执业资格，具备临床试验所需的专业知识、培训经历和能力。

（3）愿意从事临床试验相关工作。

（4）参加GCP培训并获得证书，能实时更新GCP及相关法规知识。

（5）了解临床试验过程和本专业临床试验项目开展情况。

（6）经临床试验项目主要研究者（PI）授权。

2．研究护士的工作职责

（1）熟悉药物临床试验过程，并严格遵守GCP和试验方案要求。

（2）参加项目启动会　熟悉试验方案和研究程序，熟悉试验流程、药品保存条件等。

（3）协助研究者完成受试者管理工作　受试者招募，筛选潜在的受试者，安排受试者访视，安排实验室各项检查、获取检查结果，了解受试者身体状况，及时更新受试者信息。

（4）负责生物样本的采集、处理、保存和运送工作。

（5）负责本专业临床试验用药品和相关临床试验物资的管理，包括药物的回收和归还，并完成相关记录。

（6）熟练掌握药物临床试验抢救预案，保证抢救仪器性能完好，并时刻处于备用状态（如呼吸机、心电图仪、除颤仪、氧气及吸引装置等）；确保临床试验过程所需仪器、设备运行正常，做好检查和管理工作。

（7）熟悉试验用药品的作用及安全性；熟悉药物的使用方法，注射剂试验用药品配置应严格按照试验方案要求或相关SOP执行。

（8）协助研究者做好受试者的宣传教育工作，如药物的使用、保管及注意事项，日记卡的记录等；建立良好的受试者联系网络，定期随访，及时了解、掌握受试者病情变化。

（9）在主要研究者（PI）授权下协助研究者填写病历报告及差异解决（需要进行医学判断的除外）。

（四）专业秘书职责

（略）

（五）药品管理员职责

1．药品管理员应具备的条件

（1）熟悉和掌握试验用药品的监管要求。

（2）熟悉和掌握试验用药品质量标准。

（3）参加GCP培训并获得证书，能实时更新《药品管理法》《药物临床试验质量管理规范》及相关法规知识。

（4）了解临床试验过程和本专业临床试验项目开展情况。

（5）具有本专业执业的相关技术人员。

（6）掌握和熟悉申办者对药品管理的相关要求及相关表格的填写。

（7）经临床试验项目主要研究者（PI）授权。

2．药品管理员的工作职责

（1）负责本专业临床试验用药品的管理；试验用药品发放时，领药人须持"药品临床试验专用处方"；研究者必须将"专用处方"信息填写完整准确，药品管理员核对无误后方可发放试验用药品；试验用药品发放应严格遵守核对制度。

（2）负责本专业试验用药品的接收、清点、储存、发放/领取、回收、返还或销毁；确认试验用药品的合格性（专业科室管理模式）；机构药品管理员负责试验用药品的发放和回收，并做好相应的记录，专业药品管理员负责试验用药品的分发和回收，并保留记录，记录应包括试验用药品及编号、受试者编号、发放日期、数量、批号、有效期、回收数量和日期等，分发人和复核人应签字（机构中心药房统一管理模式）。

（3）参照药品储存的相关规定及申办者提供的方案要求进行试验用药品的储存；按照药品的储藏条件的要求不同，对于药品进行分类管理。

（4）建立试验用药品出入库记录，定期对试验用药品进行清点。若有不一致，应查明原因并通知相关人员。

（5）负责将剩余试验用药品返还机构药品管理员或申办者，且应有交接记录。

（6）做好药品储藏室的温湿度监控和记录。

（7）确保试验用药品仅用于该临床试验受试者，其用法与剂量应严格遵从临床试验方案，严禁将剩余的试验用药品用于非临床试验受试者。

（8）对试验用药品管理过程中存在的问题进行记录、汇总与反馈。

（9）试验结束后，负责整理试验用药品登记表，与其他临床试验过程资料一并交机构办公室归档。

（六）资料管理员职责

1．资料管理员应具备的条件

（1）熟悉和掌握临床试验文档的监管要求。

（2）熟悉和掌握临床试验文档质量标准。

（3）能实时更新GCP及相关法规知识。

（4）了解临床试验过程和本专业临床试验项目开展情况。

（5）能全过程、动态管理本专业临床试验的文档。

（6）能积极配合临床试验检查、监查、稽查。

2．资料管理员的工作职责

（1）熟悉并遵守《临床试验质量管理规范》和临床试验相关的法律法规。

（2）负责本专业临床试验资料的收集、检查、整理、登记、保管和归档工作。

（3）收集和检查本专业经伦理委员会审查同意后的临床试验项目资料，如试验批件、方案及其修正案（已签名）、伦理委员会批件及成员表等文件，按试验项目分别装入文件盒内，贴上标签（标明方案名称），专用文件柜上锁保存；资料不合要求时，督促有关人员补充。

（4）整理和建立本专业电子和书面的药物临床试验项目及资料管理档案。

（5）做好临床试验原始资料、知情同意书等全过程文件的存放和保管工作，资料室及文件柜符合GCP和档案管理要求。

（6）临床试验资料不能随便外借，需要借阅时应按照本专业资料管理制度执行，及时做好相关登记。

（7）试验结束后，将试验方案、原始资料等试验全过程资料按照相关要求进行整理，并归档至机构档案室。

（8）熟悉和掌握临床试验文档监管要求，协助研究者配合检查专家、监查员、稽查员等提供真实、客观、规范的临床试验资料。

三、专业科室人员培训类文件

药物临床试验专业科室人员培训类文件通常包括GCP及法规、制度和SOP、试验方案、安全性信息的收集/评价/记录/报告、源文件内容及记录、CRF/EDC填写等的培训类文件。其中部分培训是根据临床试验机构的培训文件建立，本专业可根据自己专业特色和试验方案要求增加和建立相应的培训类文件，如特殊仪器设备使用、随机系统、特殊药物配置等培训类文件，这类文件需要根据试验方案制订相关培训内容，本节只列出常用培训类文件供参考。

（一）《药物临床试验质量管理规范》及法规培训

1. 药物临床试验必须遵守《药品管理法》《药品注册管理办法》《药物临床试验质量管理规范》（GCP）以及其他相关规定。

2. 药物临床试验必须全面贯彻GCP的精神，所有参加药物临床试验的人员均应得到相应的培训。

3. 为确保临床试验人员熟悉GCP，遵守国家有关法律、法规，在临床试验前所有参与临床试验的人员均应接受GCP培训并取得合格证后方可上岗；新的团队成员加入时，此条规定同样适用。

4. 本专业参与临床试验人员应定期或不定期进行院内、院外GCP及法规培训，不断提高研究人员的临床试验技能，加强对相关法律法规的认识。

5. 专业负责人需定期组织本专业研究人员学习，及时更新GCP和法规知识。

6. 专业负责人可以向机构申请参加外院GCP等相关培训，或邀请外院专家或行业的专业人士来本机构进行专业的GCP培训。

（二）制度和标准操作规程培训

1. 药物临床试验专业需根据自身专业特色和试验方案要求建立相应的制度和标准操作规程（SOP）类文件。

2. 专业负责人应定期或不定期对参与临床试验的人员进行制度和SOP培训，并做好记录。

3. 做好本专业制度和SOP培训计划，专业负责人应定期对培训计划执行效果和培训效果进行评估。

4. 本专业制度和SOP不能满足临床试验需要时，应及时更新，组织本专业研究人修订制度和SOP。

5. 临床试验过程中，临床试验研究人员需不断加强制度和SOP学习，严格遵守临床试验方案、相关制度和SOP要求。

（三）临床试验方案培训

1. 临床试验方案的内容是临床试验的背景、理论基础、目的、设计、方法和组织等，包括统计学分析、试验执行和完成条件的书面文件。临床试验方案包括方案及其修订版。

2. 临床试验方案提交伦理委员会前，专业负责人或主要研究者须评估临床试验方案在本专业开展的可行性及风险，与本医院机构沟通是否承接临床试验项目；必要时参与临床试验方案的制订和修改，就临床试验方案的实施进行充分讨论。

3. 临床试验方案及临床试验方案修订版须获得伦理委员会同意后方可执行。

4. 药物临床试验开展前，应召开启动会，临床试验研究成员须接受临床试验方案的学习，确保所有参加临床试验的人员充分了解临床试验方案，明确各自在试验中的分工和职责；临床试验方案有变更时须及时组织相关研究人员培训；出现方案偏离、违背等均需要重新对方案进行培训。

5. 在临床试验过程中应当遵守临床试验方案，确保临床试验按照试验方案、标准操作规程和相关法律法规要求实施、记录和报告；确保临床试验数据的真实、完整和准确。

6. 未经申办者和伦理委员会的同意，研究者不得修改或者偏离临床试验方案；

如研究者修改或者偏离临床试验方案，应当及时向伦理委员会、申办者报告，并说明理由，必要时报告药品监督管理部门。

7. 高质量的临床试验方案培训是保证临床试验取得成功并保证其科学性、可靠性、准确性的重要条件。

（四）安全性信息的收集、评价、处理、记录、报告培训

1. 安全性信息不仅仅包括不良事件，其他涉及受试者安全和健康的事件也属于安全性信息的范围。

2. 安全性信息的收集指研究者询问受试者，将获得相关信息载入原始资料，如原始病历的过程。安全性信息的记录指将原始资料信息录入试验用病历报告表（CRF）或电子数据采集系统（EDC）的过程。

3. 药物临床试验开展前，研究者须接受安全性信息的收集、评价、记录、报告等相关培训；主要研究者/授权的研究者须按照GCP及试验方案要求收集、评价、记录和报告受试者安全性信息。

4. 安全性信息的收集、记录、描述

（1）在不良事件和严重不良事件的收集与评价过程中，需要明确不良事件的名称、对事件进行描述、确定事件的起止时间，判断事件的严重性、严重程度以及进行药物–事件组合的相关性评价等。

（2）记录和描述不良事件的过程至少应包括以下信息：不良事件名称、开始时间、结束时间、事件结果、严重性、相关性、针对不良事件采取的治疗措施，因不良事件对试验用药品采取的措施。

5. 不良事件/严重不良事件的因果关系判断

（1）临床试验中，研究者向申办者报告不良事件时不需要考虑事件是否与试验用药品有关，只要符合方案规定的不良事件定义均需要报告。

（2）因果关系判断应由授权的研究医生完成，除作出是否与试验用药品有因果关系的判断外，还应说明判断的依据。当事件程度加重或构成严重不良事件时，主要研究者或协助研究者应承担因果关系判断的主要职责，并在医疗记录中体现工作，必要时组织相关专业医务人员会诊、判断。

6. 严重不良事件处理原则、报告时限及报告流程

（1）处理原则

①首先，应保证受试者得到及时、适当的临床诊治。

②其次，积极收集相关资料，例如医疗记录和检查结果，以便精确和及时填写申办者提供的严重不良事件报告电子页面或纸质表格并向申办者报告。

③确保报告与原始记录、CRF以及其他试验记录一致。确保严重不良事件的起止日期和主要的事件描述与CRF和其他试验文件一致。合并用药的记录，如药品名称和使用（起止日期、剂量、途径、频次）的描述，也应是一致的。

④即使信息可能不完整或者不确定也不要延迟提交报告，当获得更多信息时，可以随访报告的方式进行补充或修订，应持续收集和记录相关信息直到方案规定的报告期结束。

⑤国际多中心研究中，中英文报告应该在同一时限内完成，并且中英文报告内容应一致，对于无法完全匹配的内容，应在事件描述中进行说明。

（2）报告时限

①自研究者获知事件发生时开始计时。为清楚表明是否存在延迟报告，应在严重不良事件表格上填写获知严重不良事件的时间。

②研究者应按照方案或SOP中规定的报告方式，立即（通常为获知后24小时内）将严重不良事件报告给申办者。

（3）报告流程

①严重不良事件报告

a. 受试者发生严重不良事件（SAE）后，研究者应当立即报告申办者。

b. 申办者收到任何来源的安全性相关信息后，应当立即对严重不良事件进行全面分析、评估和判断。如符合非预期严重不良反应（SUSAR）定义的，申办者需在规定时限内向研究者发送处理后的SUSAR报告及随访报告。

c. SAE中，引起受试者死亡、危及生命的情形应当予以特别关注。

②非预期严重不良反应报告

a. 申办者负责向所有的试验机构和伦理委员会报送SUSAR。致死或危及生命的非预期严重不良反应，申办者在获知后首次7天内上报，并在随后的8天内报告、完善随访信息；非致死或危及生命的非预期严重不良反应，申办者在首次获知后15天内报告。申办者获知的当天为第0天。

b. 如机构和伦理委员会直接接收申办者SUSAR报告，则申办方在规定时限内将一份SUSAR报告递送机构、伦理委员会，另外一份经研究者阅读签收后，再次报告机构和伦理委员会。

c. 如机构和伦理委员会只接收经研究者审阅后的SUSAR报告，则申办者的SUSAR递送和研究者审阅签收至报送机构、伦理委员会的时限满足法规要求的时限方可。

d. 申办者和研究者在非预期且严重不良事件与药物因果关系判断中不能达成一致时，其中任何一方判断不能排除与试验用药品相关的，都应该进行快速报告。申办者应将SUSAR快速报告至所有参加临床试验的研究者及临床试验机构、伦理委员会，药品监督管理部门和卫生健康主管部门。

7. 不良事件和严重不良事件的报告表、报告程序等可能在不同方案、研究机构中有不同要求，这些要求应在研究开始前明确写入试验方案或SOP并充分培训，使研究者可遵照执行。

8. 除试验方案或者其他文件（如研究者手册）中规定不需立即报告的严重不良事件外，研究者应当立即向申办者书面报告所有严重不良事件，随后应当及时提供详尽、书面的随访报告。

9. 严重不良事件报告和随访报告应当注明受试者在临床试验中的鉴认代码，而不是受试者的真实姓名、居民身份证号码和住址等身份信息。

10. 试验方案中规定的、对安全性评价重要的不良事件和实验室异常值，应当按照试验方案的要求和时限向申办者报告。

11. 涉及死亡事件的报告，研究者应当向申办者和伦理委员会提供其他所需要的资料，如尸检报告和最终医学报告。

（五）源文件及记录培训

1. 源文件，指临床试验中产生的原始记录、文件和数据，如医院病历、医学图像、实验室记录、备忘录、受试者日记或者评估表、发药记录、仪器自动记录的数据、缩微胶片、照相底片、磁介质、X线片、受试者文件，药房、实验室和医技部门保存的临床试验相关的文件和记录，包括核证副本等。源文件包括了源数据，可以以纸质或者电子等形式的载体存在。

2. 临床试验开展前，研究者须进行试验过程文件记录相关培训，以确保所有临床试验数据是从临床试验的源文件和试验记录中获得的，是准确、完整、可读及时的。

3. 临床试验过程文件记录应严格按照GCP、有关法规、SOP和试验方案进行记录。

4. 试验过程产生的源数据应当具有可归因性、易读性、同时性、原始性、准确性、完整性、一致性和持久性。源数据的修改应当留痕，不能掩盖初始数据，并记录修改的理由。

5. 以患者为受试者的临床试验，相关的医疗记录应当载入门诊或者住院病历系统。临床试验机构的信息化系统具备建立临床试验电子病历条件时，研究者应当首选使用，相应的计算机化系统应当具有完善的权限管理和稽查轨迹，可以追溯至记录的创建者或者修改者，保障所采集的源数据可以溯源。

6. 记录应包含受试者知情同意的具体时间和人员，方案要求的受试者进入临床研究时的观察、信息和数据，受试者暴露于试验药物的记录，AE/SAE处理和记录，生物样本的采集、预处理、保存、转运各环节记录、合并用药等。

7. 临床试验记录作为原始资料，不能随意更改，确需更改时应当说明理由，签名并注明日期；应当使原来的记录依然可见（即应保留修改痕迹）。

8. 所有临床试验的纸质或电子资料应当被妥善地记录、处理和保存，能够准确地报告、解释和确认。

9. 临床试验过程中质控员应加强质控，监查员应及时监查，发现问题及时告知研究者，必要时对研究者进行相关内容培训。

（六）病例报告表/电子病历报告表填写培训

（略）

四、专业科室标准操作规程类文件

药物临床试验专业科室标准操作规程类文件通常包括"药物临床试验项目运行SOP""药物临床试验立项SOP""药物临床试验项目质量检查SOP""试验用药品接收、保存、分发、回收SOP""药物临床试验资料归档、保存SOP""不良事件和严重不良事件处理SOP""严重不良事件报告SOP""SUSAR报告SOP"等标准操作规程类文件。其中部分标准操作规程是根据临床试验机构的标准操作规程文件建立，本专业可根据自身专业特色和试验方案要求增加和建立相应的标准操作规程类文件，如"弱势受试者知情同意SOP""儿童受试者招募与筛选SOP""精神专业受试者知情同意SOP""试验用麻醉药品接收、保存、分发、回收SOP""药物临床试验启动和培训SOP"等标准操作规程类文件，本节以儿科、精神科为例描述相关适用于本专业的标准操作规程供参考。

（一）弱势受试者知情同意标准操作规程

1. 目的

遵循伦理原则，充分尊重与保护弱势受试者权益，提高弱势受试者的知情同意能力，确保药物临床试验知情同意过程规范。

2. 适用范围

适用于受试者为未成年人、缺乏阅读能力、精神/神经疾病等弱势受试者的临床试验知情同意过程，为儿科、精神科专业的临床试验知情同意提供指导。

3. 参照的相关法规及文件

国家药监局（NMPA）、国家卫生健康委：《药物临床试验质量管理规范》，2020年。

国际人用药品注册技术协调会（ICH）：《临床试验管理规范》（Guideline for Good Clinical Practice），2019年。

原国家食品药品监督管理总局：《儿科人群药物临床试验技术指导原则》，2016年。

中国医院协会：《涉及人的临床研究伦理审查委员会建设指南（2020版）》。

《中华人民共和国民法总则》，2017年。

《中国医学伦理学》期刊：《精神科临床研究知情同意实施过程的受试者权益保护》，2017年。

4．定义

（1）知情同意　受试者被告知可影响其作出参加临床试验决定的各方面情况后，确认同意自愿参加临床试验的过程。该过程应当以书面的、签署姓名和日期的知情同意书作为文件证明。

（2）弱势受试者　维护自身意愿和权利的能力不足或者丧失的受试者，其参加临床试验的意愿，有可能因临床试验的预期获益或者拒绝参加可能被报复等而受到不正当影响。包括：研究者的学生和下级、申办者的员工、军人、犯人、无药可救疾病的患者、处于危急状况的患者，入住福利院的人、流浪者、未成年人和无能力知情同意的人等。

（3）公正见证人　与临床试验无关，不受临床试验相关人员不公正影响的个人，在受试者或者其监护人无阅读能力时，作为公正的见证人，阅读知情同意书和其他书面资料，并见证知情同意。

（4）监护人　对无民事行为能力人和限制民事行为能力人的人身、财产和其他一切合法权益负有监护职责的人。

（5）无民事行为能力人　不满八周岁的未成年人或不能辨认自己行为的成年人为无民事行为能力人，由其监护人代理实施民事法律行为。

（6）限制民事行为能力人　八周岁以上的未成年人或不能完全辨认自己行为的成年人为限制民事行为能力人，实施民事法律行为由其监护人代理或者经其监护人同意、追认，但是可以独立实施纯获利益的民事法律行为或者与其年龄、智力/精神健康状况相适应的民事法律行为。

（7）最小风险　试验中预期风险的可能性和程度，不大于日常生活、进行常规体格检查或心理测试的风险。

5．规程

药物临床试验中如需纳入弱势受试者，除严格遵守GCP和临床试验方案的要求外，应在常规知情同意的基础上采取更多的措施保障弱势受试者的权益，保证参与临床试验的弱势受试者从临床试验中获益，避免不适当的风险，确保临床试验符合伦理、过程规范。

（1）儿科人群知情同意

①儿科受试者的知情同意

a. 儿科人群受试者的临床试验应在充分知情的前提下，遵循风险最小化和痛苦最小化原则。

b. 儿科人群可参与的研究

• 只有表明，研究有可能在预防、减轻影响儿童健康和福祉等严重问题方面获益时，研究才可获得批准。

• 不超过最低限度风险的研究。

• 适度超过最低限度的风险，但预期会使儿童受试者个人直接获益的研究。

• 适度超过最低风险的限度，且没有预期使儿童受试者的直接获益，但可能使儿童受试者群体获益。

c. 儿科受试者知情同意的年龄界限目前还没有统一标准。《中华人民共和国民法典》规定不满八周岁的未成年人为无民事行为能力人，由其监护人代理实施民事法律行为。临床试验中不满八周岁的未成年人的受试者，应当取得其监护人的书面知情同意。

d.《中华人民共和国民法典》规定八周岁以上的未成年人为限制民事行为能力人，实施民事法律行为由其监护人代理或者经其监护人同意、追认，但是可以独立实施纯获利益的民事法律行为或者与年龄、智力相适宜的民事法律行为。临床试验中八周岁以上（含八周岁）的未成年人，应参与知情同意并与其监护人共同签署知情同意书。

e. 对于一些特殊疾病，如智力认知发育障碍，能否参与或签署知情同意取决于能力而不仅是年龄。在决定儿科受试者本人是否参与或签署知情同意时，应提出充分的依据，并由伦理委员会审核确定目标受试者是否具有知情同意的资质。

f. 如果伦理委员会审核确定某临床试验需要儿科受试者本人知情同意，那么受试者本人的意愿就十分重要，并且应在整个试验过程中持续地关注。如果儿科受试者本人不同意参加试验或中途决定退出试验，那么即使父母/监护人已经同意参加或愿意继续参加，也应以受试者本人的决定为准。当受试者表达不愿继续参加试验时，研究者应仔细了解情况，确认是其自愿作出的决定。

g. 在临床试验进行中，受试儿童对于中止和退出试验的意愿也应受到尊重。

h. 口头征求同意是对不满足签署知情同意资质的儿科受试者，进行告知并知情的一种方式，利于促进受试者对试验的依从性，但不可作为替代签署知情同意（已满足签署知情同意的资质时）的方式。

i. 病史记录中应当记录受试者知情同意的具体时间和人员。

②儿科受试者父母/监护人的知情同意

a. 儿科人群参加药物临床试验前必须获得他们父母/监护人的知情同意。知情同意过程和要求与成人受试者参与的药物临床试验相似。

b. 知情同意的规定必须在试验方案中提前写明，并需要得到伦理委员会的审核批准，包括是否需获得父母双方知情同意，或是否仅需获得一方知情同意，或是否允许监护人知情同意，以及是否允许在未获得父母/监护人知情同意时即可开始的紧急状况下的试验。

c．在与父母/监护人进行知情同意和交流的过程中，除了清楚告知父母/监护人试验预期的风险与获益外，还应特别关注父母/监护人的意识及情绪，以免他们在不恰当的精神状态下作出是否同意参加临床试验的决定。

d．受试者或其监护人、公正见证人，以及执行知情同意的研究者应当在知情同意书上分别签名并注明日期，如非受试者本人签署，应当注明关系。

e．受试者或其监护人应当得到已签署姓名和日期的知情同意书原件或者副本和其他应提供给受试者的书面资料，包括更新版知情同意书原件或者副本和其他应提供给受试者的书面资料的修订文本。

（2）缺乏阅读能力受试者知情同意

①对于受试者或其监护人缺乏阅读能力的，应当有一位公正见证人见证整个知情同意过程。研究者应当向受试者或者其监护人、公正见证人详细说明知情同意书和其他文字资料的内容。

②如受试者或其监护人口头同意参加试验，在有能力情况下应当尽量签署知情同意书，见证人还应当在知情同意书上签字并注明日期，以证明受试者或其监护人就知情同意书和其他文字资料得到了研究者准确地解释，并理解了相关内容，同意参加临床试验。

（3）精神科受试者的知情同意

①精神科受试者参加临床研究时，该临床研究获得的知识必须有益于精神科人群自身，即能够解决精神科人群优先需要解决的医疗问题。不应对精神科的弱势受试者进行仅仅有利于其他人群而对受试人群现在或未来均无益的研究，尽量降低研究过程对精神科受试者可能造成的风险。

②精神科患者作为研究受试者时，他们知情同意的能力可能处于动态变化之中，对此类受试者应该采取动态征得知情同意的方式，在研究方案中应该明确，必要时增加知情同意的频次。

③避免引诱和变相强迫精神科患者参加临床研究，要明确告知，不参加研究也不会对他们的正常医疗造成任何负面影响。

④研究者在征得临床研究的候选受试者的知情同意时，应特别注意避免"治疗误解"。

⑤当受试者丧失知情同意能力时，需要征得受试者监护人的同意。对于知情同意能力部分受损的受试者，根据受试者表达意愿的能力程度，在征得其监护人同意的同时，也应该给予受试者本人对参加临床研究是否赞同的机会，并尊重受试者本人的赞同与否的意愿。

⑥对于无行为能力的受试者，知情同意书上需有受试者的监护人签字。对于处于症状丰富的精神分裂症急性期、患阿尔茨海默病等的受试者，建议受试者的监护人也需要参与到知情同意的过程中，辅助受试者作出最终的选择。非自愿住院的精神疾病受试者本人同意参与某项临床研究时，其监护人也需完全同意，受试者和监护人双方均签署书面文件后，才能进入研究。

⑦如受试者是在精神病院长期住院治疗的患者时，可能与医生和研究人员存在依赖关系，或易受到影响，受试者通常"很难拒绝"参与研究。伦理委员会和研究者应特别关注研究的目的，以及参与研究的风险和获益比是否合理。

⑧知情过程中应为受试者提供安静、舒适、相对独立的知情同意环境，充分保护受试者的隐私；给受试者充分的知情同意时间，避免受试者草率作出决定；选择具有资质的研究者进行知情同意，鼓励受试者的陪同人员积极参与；与受试者进行有效的知情同意过程，确保受试者表达真实意愿；指导受试者正确签署姓名及日期，保证其权益受到保护，由受试者和/或其监护人在知情同意书相应的位置上签名并注明日期，执行知情同意过程的研究者或其代表也须在知情同意书上签名并注明日期，如存在公正见证人，公正见证人也须签名和注明日期。

（4）无民事行为能力/限制民事行为能力/完全民事行为能力的受试者知情同意

①涉及无民事行为能力或限制民事行为能力的受试者时，应该对招募此类受试者在科学上和伦理上的合理性进行论证。不能使受试者个人直接获益的研究，其风险不可大于常规医疗的风险。如果允许稍微增加的风险，必须存在极充分的科学或医学上的理由和根据，且须获得伦理委员会的批准。

②受试者为无民事行为能力的，应当取得其监护人的书面知情同意；受试者为限制民事行为能力的，应当取得本人及其监护人的书面知情同意。当监护人代表受试者知情同意时，应当在受试者可理解的范围内告知受试者临床试验的相关信息，并在受试者能表达自主意愿时签署知情同意书和注明日期。

③《中华人民共和国民法典》指出："十六周岁以上的未成年人，以自己劳动收入为主要来源的，视为完全民事行为能力人"（不满十八周岁的自然人为未成年人）。而临床试验还有伦理方面的要求，如果他们参与临床试验时出现不希望监护人知情的情况，研究者在尊重受试者意愿为主的前提下，应劝导受试者让其监护人知情。

（5）其他弱势受试者的知情同意

①住福利院的人、流浪者：药物临床试验原则上不应入选需要特殊护理或者需要法院/社会福利机构监管的人群（除外专门针对这些人群开展的药物临床试验），如入住福利院的人、流浪者等，因为这些人群可能在伦理中缺失部分保护。

除非该部分受试者参与研究能够直接或间接获益。如果临床试验的目的使受试者个人在诊断、治疗或预防方面直接获益，应该通过论证确定研究的风险和获益与现有的其他干预方法相比，至少可以有同样的获益。对这类"能够获益的"干预的风险需要与对受试者个人预期的获益进行权衡和合理性论证。

②无药可救疾病的患者、处于危急状况的患者

a．无药可救疾病的患者：不提供直接受益可能，试验风险一般不得大于最小风险，研究者应确保风险已在可能的范围最小化。如果临床试验的目的不是使受试者直接获益，那么对受试者个人的风险必须与试验预期的社会受益（即可以获得被普遍化的医学知识）进行权衡和论证。试验带来的风险对于可能获得的知识而言必须是合理的。

b．处于危急状况的患者：研究者应确保临床试验对受试者具有可预见的直接获益。紧急情况下，参加临床试验前不能获得受试者的知情同意时，其监护人可以代表受试者知情同意，若其监护人也不在场时，受试者的入选方式应当在试验方案以及其他文件中清楚表述，并获得伦理委员会的书面同意；同时应当尽快得到受试者或者其监护人可以继续参加临床试验的知情同意。

6．附件：药物临床试验受试者知情同意书签署要求

药物临床试验受试者知情同意书签署要求

类别	受试者情况	签署人
成年人	完全民事行为能力人	受试者本人
	缺乏阅读能力的人	公正见证人+受试者本人（如适用）
	无民事行为能力人	监护人
	限制民事行为能力人	监护人+受试者本人（如适用）
	孕妇	受试者本人+配偶
	知情同意能力部分受损（如精神障碍）的受试者	监护人+受试者本人（如适用）
未成年人	无民事行为能力人（不满8周岁）	监护人
	限制民事行为能力人（8~<18周岁，16~<18岁无劳动收入）	监护人+受试者本人（如适用）
	完全民事行为能力人（16~<18周岁，以自己的劳动收入为主要生活来源）	受试者本人+监护人（如适用）

（二）药物临床试验项目启动会培训标准操作规程

（略）

五、专业科室设计规范类文件

药物临床试验专业科室设计规范类文件通常包括"药物临床试验方案设计规范""知情同意书设计规范""病例报告表设计规范""总结报告设计规范"等文件。其中部分规范文件是根据临床试验机构的规范文件建立，专业应根据自己专业特色和试验方案要求增加和建立相应的规范类文件，下面以儿科为例，列举了专业特色的设计规范供参考。

（一）儿科人群药物临床试验方案设计规范

1．目的

建立儿科人群药物临床试验方案设计和制订的标准操作规程，确保试验方案的规范性与可行性。

2．适用范围

适用于儿科人群新药（包括已上市药物增加儿科适应证）临床试验。

3．参照的相关法规及文件

国家药监局（NMPA）、国家卫生健康委：《药物临床试验质量管理规范》，2020年。

原国家食品药品监督管理总局：《儿科人群药物临床试验技术指导原则》，2016年。

《中华人民共和国民法典》，2021年。

国际人用药品注册技术协调会（ICH）：《儿童药物临床研究指南》（Clinical Investigation of Medicinal Products in the Pediatric Population），2017年。

4．设计规范

儿童药物需要通过适当的研究获得支持该药物在儿童患者中的合理用药信息。与成人研究相比，以儿童为受试者的临床研究需要关注与考虑的问题更多。在遵循药物临床研究一般原则的基础上，还需要关注参加研究对于儿童身心健康的影响，应遵循"痛苦最小化"和"伤害最小化"原则，并将剂型优化等利于提高给药便利性及依从性的考虑作为特殊的重要原则。

（1）儿科人群受试者年龄分层

①参考国际人用药品注册技术协调会（ICH）对儿科人群临床研究的相关要求，对儿科人群的划分：早产新生儿；足月新生儿（0～未满28天）；婴幼儿（28天～未

满24个月）；儿童（24个月～未满12周岁）；青少年（12～未满18周岁）。但不同国家存在不同的划分标准。

②在选择合适的儿科受试者时，需要根据目标适应证易感人群、受试药物药理作用特点、用药安全性等进行综合分析。

③不建议在缺乏依据的情况下，在全部年龄段内开展试验。若年龄跨度较大，招募时应尽量使各年龄受试者在层内均匀分布，若无法实现均匀分布，应说明理由。对于特定年龄段的特殊疾病，应主要从该年龄段选择受试者。

④如果药物的清除器官以及清除器官的发育特征已明确，儿科药代动力学试验可以依据清除途径显著改变的"转折点"进行年龄分层。对于有效性和安全性试验，应从儿科人群生长发育变化特点、目标适应证易感人群、受试药物药理作用特点、用药安全性等方面综合分析。

（2）儿科人群药物临床试验伦理学考虑

①设计儿科人群药物临床试验时，在满足评价要求的前提下，尽可能遵循"样本量最小、标本最少、痛苦最小"的原则。如必须采用侵入性检测时，应对操作方法和频率进行严格规定，尽量减少重复的有创性的检测步骤。

②应对已获得的受试药物的非临床和临床安全性数据进行分析，对潜在风险进行预估，特别是那些在成人试验中不常被考虑的风险，如恐惧、疼痛、与父母家庭分离、对生长发育的影响等。在临床试验方案中应针对潜在风险建立风险控制计划，包括药源性不良反应预警和处理预案。

③应不超过最小风险；或虽超过最小风险，但是对受试者具有可预见的直接获益，或可能揭示该疾病患者群的重要知识，或可以通过该试验揭示预防或消除严重影响儿科人群健康的医学问题的方法。

（3）儿科人群药物临床试验中相关数据的使用

①成人临床试验数据的使用

a. 合理地使用成人临床试验数据可以避免不必要的儿科人群临床试验，将有限的儿科试验资源合理安排在关键的研究环节。

b. 基于现有认识，成人临床试验数据向儿科人群的外推限于疗效数据。儿科人群安全性数据需要在儿科人群中开展试验。

c. 鼓励采用定量药理学建模的方式进行儿科人群剂量的模拟和预测。

②国外儿科人群药物临床试验数据的使用：在国外已有儿科人群药物临床试验数据的情况下，首先应评价不同国家或地区的疾病流行病学、病因、发病机制和疾病进展预后等是否存在差异；在此基础上，评价国内外成年患者试验数据中，重点针对种族差异进行评价，包括是否存在临床药理学和治疗学（医疗实践、安全有效性数据）

等方面的差异，如在上述各方面差异性比较中有充分证据表明不存在显著差异，可以沿用国外儿科人群药物临床试验数据。

③全面系统的儿科人群药物临床试验：在一些情况下，无法利用成人临床试验数据或其他研究数据，如儿科特有的疾病或者疾病进程或治疗反应在成人与儿科人群中差别较大的疾病，需要在儿科人群中开展全面系统的临床试验。

（4）儿科人群药物临床试验方案设计中应关注的要点　儿科人群药物临床试验方案需要重点考虑的内容，包括纳入人群的具体设定、受试者年龄、受试者人数、受试者招募方式、药物剂型、给药方式、用法用量、采集样本类型、样本量、随访次数、试验补偿等。应深入分析已经获得的受试药物的临床前和临床安全性数据，同时需要对儿科人群中的潜在风险进行评估，如对儿科人群心理的影响等。

①儿童药物临床研究类型及考虑要点

a. 药物代谢动力学（pharmacokinetic，PK）研究：掌握儿童器官发育特点和病理生理特征，及其与年龄相关的变化过程，有助于制订儿童PK研究方案。儿童PK研究通常在患者中进行，这可能导致个体间变异较高，但是研究数据能更好地反映药物在目标治疗人群中的实际体内代谢情况。对于在成人体内呈现线性代谢特征的药物，通常在儿童患者中进行单剂量单次给药的PK试验即可为剂量选择提供足够的数据。根据具体情况，考虑多剂量或连续给药设计的必要性。如当药物在成人中的吸收、分布和消除提示非线性关系时，或当成人单次和连续给药的药物作用持续时间存在差异时，提示需要在儿童患者中进行连续给药达稳态的PK研究。儿童PK研究通常设计为稀疏采血，并尽量减少单次采血量。根据研究目的，在方案中说明采血次数、单次采血量和最大采血量设计的理由。最大采血量通常以ml/kg或占总血量的百分比表示。可以使用以下方法来减少采血量和/或静脉穿刺次数：采用灵敏的检测方法分析原型药物及其代谢产物，以减少每个样本所需的血液量；由处理小体积血样经验丰富的实验室进行样本分析；尽可能在采集常规血样的同时，采集用于PK研究的样本；使用留置导管等以减少重复穿刺；使用基于最优采样理论的群体药代动力学和稀疏采样来最大程度减少从每个患者获得的样本数量。

b. 有效性研究：儿童药物的有效性研究有其独特性，在研究设计时，需考虑年龄段的选择，基于年龄或发育阶段的分层随机或亚组统计，可能有别于成人试验的疗效终点选择，相对更为全面的安全性观察指标等。在不同年龄段的儿童患者中，疗效终点的选择可能不同，特别需要关注的是采用主观评估方法的指标（如疼痛），其测量工具及方法可能与成人不同。用于儿童慢性病的药物，由于用药时间较长或长期用药，可能涉及的情况是：生长发育及器官成熟度的变化导致机体对药物的代谢及药物对机体的作用等发生变化，从而带来临床疗效的变化或剂量的调整，需在有效性研究设计中予以考虑。

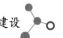

c. 安全性研究：在不良事件报告中，应使用与儿童年龄相符的实验室检测正常值和临床测量值标准。需要注意的是：由于生长发育与器官成熟度不同，药物作用于成人和儿童所表现出的安全性特征可能不同，另有些风险可能无法在试验的短期阶段表现出来，需要进行长期安全性的观察，如对骨骼、性功能；行为和认知等的影响。试验中意外的药物暴露（如意外服用了药物）可能为评估药物安全性提供额外的有用信息，应在控制不良风险的同时对药物暴露的PK情况及安全性情况予以监测。

d. 上市后研究：通常，在药物批准用于儿童时，所获得的儿童研究数据较为有限，因此，儿童药物的上市后研究非常重要。上市后监测和长期随访研究对于考察药物对儿童患者生长发育的影响很有价值，也能为儿童患者用药的实际疗效提供更多信息，也包括为上市前试验阶段未能纳入研究的年龄段患儿提供合理用药信息的参考。

②评价指标的选择：受到生理和心理发育程度不同的影响，儿科人群对病症和治疗的理解程度及主观体验是不同的。常用于成人药物临床试验的评价指标可能并不适用于儿科人群，特别是那些需要良好配合和充分理解的指标，如疼痛评估、肺功能检查等。因此，需要针对目标受试者的认知水平采用适宜的评价方法。

③安慰剂对照的设立

a. 当受试药物的有效性处于探索和待确认时，在合理的试验设计前提下，使用安慰剂对照不会将受试者置于额外的风险之中。在儿科人群药物临床试验中使用安慰剂可能包括以下几种情况：

· 当没有其他可接受的治疗方法，受试药物是首个可能有效的药物时；

· 当常规使用的治疗方法的有效性未得到确证时；

· 当常规使用的治疗方法伴随严重的、高发的不良反应，且风险可能明显大于获益时；

· 当用于证明一种已被确证疗效的治疗附加另一种新的治疗后的有效性时；

· 当疾病的进程具有不确定性时，例如自发恶化或缓解；

· 当需要确定药物的绝对有效性时。

b. 在依据充分时，可以选择其他替代双盲安慰剂试验的研究方法，如用一种标准治疗作为对照或者患者自身对照（历史对照或含有无药期的自身交叉对照）等。标准治疗可以是一种阳性药物或一种治疗模式，如行为矫正、心理治疗、饮食控制等。在试验方案中需提供明确的设计依据。

④生长发育的监测：儿科人群药物临床试验的随访时间通常较成人试验的长，用以观察对生长发育的影响。应在方案中对可能受到影响的目标器官或功能以及随访时间及方法进行明确规定。鼓励建立儿科受试者试验数据库，利于长期的追踪随访。有些药物在获准上市前已开展了儿科人群药物临床试验，无论该药物是否继续儿科应用

的开发，其上市后均应继续对暴露于该药物的儿科受试者进行长期随访，收集该药物对生长发育影响的数据。

⑤知情同意：儿童作为受试者，应当征得其监护人的知情同意并签署知情同意书。当儿童有能力作出同意参加临床试验的决定时，还应当征得其本人同意。如果儿童受试者本人不同意参加临床试验或者中途决定退出临床试验，即使监护人已经同意参加或者愿意继续参加，也应当以儿童受试者本人的决定为准，除非在严重或者危及生命疾病的治疗性临床试验中，研究者、其监护人认为儿童受试者若不参加研究其生命会受到危害，这时经其监护人同意即可使受试者继续参与研究。在临床试验的过程中，儿童受试者达到了签署知情同意的条件，则需要由本人签署知情同意之后方可继续实施。

儿科人群受试者的临床试验应在充分知情的前提下，遵循风险最小化和痛苦最小化原则。

⑥药物临床试验的保险与补偿：在儿童人群药物临床试验中应纳入保险赔偿机制。应在试验方案中详细写明保险与补偿方式，需要伦理委员会审核批准。试验过程中发生意外医疗事件时，相关机构和研究者有义务对受试者提供紧急医疗救助。紧急医疗救助和随后的医学治疗的范围以及由谁承担费用应在知情同意书中明确。

⑦药物临床试验的数据和安全监察：儿童属于弱势群体，为了保证儿科受试者的权益，确保试验的完整性和可信性，应根据药物特点、适应证人群、试验操作难度等情况进行全面的风险评估，必要时应建立临床试验数据监察委员会（Data Monitoring Committee，DMC）。DMC定期对试验数据进行分析评价，确保受试者安全和利益，确保试验的完整性和可信性，及时、准确地将试验结果反馈到临床试验相关的领域。

（二）儿童药物临床试验知情同意书的设计规范

1. 目的

建立儿童药物临床试验知情同意书设计规范，充分地保护儿童受试者的权益。

2. 适用范围

适用于儿科人群新药（包括已上市药物增加儿科适应证）临床试验。

3. 参照的相关法规及文件

国家药监局（NMPA）、国家卫生健康委：《药物临床试验质量管理规范》，2020年。

原国家食品药品监督管理总局：《儿科人群药物临床试验技术指导原则》，2016年。

《中华人民共和国民法典》，2021年。

世界医学大会：《赫尔辛基宣言》，2013年。

国际医学科学组织委员会：《人体生物医学研究国际伦理指南》，2002年。

原国家食品药品监督管理总局：《药物临床试验伦理审查工作指导原则》，2010年。

世界卫生组织：《生物医学研究审查伦理委员会操作指南》，2000年。

4．设计规范

我国《药物临床试验质量管理规范》规定知情同意的4个基本要素：必要信息、充分理解、完全自愿及书面签署。儿童因生理心理发育均未完善而归属于弱势群体，在开展儿童为对象的药物临床试验时，作为保护受试者权益重要措施的知情同意和知情同意书，除遵循一般医学伦理学原则，还应考虑儿童群体的特点来进行设计与操作。

（1）儿童知情同意的特点

①从我国法律法规角度出发，儿童不具有完全民事行为能力，不可以独立进行民事活动。因此，儿童作为受试者参加药物临床试验，其知情同意必须由其监护人签署知情同意书才符合法律层次的要求。

②《药物临床试验质量管理规范》规定：儿童作为受试者，应当征得其监护人的知情同意并签署知情同意书。当儿童有能力作出同意参加临床试验的决定时，还应当征得其本人同意，如果儿童受试者本人不同意参加临床试验或者中途决定退出临床试验时，即使监护人已经同意参加或者愿意继续参加，也应当以儿童受试者本人的决定为准，除非在严重或者危及生命疾病的治疗性临床试验中，研究者、其监护人认为儿童受试者若不参加研究其生命会受到危害，这时其监护人的同意即可使患者继续参与研究。在临床试验过程中，儿童受试者达到了签署知情同意的条件，则需要由本人签署知情同意之后方可继续实施。

③儿童作为受试者参加药物临床试验，其知情同意必须由其监护人签署知情同意书，与此同时，儿童受试者本身的意愿也应得到充分地尊重。

④研究者应在儿童所能理解的范围内进行告知，并取得受试者及其监护人的同意。

⑤在临床试验进行的过程中，受试儿童对于中止和退出试验的意愿也应受到尊重。

（2）儿童知情同意书的设计

①儿童药物临床试验除应有常规知情同意书设计基本要素外，还应设计该试验目的是与儿童有关，以及为何要选择此年龄段儿童参加试验等要素。如果存在适当的替代治疗方式，应向受试者或其监护人充分说明，让其作出合理选择。

②基于充分尊重儿童意愿，尽可能充分告知试验的出发点，分别为儿童及其监护人设计相应的知情同意书是更加符合伦理要求的方式。

③参加试验儿童的知情同意书在遵循一般伦理原则的基础上，还应充分考虑儿童的生理、心理、智力等特点。

④儿童版本知情同意书的设计，应尽可能应用符合儿童年龄和理解水平的语言文

字来描述，如"我是否必须参加试验""参加试验会使我受到伤害吗""参与试验对我有用吗""我将要做什么"，并可配以便于儿童理解的图画等，在其理解的范围内尽可能全面地告知药物试验相关信息。

⑤儿童药物临床试验知情同意书需设计受试者签名及日期、受试者年龄，监护人签名、日期及联系方式，并注明与受试者的关系，研究者签名、日期及联系方式，签署时间具体到分。

⑥儿童知情同意书中需明确告之受试者或其监护人，如果想进一步了解有关试验的情况和受试者的权利等信息，可与谁联系，如果受试者在试验过程中受到损伤或抱怨应与谁联系。儿童药物临床试验知情同意书设计除需明确研究者姓名和联系方式，还需列出本中心伦理委员会地址、联系人姓名、电话。

⑦儿童知情同意书可设计知情告知及书面记录程序，用于记录儿童受试者知情告知过程。

六、专业科室急救预案类文件

药物临床试验专业科室急救预案类文件通常包括药物临床试验不良事件及突发事件预案、危及生命疾病应急预案等相关预案，其中部分急救预案是根据医疗机构临床医疗应急预案文件建立，如危及生命疾病应急预案：心跳呼吸骤停、呼吸衰竭、过敏性休克、消化道大出血、急性肝损伤等，一般按照临床医疗紧急处理。特殊情况如发生重大突发事件须制订相关应急预案，如"重大突发公共卫生事件一级响应下GCP事宜紧急应对预案""重大突发传染病疫情下药物临床试验应急预案""重大突发传染病疫情下试验用药品发放应急预案""新冠肺炎疫情期间药物临床试验管理预案"。本专业可根据自身专业特色和试验方案要求增加和建立相应的急救预案类文件，下面以肿瘤专业为例，列举部分急救预案供参考。

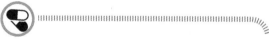

化疗药物所致疾病相关预案

基本考虑：在及时处置、对症处理的基础上，临床试验用药品若为仿制药、改良型创新药应参考研究方案、研究者手册所述前期临床研究结果，同类药物不良反应进行考虑，若为创新药物，应仔细研读临床前药理毒理数据、前期临床试验结果。

1 化疗后非感染性腹泻处理预案

1.1 定义

腹泻是指排便次数明显超过平日习惯的频率，粪质稀薄，水分增加，每日排便量超过200g，或含未消化食物或脓血、黏液。腹泻常伴有排便急迫感、肛门不适、失禁等症状。正常人每日大约有9L液体进入胃肠道，通过肠道对水分的吸收，最终粪便中水分仅100～200ml。若进入结肠的液体量超过结肠的吸收能力和/或结肠的吸收容量减少，就会导致粪便中水分排出量增加，便产生腹泻。

1.2 诊断

1.2.1 临床表现 大便次数增多（大便大于3次/天）或出现大便性状改变，如糊状便或水样便，可有腹痛、腹胀等胃肠道症状。

1.2.2 实验室检查

1.2.2.1 血糖：监测血糖，空腹血糖浓度低于2.8mmol/L，糖尿病患者血糖浓度低于3.9mmol/L时加强静脉营养。

1.2.2.2 电解质：检测血钠、血钾电解质水平。

1.2.2.3 大便常规及隐血试验：协助诊断有无感染及消化道出血。

1.2.2.4 大便菌群调查：鉴别肠道菌群失调及鉴别感染性腹泻。

1.3 处理

1.3.1 停用一切可疑的药物，如怀疑试验用药品所致酌情中止并退出试验。对于轻中度呕吐，应及时补液，测定电解质，及时给予电解质补给液静脉注射，继以生理盐水静脉滴注。神志不清者，切忌喂食以免呼吸道窒息。

1.3.2 如腹泻轻微，不影响日常生活，可门诊观察随访。

1.3.3 向科室负责人汇报，讨论处理方案并记录。

1.3.4 如腹泻有快速加重趋势且无法控制，立即中止药物试验，组织救治的同时立即报告申办者。

2 化疗后胰腺炎处理预案

2.1 定义

胰腺炎是胰腺因胰蛋白酶的自身消化作用而引起的疾病。胰腺可有水肿、充血，或出血、坏死。临床上出现腹痛、腹胀、恶心、呕吐、发热等症状。

2.2 诊断

2.2.1 临床表现

2.2.1.1 腹痛：多为突然发作，位于上腹正中或偏左。疼痛为持续性进行性加重，似刀割样。疼痛向背部、胁部放射。

2.2.1.2 恶心、呕吐：发作频繁，起初为进入食物胆汁样物，病情进行性加重，很快即进入肠麻痹，则吐出物为粪样。

2.2.1.3 发热：由于胰腺大量炎性渗出，以致胰腺的坏死和局限性脓肿等，可出现不同程度的体温升高。若为轻型胰腺炎，一般体温在39℃以内，3～5天即可下降。而重型胰腺炎，则体温常在39～40℃。

2.2.1.4 全身并发症：常有急性呼吸衰竭、急性肾衰竭、心力衰竭、消化道出血、胰性脑病、败血症及真菌感染、高血糖等并发症。

2.2.2 实验室检查

2.2.2.1 血清学检查：血清淀粉酶或脂肪酶检测值大于正常值上限的3倍。

2.2.2.2 腹部影像学检查：B超可见胰管扩张或胰腺声像改变，CT可见胰腺坏死或者液化。

2.3 处理

2.3.1 停用一切可疑药物，禁食。

2.3.2 补充营养及电解质。

2.3.3 镇痛：诊断明确后可用芬太尼。

2.3.4 蛋白酶抑制剂、生长抑素类似物蛋白酶抑制剂如乌司他丁可抑制多种胰酶的分泌，稳定溶酶体膜，抑制溶酶体酶的释放，清除氧自由基及抑制炎症介质释放。

2.3.5 出现以下几种情况时考虑内镜或手术治疗：

2.3.5.1 胰腺解剖学异常（儿童常见）。胆胰管壶腹异常或胰腺分裂所致的胆汁流出道梗阻，可进行内镜下括约肌切开术。

2.3.5.2 感染坏死性胰腺炎经抗感染治疗无效后，需行胰腺坏死组织清除术。

2.3.6 如呕吐轻度降低，不影响日常生活，可门诊观察随访。向科室负责人汇报，讨论处理方案并记录。如重症胰腺炎诊断明确，立即中止药物试验，组织救治的同时立即报告申办者。

3 化疗后高血糖处理预案

（略）

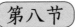

第八节

药物临床试验机构管理文件的学习与培训

　　首先，前文所述的管理制度、设计规范、人员职责及相关应急预案等均有计划、有目的地组织学习与培训；其次，机构、专业所制订的文件不是用来应付检查的，是用于规范机构内部运行管理、项目实施过程的保障性文件；再次，任何项目在本机构实施，均应在按照相关法律法规，在遵从试验方案的基础上，以制度约束各个方面，按照SOP规范各个环节；最后，机构、专业所制订的以上文件，新的研究团队、新的研究人员在开展新的项目前，均应进行学习，以了解掌握最新的适用于本项目运行的文件内容。

　　药物临床试验机构管理文件的学习与培训通常包括机构管理类、项目管理类、培训管理类、药物管理类、试验操作类、质量管理类、安全管理类、文件管理类等文件的学习与培训。机构管理文件培训与学习的分类：个人和集体学习与培训，内部和外部学习与培训；培训与学习的方法：讲授法、演示法、研讨法、视听法、角色扮演法和案例研究法、模拟法等；培训与学习的形式既可采取线下形式，也可采用线上学习培训。

一、机构管理类文件的学习与培训

　　1. 目的

　　使参与本中心药物临床试验的GCP从业人员知晓机构管理相关文件，如制度、SOP、规范等，以确保药物临床试验顺利、规范运行和开展。

　　2. 范围

　　适用于所有参与本中心药物临床试验的GCP从业人员，包括机构、伦理、临床试验专业、申办者/CRO、SMO等。

　　3. 学习与培训

　　（1）机构须建立对内、对外工作交流平台，通过官网、公众号等形式公布机构相关制度、工作流程、SOP、办事指南等文件。

　　（2）机构须做好年度培训计划，包括培训内容、培训时间、培训人数等。

　　（3）机构须定期或不定期举行院内GCP会议，其中包含机构管理类文件培训与学习。

（4）机构通过编写机构管理简报等形式下发给各专业研究者知晓机构管理类文件。

（5）定期召开机构办公室科室内会议、全院研究者会议、CRC会议等，学习机构管理类文件。

二、项目管理类文件的学习与培训

1. 目的

适用于机构和专业临床试验项目参与人员，确保所有参加临床试验的人员充分了解试验方案及试验用药品，明确各自在试验中的分工和职责，确保临床试验数据的真实、完整和准确。

2. 范围

适用于药物临床试验项目。

3. 学习与培训

（1）临床试验项目参与人员必须详细阅读和了解试验方案的内容，严格按照试验方案规定和项目管理类文件执行，确保项目参与人员按规定履行其职责。

（2）研究者、药品管理员等试验参与人员，应了解并熟悉试验用药品的性质、作用、疗效及安全性（包括该药物临床前研究的有关资料），同时也应掌握临床试验进行期间发现的与该药物有关的新信息，临床试验前须接受本项目药品管理制度和SOP学习和培训，以确保受试者用药安全。

（3）研究者、研究医生、研究护士、CRC等试验参与人员，须接受项目受试者权益保障制度、知情同意制度、不良事件报告制度和SOP学习和培训，以确保受试者安全。

（4）研究者、研究护士、CRC等试验参与人员，在负责生物标本的采集、处理、保存和运送工作前，须接受项目样本管理制度和SOP等文件学习，以确保生物样本质量。

（5）研究者、研究护士、CRC等试验参与人员，在试验启动前，须接受项目仪器设备、物资管理相关制度和SOP的学习和培训，以确保临床试验过程所需仪器、设备运行正常，物资充足。

（6）质控员在试验过程中，须加强临床试验质量管理制度和SOP相关文件的学习和培训，以确定试验过程规范，试验数据准确、完整、无误。

（7）专业资料管理员、CRC等项目参与人员，须接受资料档案管理制度和SOP等文件的学习和培训，以确保试验文档资料质量和安全。

三、药物管理类文件的学习与培训

1．目的
适用于机构和专业临床试验项目参与人员，确保所有参加临床试验的人员充分了解试验方案及试验用药品管理要求。

2．范围
适用于药物临床试验项目的药物管理。

3．学习与培训
（1）方案讨论会/项目启动会的学习与培训　确保研究者应了解并熟悉试验用药品的性质、作用、疗效及安全性（包括该药物临床前研究的有关资料），同时也应掌握临床试验进行期间发现的与该药物有关的新信息。

（2）机构和专业的药品管理制度和SOP的学习和培训　按照机构和专业的制度和SOP要求指派有资格的药师或者其他人员管理试验用药品。

（3）药品到达机构/专业时的学习与培训　申办方提供的药品随试验方案、药检报告等一同到达机构/专业时，机构/专业/项目授权的药品管理员应接受申办者CRA对药品管理相关培训，以确保试验用药品的接收、贮存、分发、回收、退还，及未使用药品的处置等管理遵守相应的规定和方案并保存记录。

（4）研究医生的培训　研究医生须接受药品相关培训，确保试验用药品按照试验方案使用，研究医生应当向受试者说明试验用药品的正确使用方法。

（5）AE/SAE发生、破盲、紧急揭盲时的培训　确保研究者严格遵守试验方案，确保受试者安全。

四、试验操作类文件的学习与培训

1．目的
适用于机构和专业临床试验项目参与人员，确保所有参加临床试验的人员充分了解试验方案及试验流程与相关操作。

2．范围
适用于药物临床试验项目的管理。

3．学习与培训
（1）方案讨论会/项目启动会学习与培训　所有参加临床试验的人员须充分了解试验方案及试验流程与相关操作，试验参与人员各司其职，确保试验质量。

（2）机构和专业组织　试验参与人员参与试验操作类文件的学习与培训，必要时

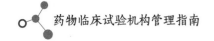

通过演示、实操等方法增强学习和培训效果。

（3）试验　特殊操作须制订相关制度和SOP，项目技术人员应对进行试验参与人员现场培训，参与本项操作的研究者须熟练掌握具体操作方法和注意事项，并建立相关操作预案。

五、质量管理类文件的学习与培训

1．目的
适用于机构和专业临床试验项目参与人员，尤其是研究者和项目质量管理人员，确保所有参加临床试验的人员遵守临床试验质量管理规范和临床试验相关的法律法规及试验方案，持续提高临床试验质量。

2．范围
适用于药物临床试验的质量管理。

3．学习与培训
（1）为确保临床试验人员熟悉临床试验管理规范，遵守国家有关法律、法规，在临床试验前所有参与临床试验的人员均须接受GCP及相关SOP培训并取得合格证后方可上岗；新的团队成员加入时同样适用。

（2）机构和专业组织试验参与人员，参与质量管理类文件的学习与培训。

（3）机构和专业参与临床试验人员应参加院内、院外临床试验技术培训，不断提高研究人员的临床试验技能。

（4）质控反馈：机构/专业/项目质控员将质控发现的问题记录、整理，以质控报告形式反馈给专业负责人/主要研究者（PI），并监督和追踪其整改情况；研究者须整理试验中常见问题，组织本专业研究人员进行学习，以规范临床试验。

（6）监查/稽查/检查反馈：监查员/稽查员/检查员开展对试验项目进行监查/稽查/检查，并及时将发现问题和报告反馈给研究者，发现问题时及时组织研究人员培训。

（7）试验结束后，研究者须组织试验参与人员对试验进行总结，不断提高研究人员临床试验技能，提高临床试验质量。

六、安全管理类文件的学习与培训

1．目的
适用于机构和专业临床试验项目参与人员，确保所有参加临床试验的人员遵守临床试验质量管理规范和临床试验相关的法律法规及试验方案，确保受试者安全，资料及药品的安全，工作环境的日常安全管理。

2．范围

适用于药物临床试验相关的安全管理。

3．学习与培训

加强研究者及试验参与人员培训，确保受试者安全。

（1）受试者的权益和安全是考虑的首要因素，优先于科学和社会的获益。机构、伦理委员会须对试验参与人员进行培训，增强研究者的伦理意识，确保受试者的权益、安全受到保护。研究者是实施临床试验并对临床试验质量及受试者权益和安全负责的试验现场负责人。

（2）研究者及试验参与人员熟悉并遵守临床试验质量管理规范和临床试验相关的法律法规，熟悉本医院药物临床研究机构及本专业科室的制度、规范及标准操作规程（SOP），确保临床试验规程规范，保证受试者安全。

（3）研究者须加强安全管理类文件的学习，在临床试验和随访期间，对于受试者出现与试验相关的不良事件，包括有临床意义的实验室异常时，研究者和临床试验机构应当保证受试者得到妥善的医疗处理，并将相关情况如实告知受试者。研究者意识到受试者存在合并疾病需要治疗时，应当告知受试者，并关注可能干扰临床试验结果或者受试者安全的合并用药。

（4）研究者应当确保试验用药品按照试验方案使用，应当向受试者说明试验用药品的正确使用方法，确保受试者用药安全。

（5）加强试验用药品管理和培训，确保试验用药品使用安全，试验用药品的贮存应当符合相应的贮存条件。

（6）试验参与人员须参加机构及医院安全管理类文件的学习与培训，提高安全意识。

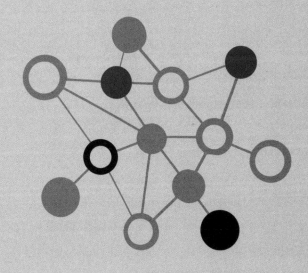

第六章

伦理委员会的
建设与管理

———————

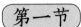

第一节

伦理委员会的人员组成和职责

一、伦理委员会人员组成与要求

伦理委员会应根据《赫尔辛基宣言》、《国际人用药品注册技术协调会临床试验质量管理规范》（ICH-GCP）、《涉及人的生物医学研究国际伦理准则》、《药物临床试验质量管理规范》（GCP）、《医疗器械临床试验质量管理规范》、《涉及人的生物医学研究伦理审查办法》、《药物临床试验伦理审查工作指导原则》等相关法律法规，实施对于药物临床试验的科学性、伦理合理性进行独立审查，并接受相关管理部门的指导和监督。伦理委员会应根据审查工作的需要，不断完善制度化建设和能力建设，履行受试者保护职责。伦理委员会应按照相关规定备案并定期报告年度伦理审查工作。

伦理委员会应由多学科背景的人员组成，包括医药相关专业、非医药专业、法学/伦理学/社会学等领域的专家和独立于研究/试验机构之外的社会人士。必要时，可根据需要聘请独立顾问。委员应有不同性别，且人数不少于7人。伦理委员会设主任委员一名，副主任委员若干名，由伦理委员会委员协商推举产生。伦理委员会的主任委员/副主任委员一般不得由医疗机构的法人或临床试验主管部门的负责人担任。委员应有固定任期，每届任期不超过5年，允许连任。

伦理委员会应有书面文件，明确伦理委员会的组织构架、主管部门，委员的职责、资质要求、任期和任命及换届工作程序。对委员的任命、换届应保留书面记录。伦理委员会应公开其委员的姓名、职业和隶属关系。

二、伦理委员会办公室人员组成与职责

为使伦理委员会工作顺利开展，便于管理，可设伦理委员会办公室主任、伦理秘书及其他工作人员等岗位，工作人员的人数应与审查工作量相匹配。

当委员的专业背景和能力不能胜任审查工作时，可聘请相应领域的专家作为独立顾问参加审查。独立顾问可以是医疗机构内部的专家，也可以是独立于医疗机构外的专家。

各岗位工作人员有明确的工作职责分工与任命/授权程序，任命/授权保留书面记录。

三、管理要求

1. 伦理委员会的组建应由所在医疗机构正式发文。

2. 伦理委员会应建立自己的章程，包括：伦理委员会的职责、成员的资质与任职条件、任期与换届、退出机制、标准操作规程、利益冲突政策等。

3. 委员均应接受GCP、临床试验伦理审查技术和相关标准操作规程（SOP）培训。委员应注意知识更新，出现新的法规和SOP，应及时组织培训。

4. 伦理委员会根据需要配备秘书和工作人员，并经过GCP、临床试验伦理审查技术和相关SOP培训。

5. 伦理委员会应有独立的办公场所，必要的办公设施，以及与审查项目数量相匹配的档案室和资料柜，以满足伦理委员会有效履行其职责的需要。有条件可根据需要配备相关的信息化管理系统。

6. 伦理委员会的独立性，主要体现在其工作不受任何组织和个人影响，且要求所有委员签署并遵守利益冲突声明。组织机构的法定代表人、机构管理人员不得兼任伦理委员主任委员或副主任委员。

7. 伦理委员会审查时可以根据需要聘请独立顾问。

8. 伦理委员会的透明性，伦理委员会应通过官方网站向社会公开其联系方式及委员名单、职业、单位等信息，以及申请指南、工作流程和相关工作表格。

四、利益冲突管理政策

1．委员选择

医疗机构科研管理部门的负责人或临床研究部门的负责人不应作为伦理委员会的主任委员或者副主任委员。

2．回避投票

与研究项目具有显而易见和实质性利益冲突的委员不能参与伦理委员会研究方案的审查。在审查时，主任委员需要询问是否所有的委员都知晓利益冲突政策和伦理要求，以及与审查中的研究方案是否有需要申明利益冲突的委员，回答将被记录在案。有明显和实质性利益冲突的委员应回避参与最终关于该研究方案的讨论以及投票。回避事项应记录备案。

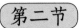

伦理委员会的文件体系

伦理委员会应设有办公室，有相对独立的办公地点；有满足工作条件的会议室和必要的办公设备，包括但不限于：计算机、打印机、复印机、扫描仪、传真机、碎纸机等。

伦理委员会应有独立、充足的档案保存空间，保证档案的安全性和保密性。档案文件保存条件应符合防火、防水、防虫、防鼠、防盗等的标准。

一、伦理委员会章程、管理制度及标准操作规程的制订

伦理委员会应制订章程、管理制度和标准操作规程，以确保伦理审查工作的规范性与一致性，并定期对管理制度和标准操作规程进行审阅，且应及时更新。管理制度与标准操作规程的内容应与现行法规保持一致，并符合实际工作需要，具有可操作性。

1．伦理委员会章程

章程是一个团体规定本组织内部事务的一种共同遵守的文件。内容一般包括本组织的性质、纲领、任务、组织原则和机构、成员的权利义务等。

伦理委员会章程的制订应符合的原则：①必须符合法律法规及规章的要求，不能与现行有关伦理的法律法规和规章以及其他具有法律效力的规范性文件相抵触。②不能越权，不能超越法律法规的授权范围，不能超越职权范围，把原来应由法律法规或上级行政部门规定的内容制订在章程中。③原则性与可操作性相结合。

伦理委员会章程一般包含总则、组织构架、职能范围、运作管理等内容。

2．伦理委员会的管理制度

伦理委员会管理制度都应以章程为出发点，遵循章程中的原则，切实确保章程在管理中的实施。管理制度为"下位法"，其效力低于章程，规定的内容不能与章程相抵触。伦理委员会的管理制度可包括但不限于以下内容。

（1）伦理委员会的组织与管理 伦理委员会的组建，伦理审查的保密措施，利益冲突申明的管理，委员与工作人员的培训，独立顾问的选聘；伦理审查的方式等。

（2）伦理委员会的常用制度 保密制度、利益冲突及回避制度、会议制度、文档管理制度等。

3．伦理委员会的标准操作规程

伦理委员会的SOP是为有效地实施和完成伦理委员会每项工作所拟定的标准和详

细书面规程。

SOP的基本格式应包括：SOP的名称、编号、版本，拟定人、审核人、批准人，颁发日期、生效日期，适用范围，规程，参考文献。

伦理委员会的标准操作规程，包括但不限于以下内容：

（1）标准操作规程与伦理审查申请指南的制订。

（2）伦理委员会的组建，伦理审查的保密措施，利益冲突申明，委员与工作人员的培训，独立顾问的选聘。

（3）伦理审查的方式　会议审查（包括紧急会议审查）与快速审查。

（4）伦理审查的流程　审查申请的受理与处理，初始审查，跟踪审查，审查决定的传达。

（5）会议管理　会议准备、会议程序确认、会议记录、投票结果统计。

（6）文件与档案管理　建档、保存、查阅与复印。

常用SOP：制定SOP的SOP、培训的SOP、独立顾问选聘的SOP、研究项目受理的SOP、主审审查的SOP、会议审查的SOP、紧急会议审查的SOP、简易审查的SOP、初始审查的SOP、修正案审查的SOP、年度/定期跟踪审查的SOP、安全性信息审查的SOP、方案偏离审查的SOP、暂停/终止研究审查的SOP、结题审查的SOP、复审的SOP、审查决定传达的SOP、处理受试者投诉的SOP、实地访查SOP、文档管理及保密的SOP等。

二、伦理委员会章程、管理制度及标准操作规程的学习与培训

所有伦理委员会的委员（包括主任委员、副主任委员）及专（兼）职秘书和办公室工作人员在行使其职责前，必须接受过伦理委员会章程、管理制度及SOP的培训。培训的记录保存在伦理委员会办公室。

对于伦理委员会章程、管理制度及SOP的更新，全体委员须进行培训。

第三节

伦理委员会的运行流程

一、伦理委员会审查项目的立项

伦理委员会应根据相关法规与指导原则，结合自身管理制度与SOP，建立项目申

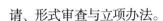

请、形式审查与立项办法。

（一）项目申请要求

涉及人的生物医学研究项目的主要研究者作为伦理审查申请人，在进行涉及人的生物医学研究前，务必要向对应伦理委员会申请审查，在获得同意批件后方可开展。伦理委员会应建立项目申请指南，明确说明申请伦理审查的要求。申请指南可包括以下几点：

（1）受理申请材料的伦理委员会秘书或委员的姓名、地址、联系方式等。

（2）项目申请所需填写的表格。

（3）项目申请所需提交的文件、文件内容、格式、副本份数。

（4）收到申请的告知方式，包括申请资料不完整，需补充资料或修改的告知方式与期限。

（5）项目审查排序原则或审查后通知决定的预期时间。

（6）审查一项申请所需的费用。

（7）伦理委员会各类审查，如方案修正、方案偏离，SAE、结题审查等的申请程序。

（二）伦理审查所需文件

申请者应提供伦理审查所需全部文件，包括但不限于：

（1）签名并注明日期的申请表。

（2）研究方案（注明版本号及日期）和附件。

（3）研究者手册（注明版本号及日期）、现有的安全性材料。

（4）病例报告表、受试者日记卡和其他问卷表。

（5）研究者专业履历（最新的，签名并注明日期）。

（6）招募受试者的方式、程序和材料（包括广告）。

（7）用受试者能理解的语言（必要时用其他语言）拟订的知情同意书（注明版本号及日期）。

（8）对受试者的保险凭证（如适用）。

（9）所有以前其他伦理委员会或管理机构（无论是在同一地点或其他地点）对提议研究的重要决定（包括否定结论或修改方案）和对方案做修改的说明。同时应提供以前的否定结论的理由。

（三）形式审查与立项

1．形式审查

伦理委员会办公室在收到伦理审查申请人的申请后，根据递交信或送审文件清单要求核对文件完整性；确保所需文件和表格均没有遗漏；如为复审或修正案的审查文件，修改之处必须以下划线或其他醒目标记标示；检查伦理审查申请表是否填写完整，是否有主要研究者或项目负责人签名及日期。

2．意见反馈

提交的审查文件资料不齐全或不符合规定要求的，应当一次性告知伦理审查申请人需补充资料或修改的材料内容。

3．项目受理与立项

对于形式审查通过或根据反馈意见补齐资料的项目，予以受理并立项。项目受理立项后，伦理委员会需在规定时限内告知申请人审查方式及预期审查时间。

二、伦理委员会的项目审查

（一）项目伦理审查的分类

伦理委员会的职责是保护受试者的权益和安全，伦理委员会应当对临床研究项目的科学性和伦理性进行审查，同时应当对研究者的资格进行审查。为充分保护受试者的权益，伦理委员会参与临床试验或临床研究项目的全过程管理，对其进展的不同阶段进行伦理审查。

1．按照审查类别分类

（1）初始审查　任何新的临床试验或者临床研究项目都必须获得伦理审查批准后才可以具体实施。对主要研究者首次提交的伦理审查申请所进行的审查，称之为"初始审查"。

（2）跟踪审查　修正案审查、年度/定期跟踪审查、安全性信息报告审查、方案偏离报告审查、暂停/终止研究报告审查、结题报告审查。

（3）复审　经过前述初始审查或者跟踪审查未能获得批准或直接同意的项目，主要研究者需要按照伦理委员会的要求提出再次审查的申请。这种对同一事由的再次审查过程被称为"复审"。复审包括初始审查后复审和跟踪审查后复审两种类型。

2．按审查方式分类

（1）会议审查。

（2）快速审查。

（3）紧急会议审查。研究过程中出现重大或严重问题，危及受试者安全时，伦理委员会应召开紧急会议进行审查，流程参照"会议审查"。必要时应采取相应措施，保护受试者的安全与权益。

（二）不同类别伦理审查的审查方式

伦理委员会应按照要求建立并开展工作，应建立完善的伦理审查流程，以确保审查工作规范进行。

1. 初始审查

项目立项受理后，伦理委员会应在1个月内进行审查。伦理委员会首先需要决定受理项目的审查方式，初始审查一般采取会议审查。若采用多中心临床试验协作伦理审查方式，也可采取快速审查的方式。

2. 复审

初始审查意见为"必要的修改后同意"的项目，应该按照伦理委员会要求进行相应的修改，修改后的资料递交伦理委员会进行复审。复审一般采取快速审查的形式。

3. 跟踪审查

获得初始审查批准的项目，主要研究者/研究者在试验或研究进行过程中直至试验/研究完成，均应根据伦理审查意见/批件列明的要求以及项目实施过程中发生的具体情况提出以下跟踪审查申请：定期/年度跟踪审查、修正案审查、安全性信息审查、方案偏离审查、研究终止/暂停审查、研究结题审查、实地访查等。

（三）会议审查

项目正式受理后，在1个月内召开伦理会议，会议前伦理委员会成员应有足够时间审查相关文件，至少3个工作日。

1. 审查要素

审查要素应包括：①研究的目的和意义；②研究方案的设计与实施；③受试者的风险与受益；④受试者的招募；⑤知情同意书的内容；⑥知情同意获取的过程；⑦受试者损害的医疗处理和赔偿；⑧受试者的隐私保护等。

2. 会议审查要点

会议审查与讨论的要点包括以下内容。

（1）研究者的资格、经验、技术能力等是否符合试验要求。

（2）研究方案是否科学，并符合伦理原则的要求。

（3）中医药项目研究方案的审查，还应当考虑其传统实践经验。

（4）受试者可能遭受的风险程度与研究预期的受益相比是否在合理范围之内。

（5）知情同意书提供的有关信息是否完整易懂，获得知情同意的过程是否合规恰当。

（6）是否有对受试者个人信息及相关资料的保密措施。

（7）受试者的纳入和排除标准是否恰当、公平。

（8）是否向受试者明确告知其应当享有的权益，包括在研究过程中可以随时无理由退出且不受歧视的权利等。

（9）受试者参加研究的合理支出是否得到了合理补偿；受试者参加研究受到损害时，给予的治疗和赔偿是否合理、合法。是否有具备资格或者经培训后的研究者负责获取知情同意，并随时接受有关安全问题的咨询。

（10）对受试者在研究中可能承受的风险是否有预防和应对措施。

（11）研究是否涉及利益冲突。

（12）研究是否存在社会舆论风险。

（13）需要审查的其他重点内容。

3．常见审查要点与权衡

（1）临床试验中对照的选择　一般而言，诊断、治疗或预防性干预试验中对照组的受试者，应得到公认有效的干预。有些情况下，使用一个替代的对照，如安慰剂或"不治疗"，在伦理学上是可接受的。但安慰剂的使用，要符合以下条件：当没有公认的有效的干预时；当不采用公认有效的干预，最多使受试者感到暂时的不适或延迟症状的缓解时；当采用一个公认有效的干预作为对照将会产生科学上不可靠的结果，而使用安慰剂不会增加受试者任何严重的或不可逆损害的风险。

（2）参加研究的受益和风险　①对于所有人体医学研究，研究者必须保证潜在的利益和风险得到了合理地平衡，并且最小化了风险。②能从诊断、治疗或预防获益的受试者，相对于其预期的受益而言，所承担的风险必须是合理的。③从诊断、治疗或预防没有直接获益的受试者（如健康受试者），相对于社会的预期受益而言，其所承担的风险必须是合理的。

（3）受试者参加非治疗性临床试验的，应当由受试者本人在知情同意书上签字同意和注明日期。只有符合下列条件，非治疗临床试验可由监护人代表受试者知情同意：临床试验只能在无知情同意能力的受试者中实施；受试者的预期风险低；受试者健康的负面影响已减至最低，且法律法规不禁止该类临床试验的实施；该类受试者的入选已经得到伦理委员会审查同意。该类临床试验原则上只能在试验中实施。在临床试验中应当严密观察受试者，若受试者出现过度痛苦或者不适的表现，应当让其退出试验，还应当给予必要的处置以保证受试者的安全。

（4）受试者或者其监护人缺乏阅读能力的，应当有一位公正的见证人见证整个知情同意过程。研究者应当向受试者或者其监护人、见证人详细说明知情同意书和其他文字资料的内容。如受试者或者其监护人口头同意参加试验，在有能力情况下应当尽量签署知情同意书，见证人还应当在知情同意书上签字并注明日期，以证明受试者或者其监护人就知情同意书和其他文字资料得到了研究者准确地解释，并理解了相关内容，同意参加临床试验。

（5）受试者为无民事行为能力的，应当取得其监护人的书面知情同意；受试者为限制民事行为能力的，应当取得本人及其监护人的书面知情同意。当监护人代表受试者知情同意时，应当在受试者可理解的范围内告知受试者临床试验的相关信息，并在受试者能表达自主意愿时签署知情同意书和注明日期。

（6）未成年人作为受试者的，应当征得其监护人的知情同意并签署知情同意书。当未成年人有能力作出同意参加临床试验的决定时，还应当征得其本人同意。如果儿童受试者本人不同意参加临床试验或者中途决定退出临床试验，即使监护人已经同意参加或者愿意继续参加，也应当以儿童受试者本人的决定为准。除非在严重或者危及生命疾病的治疗性临床试验中，研究者、监护人认为儿童受试者若不参加研究其生命会受到危害，这时儿童受试者监护人同意即可使患者继续参与研究。在临床试验过程中，儿童受试者达到了签署知情同意的条件，则需要由本人签署知情同意之后方可继续实施。

（7）关于申办者赔偿的责任　研究开始前，申办者应同意提供与试验相关损害的治疗费用及承担相应的赔偿责任。申办者可购买保险，但受试者一旦发生损害，申办者应首先负责赔偿，且应在知情同意书中明确注明。

（8）受试者补偿　①可接受的补偿，与研究相关且金额合理的交通补助和其他开支；②不可接受的补偿，金额过大的报酬或实物，可能诱使受试者冒过度的风险而参与试验。

4．会议审查的程序

（1）伦理委员会秘书进行会前准备，联络参会委员和主审委员，发放审查材料；研究项目的审查需建立主审制，每个项目指定1至2名主审委员。

（2）召开会议

•参会人员签到。

•会议主持人对法定人数及利益冲突进行说明；伦理委员会委员与研究项目存在利害关系的，应当主动声明并在会议审查时申请回避。

•会议主持人宣读会议议程。

•秘书组汇报前次会议内容、简审项目及相关事宜。

•主要研究者报告研究方案设计、伦理考虑、知情同意等内容，必要时由独立顾问对所审查项目的特定问题提供咨询意见，不参与表决。

• 伦理委员会针对研究的科学性、伦理性提问，研究者进行回答。

• 研究者退场，到会委员进行充分讨论，并填写"审查意见表"，对审查意见投票表决。伦理委员会秘书汇总投票结果，形成审查决定。

• 伦理委员会秘书记录会议内容，整理会议资料。

（四）快速审查

1．以下几类研究的申请可以采取快速审查方式

（1）研究风险不大于最小风险，不涉及弱势群体和个人隐私及敏感性问题，且仅限于以下研究步骤。

• 手指、脚后跟、耳垂的血样采集。

• 静脉采血需在考虑年龄、体重、健康状况、采血程序、采血总量和采血频率等因素后，判断不大于最小风险。

• 通过无创手段、前瞻性采集用于研究的生物学标本（如头发、指甲、唾液、痰液等）。

• 通过临床实践常规的非侵入性手段进行的数据采集（不涉及全麻、镇静、X线或微波的手段；如果使用医疗器械，必须是经过批准上市的医疗器械，如磁共振成像、心电图、脑电图、温度计、超声、红外诊断成像、多普勒血液流变、超声心动图等）。

• 利用既往收集的材料（数据、文件、记录或标本）的研究。

• 因研究目的而进行的声音、视频、数字或者影像记录的数据采集。

• 采用调查、访谈方法的研究。

（2）本中心认可的主审伦理委员会审查同意的多中心协作审查项目。

（3）对已批准的临床试验方案的较小修改，不增加受试者风险。

2．快速审查的方式

快速审查由一至两名委员负责审查。快速审查同意的试验项目应在下一次伦理委员会会议上通报。

有下列情形之一的，快速审查项目应转入会议审查。

（1）审查为否定性意见。

（2）两名委员的意见不一致。

（3）委员提出需要会议审查。

快速审查后伦理委员会秘书将审查结果在规定期限传达给研究者/申办者。伦理委员会秘书及时将审查相关原始文件归档保存。

（五）紧急会议审查

研究过程中出现重大或严重问题，危及受试者安全时，应发起紧急会议审查。

（六）审查结果及传达

审查意见和审查决定：伦理委员会秘书应在会议审查、快速审查、紧急会议后及时整理会议记录，并根据会议记录和审查结论形成书面的伦理审查意见/批件，在规定期限传达给研究者/申办者。

（1）初始审查决定为"同意"则形成"伦理审查批件"。由主任委员签名，伦理委员会盖章。批件的内容应包括：试验项目信息（项目名称、申办者、审查意见/批件号；临床试验机构和研究者）；会议信息（会议时间、地点、审查类别、审查的文件，其中临床试验方案与知情同意书均应注明版本号/日期；伦理审查批件的签发日期；伦理委员会联系人和联系方式）；伦理委员会的审查结果；研究过程中研究者应负的其他义务和跟踪审查的期限。

（2）初始审查决定非"同意"则形成"伦理审查意见通知函"。通知函除包含试验项目信息、会议信息、伦理委员会的审查结果等内容外，还应写明对研究方案、知情同意书进行修改或补充的意见和建议，或不同意的理由及可接受申诉的内容。

必要的修改后同意："必要的修改后同意"的研究项目，在提交复审前，应按评审意见对临床研究相关文件进行逐条修改或说明或补充相关文件，并在修改处作出标记，修改后或补充的文件连同初审意见一并递交伦理委员会进行审查。

不同意："不同意"的研究项目，研究者/申办者可就伦理委员会的意见通知函中提及的问题作出书面解释或书面申诉，伦理委员会可就申诉进行重新审查。

三、伦理委员会的跟踪审查

跟踪审查对涉及人类受试者的任何研究都是必需的。跟踪审查的目的是监督并跟踪整个研究进展过程，监督研究方案执行情况，确保受试者的安全、健康和权益。获得初始审查批准的项目，主要研究者/研究者在试验或研究进行过程中直至试验/研究完成均应根据伦理审查意见/批件列明的要求以及项目实施过程中发生的具体情况提出跟踪审查申请。

（一）跟踪审查类别

通常跟踪审查包括定期/年度跟踪审查、修正案审查、严重不良事件审查、方案偏离审查、研究终止/暂停审查、研究结题审查、实地访查等。

（二）定期/年度跟踪审查

伦理委员会初始审查时应根据试验的风险程度，决定年度/定期跟踪审查的频率，至少每年一次。主要研究者应按照伦理审查意见/批件规定的年度/定期跟踪审查频率，按期提交研究进展报告。

1. 跟踪审查频率至少应为每年一次。伦理委员会可根据受试者风险程度、研究性质、受试者本身健康状况、研究周期变化等调整定期/年度跟踪审查频率。

2. 研究者应根据"伦理批件"中规定的定期/年度跟踪审查频率，按时向伦理委员会递交研究进展报告，一般研究者应在定期/年度跟踪审查到期前至少10个工作日提交研究进展报告。伦理委员会负责提醒研究者定期/年度跟踪审查事项，一般在定期/年度跟踪审查到期前20个工作日，伦理委员会以电话或电子邮件的方式给研究者发定期/年度跟踪审查通知。

3. 研究者在定期/年度跟踪审查到期没有提供相应的跟踪审查文件材料，则须停止受试者入组等研究活动。除非当受试者继续参加研究才能保证获得最佳利益时，研究者可以请求研究活动继续进行，但同时必须立即报告伦理委员会，伦理委员会予以审查。

4. 作为参与单位的伦理委员会，负责审查本中心的研究进展报告；作为组长单位的伦理委员会，除了负责审查本研究中心的研究进展报告外，还要负责审查各研究中心研究进展报告的汇总报告。研究进行过程中，当出现任何可能影响受试者的安全和权益，或者影响研究进展的情况时，需要以研究进展报告的形式及时报告本中心的伦理委员会和组长单位的伦理委员会。

5. 定期/年度跟踪审查的受理。定期/年度跟踪审查时，研究者需要报告以下情况（包括但不限于）。

（1）研究方案的修正情况及是否获得伦理委员会审批。

（2）知情同意书的修正情况及是否获得伦理委员会审批。

（3）数据机密和真实性情况。

（4）不良事件情况。

（5）严重不良事件情况。

（6）方案偏离情况。

（7）受试者脱落情况。

（8）有无投诉。若有，须描述处理情况和处理结果。

（9）是否存在各方利益冲突。若有，须描述利益冲突情况和处理结果。

（10）受试者的依从性。

（11）受试者招募情况。

（12）与试验/研究相关的任何新进展。

（13）研究者基于当前研究进展的潜在风险利益评估。

（14）涉及受试者风险或其他人的非预期问题发生情况。

（15）其他需要报告和审查的内容。

6. 定期/年度跟踪审查的审查要点。在进行定期/年度跟踪审查时，伦理委员会根据以下情况，决定是否批准研究继续进行。

（1）风险和获益比是否仍然合理。

（2）对风险保护措施是否仍然合理。

（3）提供给受试者（或者他们的家庭成员，监护人）的信息是否仍然完全、易懂。

（4）获得知情同意的方法是否仍然恰当。

（5）如果有受试者在试验中受到伤害或死亡，治疗是否及时和恰当、经济补偿是否合适。

（6）受试者数据保密措施是否依然适用和有效果。

（7）入选和排除标准是否仍然合适和公正。

（8）是否仍然有指定人员负责处理知情同意相关事务及受试者安全。

（9）研究进展过程中是否存在各方利益冲突，利益冲突的数量和范畴。

（10）研究进展过程中有无投诉，投诉的内容和原因。

（11）研究进展过程中方案、知情同意书等研究文件有无修改。

（12）方案、知情同意书等的修改是否影响受试者的安全和权益。

（13）方案、知情同意书等的修改是否得到伦理委员会的批准。

（14）发生不良事件和严重不良事件的受试者是否得到了及时恰当的处理。

（15）严重不良事件是否及时上报。

（16）是否存在影响受试者安全和权益的情况。

（17）是否需要修改研究方案。

（18）是否需要修改知情同意书。

（19）是否需要调整跟踪审查频率。

（20）其他需要讨论的重要问题。

（三）修正案审查

临床试验/研究中，若确有需要，可以按照规定程序对试验/研究的方案、知情同意书等进行修正。

所有经伦理委员会批准的研究方案如果有任何修改都需要在实施前报告伦理委员会，在获得批准后方可实施，危及受试者生命的情况必需的修改除外，但是未经伦理委员会批准的研究方案的改动必须立即报告伦理委员会。为了保护受试者的权益和福利，伦理委员会必须评估是否有必要进行这些改动。

1. 修正案的受理

伦理委员会应要求申办者/研究者就修正案审查提交相关信息，包括但不限于：①修改的内容及修改原因；②修改方案对预期风险和受益的影响；③修改方案对受试者权益与安全的影响。

伦理委员会秘书受理研究方案修正案。修正案审查时，研究者需要递交以下文件资料。

（1）递交文件清单。

（2）修正案伦理审查申请表。

（3）修正后的方案（如果适用，含版本号和版本日期）。

（4）修正后的知情同意文件（如果适用，含版本号和版本日期）。

（5）修正后的招募广告和其他招募材料（如果适用，含版本号和版本日期）。

（6）修正后的病例报告表（如果适用，含版本号和版本日期）。

（7）修正后原始病历（如果适用，含版本号和版本日期）。

（8）研究者的最新履历或者其他材料必须提供给审查者，以便审查他/她的资质。

（9）修正后的其他材料。

2. 修正案的审查方式与结果

研究方案修正案的审查可经过快速审查或常规会议审查两条途径进行。在下次伦理会议上，快速审查的情况将向所有的伦理委员会委员通报。

对于修正案审查，审查结果分为：同意，做必要的修正后同意，不同意，终止或暂停已经批准的研究。

3. 修正案审查的要点

修正案审查时，伦理委员会根据以下情况，决定是否批准研究继续进行。

（1）修正是否影响研究的风险。

（2）修正是否影响受试者的安全和权益。

（3）修正是否增加了受试者的经济负担。

（4）修正是否延长了受试者参加研究的时间。

（5）修正是否影响受试者继续参加研究的意愿。

（6）如果为了避免对受试者造成紧急伤害，在提交伦理委员会审查前已经实施了所做的修改，该实施是否合理。

根据对修正案审查的情况，决定是否需要调整跟踪审查频率。

（四）安全性信息审查

伦理委员会的主要职责在于评估严重不良事件对受试者的潜在危险及伦理问题。伦理委员会应对由研究者、数据和安全监察委员会（DSMB）、申办者、安全监查员、伦理委员会委员或其他相关人员所报告的安全性信息进行审查评估。适当情况下，委员会有权要求对研究方案做修改。

伦理委员会应当关注并明确要求研究者及时报告：所有可疑且非预期严重不良反应；可能对受试者的安全或者临床试验的实施产生不利影响的新信息。伦理委员会应对批准的研究方案在执行过程中发生的严重不良事件和非预期不良事件报告进行审查。在多中心临床研究中重点审查本研究机构发生的严重不良事件和非预期不良事件，对其他中心发生的事件进行关注并在会上通报。

1．关于安全性信息的相关定义

（1）不良事件（adverse event） 患者或临床试验受试者接受一种药品后出现的不良医学事件，但并不一定与治疗有因果关系。

（2）严重不良事件（serious adverse event） 临床试验过程中发生需住院治疗、延长住院时间、伤残、影响工作能力、危及生命或死亡、导致先天畸形等事件。

（3）可疑相关非预期严重不良反应（suspected unexpected serious adverse reaction, SUSAR） 在临床试验过程中观察到的与试验用药品（不论是试验药物，或是对照药物）相关的、意外出现的/通常不发生（意外发生）的、药物严重不良反应。

（4）非预期事件（unanticipated problems） 美国人类研究保护办公室（OHRP）2007年发布的 *Guidance on Reviewing and Reporting Unanticipated Problems Involving Risks to Subjects or Others and Adverse Events*（《关于审查和报告涉及受试者或其他人风险和不良事件意外问题的指南》），提出对不良事件的伦理审查应侧重关注"非预期事件"。

2．安全性信息的审查要点

（1）伦理委员会应根据严重不良事件报告所提供的事件发生、发展和转归的情况，分析相关医学研究的干预与严重不良事件的发生有无合理的时间先后关系，严重不良事件的发生是否与合并用药和基础疾病有关，停药或降低剂量后严重不良事件情况是否会减轻或消失，再次接触研究药物/器械后是否再次出现同样反应，以此判断严重不良事件与研究干预的相关性。若与研究干预无明显相关性，还须判断与研究程序是否有关。

（2）伦理委员会应关注严重不良事件是否影响研究的风险和受益。预期的严重不良事件在初始审查时已经对其风险与受益进行了评估。若为非预期的严重不良事件可能会影响研究的风险与受益。对此类严重不良事件，伦理委员会应高度重视，需再次评估研究风险与受益的合理性。

（3）伦理委员会还应重点审查受试者的医疗保护措施，以及该事件发生后对受试者病情的追踪及严重不良事件转归随访是否完善。

（4）对于非预期的严重不良反应，应根据知情同意的"完全告知"要求，伦理委员会应考虑是否需要告知所有受试者，是否需要修改知情同意书，是否需要重新获取知情同意。

3．安全性信息审查需要递交的文件资料为严重不良事件报告以及其他需要审查的文件材料

严重不良事件报告包含但不限于以下内容。

（1）报告类型（首次报告、随访报告或总结报告）。

（2）申办者。

（3）试验药品或医疗器械名称。

（4）受试者基本信息（例如受试者编码、出生年月日、年龄、性别等）。

（5）严重不良事件发生时间、持续时间、终止时间，可以用天数或小时数来记录。

（6）严重不良事件发生及处理的详细情况（包括治疗措施、治疗结果以及实验室检查结果等）。

（7）研究者判断该SAE与试验用药品或方法的相关性及其理由。

（8）明确是否退出试验。

（9）严重不良事件类别（死亡、危及生命、入院、延长住院、伤残/功能障碍、致畸、其他）。

4．伦理委员会审查后意见

可包括以下材料。

（1）要求提供进一步资料。

（2）同意试验继续进行。

（3）要求修订试验方案或受试者知情同意书。

（4）修改研究项目持续审查频率。

（五）方案偏离审查

方案偏离是指研究者没有严格按照研究方案开展研究，对研究方案的部分条款不遵从。方案偏离可以是研究者自查发现，也可以是监查或者稽查发现。方案偏离发生后，研究者应及时撰写"研究/试验偏离情况处理记录表"，并在规定时间内报告伦理委员会。

1. 主要研究者需要报告的方案偏离情况，包括以下几种。

（1）严重偏离方案　研究纳入了不符合纳入标准或符合排除标准的受试者；符合终止研究规定而未让受试者退出研究；给予错误治疗或剂量；给予方案禁止的合并用药等没有遵从方案开展研究的情况；可能对受试者的权益/健康以及研究的科学性造成显著影响等违背GCP原则的情况。

（2）持续偏离方案，或研究者不配合监查/稽查，或对违规事件不予以纠正。凡是发生上述研究者违背GCP原则、没有遵从方案开展研究，可能对受试者的权益/健康以及研究的科学性造成显著影响的情况，申办者/监查员/研究者应提交方案偏离报告。为避免研究对受试者的即刻危险，研究者可在伦理委员会批准前偏离研究方案，事后应以"方案偏离报告"的方式，及时向伦理委员会报告任何偏离已批准方案之处并作解释。

（3）其他偏离方案的情况。

2. 方案偏离审查需要递交的文件资料为方案违背报告以及其他需要审查的文件材料。方案偏离报告一般包含但不限于以下内容。

（1）研究项目名称。

（2）申办者。

（3）主要研究者。

（4）方案偏离事件的详细描述。

（5）偏离原因。

（6）方案偏离造成的后果。

（7）方案偏离后采取的补救措施。

3. 方案偏离审查的要点。方案偏离审查时，伦理委员会根据以下情况，决定是否批准研究继续进行。

（1）方案偏离是否影响受试者的安全和权益，其影响程度如何。

（2）方案偏离的程度：一般偏离、严重偏离。

（3）方案偏离的性质：暂时偏离、持续偏离。

（4）方案偏离的处理措施是否恰当。

（5）是否需要调整跟踪审查频率。

（6）其他需要讨论的重要问题。

4. 方案偏离审查的意见。可包括以下几种。

（1）研究继续进行。

（2）要求修改方案和/或知情同意书。

（3）重新培训研究者。

（4）限制研究者参与研究的权利。

（5）重新获取知情同意。

（6）暂停或终止已批准的研究。

5. 根据方案偏离的审查情况，决定是否需要调整跟踪审查频率。

（六）暂停/终止审查

1. 研究终止通常是指研究没有依计划完成前，即停止受试者入组或随访，在伦理委员会、数据与安全监察委员会、申办者或其他主管机关的建议下，终止研究。

2. 研究暂停是指在研究完成前，由于方案修改、经费到位困难、招募困难等原因，在伦理委员会、数据与安全监察委员会、试验申办者或其他主管机关的建议下，暂停已经开展的研究。

3. 研究暂停/终止审查需要递交的文件资料为暂停/终止报告以及其他需要审查的文件材料。研究终止/暂停报告包含但不限于以下内容。

（1）研究项目名称。

（2）申办者。

（3）主要研究者。

（4）研究开始日期。

（5）计划入组例数。

（6）已经入组例数。

（7）类别：终止或暂停。

（8）终止/暂停原因。

（9）受试者的后续处理（如继续用药、其他治疗等）。

（10）对受试者安全和权益的影响。

（11）受试者安全和权益的保障措施。

4. 研究暂停/终止审查时，伦理委员会根据以下情况，决定是否批准研究继续进行。

（1）对受试者是否采取了后续处理措施。

（2）对受试者采取的后续处理措施是否恰当。

（3）受试者的安全和权益是否受到影响，影响程度如何。

（4）是否采取了保障受试者安全和权益的措施。

（5）保障受试者安全和权益的措施是否恰当。

5. 对于研究暂停/终止的审查，审查决定分为：同意、需要进一步采取保护受试者的措施。

（七）研究结题审查

1. 研究项目结束后，研究者应及时向伦理委员会递交研究结题报告。

2. 作为参与单位的伦理委员会，主要负责审查本中心的研究完成情况；作为组长单位的伦理委员会，除了负责审查本中心的研究完成情况外，还要负责审查申办方递交的包含各研究中心的研究完成情况的研究总结报告。

3. 研究结题审查需要递交的文件资料为研究结题报告以及其他需要审查的文件材料。研究结题报告包含但不限于以下内容。

（1）研究项目名称。

（2）申办者。

（3）主要研究者。

（4）研究开始日期。

（5）计划入组例数。

（6）已经入组例数。

（7）随机进入各组的实际病例数，脱落和剔除的病例及其理由。

（8）不同组间的基线特征比较。

（9）疗效评价。

（10）安全性评价（包含临床不良事件和实验室指标合理的统计分析，对严重不良事件应详细描述和评价）。

（11）初步研究结果。

4. 研究结题审查时，伦理委员会根据以下情况，进行审批。

（1）研究过程中发生的不良事件和/或严重不良事件是否得到妥善处理。

（2）研究过程中是否存在各方利益冲突，有无投诉。

（3）方案违背是否及时报告伦理委员会。

（4）严重不良事件是否及时报告伦理委员会。

（5）发生严重不良事件的受试者是否得到及时恰当的处理。

（6）方案、知情同意书等的修正是否及时报告伦理委员会，并获得伦理委员会的审批。

（7）是否按照跟踪审查频率，按时递交研究进展报告。

（8）是否取得预期疗效或阶段性成果。

（9）是否有必要进一步采取保护受试者的措施。

5. 对于研究结题审查，审查决定分为：同意、需要进一步采取保护受试者的措施。

（八）实地访查

1. 实地访查是伦理委员会保护受试者权益和安全的重要措施。伦理委员会通过实地访查，检查受试者保护情况。

2. 实地访查可以分为无因实地访查和有因实地访查。

3. 无因实地访查，是在研究实施过程中开展的常规实地访查。是为了及时发现研究过程中存在问题的倾向或萌芽，早发现早干预，加强受试者的保护力度，提高研究质量。每个研究项目实施过程中应至少有一次实地访查。

4. 有因实地访查，是当研究科室/研究项目出现以下情况（但不限于）时，需要实施实地访查。

（1）近期集中出现了数例（例如多于2例）性质相似的不良事件或者严重不良事件。

（2）出现了受试者的投诉。

（3）存在很可能发生严重方案违背的因素。

（4）发生了影响受试者安全及权益的严重方案违背。

（5）其他需要实地访查的情况。

5. 当主任委员、委员或者秘书/工作人员发现需要实施实地访查的情况时，可以提议实施实地访查，报请主任委员审核批准。

6. 实地访查审查需要递交的文件资料为实地访查报告以及其他需要审查的文件材料。实地访查报告包含（但不限于）以下内容。

（1）研究方案及知情同意书是否有修订。

（2）研究方案及知情同意书的修订是否获得了伦理委员会的审批。

（3）受试者是否签署了知情同意书，签署的知情同意书是否为获得伦理委员会审批的最新版本。

（4）是否存在影响受试者安全和权益的因素。

（5）是否存在胁迫受试者的因素。

（6）方案的违背情况及补救措施。

（7）观摩知情同意的过程，检查获得知情同意的过程是否恰当。

（8）SAE发生及处理情况。

（9）是否存在利益冲突。

（10）是否有受试者的投诉，投诉是否得到妥善处理。

（11）研究相关的实验室及其他设备设施是否运转良好。

7. 实地访查结果为"不需要采取进一步处理措施"，则在下次伦理会议上报告该实地访查情况。实地访查结果为"需要采取进一步处理措施"，则在下次伦理会议上审查该实地访查。

 示例6-1　医院伦理委员会章程

1 伦理委员会的设置和职责

医院伦理委员会应是独立的、非营利性的、不受任何参与试验者的影响，其工作以《药物临床试验质量管理规范》及《赫尔辛基宣言》为指导原则，并受中国有关法律、法规约束的组织。

伦理委员会审查生物医学研究的目的是保护受试者的权益和安全。伦理委员会对人体生物医学研究项目进行科学审查和伦理审查。科学审查和伦理审查不可分割：涉及人类受试者的不科学的研究其本身就是不道德的。我国《药物临床试验质量管理规范》、世界医学大会的《赫尔辛基宣言》、国际医学科学组织委员会（CIOMS）的《涉及人的生物医学研究国际伦理准则》，制定和确立了人体生物医学研究的伦理和科学标准。伦理委员会依据这些指南对研究项目进行独立的、称职的和及时的审查。伦理委员会负责在研究开始前对研究项目进行审查，同时还应对已通过审查、正在进行的研究项目进行伦理评价与审查。

伦理委员会的组成须保证其有能力对申请研究项目的所有伦理问题进行审查和评价，并保证能在没有偏倚和影响其独立性的情况下进行工作。伦理委员会应在自己的工作中证明其工作能力和效率。

医院伦理委员会按照其功能设立"药物临床试验伦理委员会""涉及人体的临床与科研项目伦理委员会""器官移植技术伦理委员会""辅助生殖技术伦理委员会"。

2 伦理委员会的组成和任命

2.1 组成

为使伦理委员会能进行充分的审查，保护受试者的权利，伦理委员会的成员应是多学科的，多专业的，伦理委员会的委员人数不得少于7人，其中必须包括：

• 具有专业技术职称的医药专业人员。

• 代表社区利益的从事非医非药相关专业的人员。

- 法律工作者。
- 其他单位的人员。
- 委员中至少有1名女性。

伦理委员会的成员应具备适当的资质，能独立行使其职责，保证研究的科学性和受试者的权益。

伦理委员会的成员是兼职的，任期5年，可以连任。

伦理委员会的组成和工作是相对独立的，不受任何参与试验者的影响。

伦理委员会的工作以《药物临床试验质量管理规范》《赫尔辛基宣言》为指导原则，并受中国有关法律法规的约束。

2.2 任命

伦理委员会组成人员的筛选和招募、任免事项须依据ICH-GCP、我国GCP、《药物临床试验伦理审查工作指导原则》及相关的规定，由医院以发文的形式执行并颁发聘书。

接受任命的伦理委员会成员应同意公开他/她的完整姓名、职业和隶属关系；应签署一项有关会议审议内容、申请材料、受试者信息和相关事宜的保密承诺；伦理委员会的所有行政工作人员也应签署类似的保密承诺。

3 伦理委员会成员培训

伦理委员会成员须熟悉掌握《赫尔辛基宣言》、ICH-GCP和我国GCP的相关伦理规范。每年至少组织一次对伦理委员会成员的培训，包括学习GCP原则、ICH-GCP的相关伦理规范等，全面提高各委员进行临床试验伦理审查的能力。

伦理委员会每年安排一次对医务人员的伦理知识的培训。

伦理委员会秘书处负责培训资料的准备、记录和保存。

4 伦理委员会会议审查

4.1 受理申请

申办者（针对药物临床研究）和/或主要研究者可向伦理委员会秘书索取申请临床研究伦理审查的相关表格，包括：

- 临床研究伦理委员会审查申请须知。
- 临床研究伦理委员会审查申请表。
- 知情同意书模板。

新药研究申办者和/或主要研究者可向伦理委员会秘书提交"临床研究伦理委员会审查申请表"并按照"临床研究伦理委员会审查申请须知"的要求向伦理委

员会秘书处提交备审材料，所有材料须提供足够的份数以供到会的委员评审，如为中英文对照文档，应提供中、英文版文档2份。

伦理委员会秘书受理申请材料，以书面方式告知申请受理号，或告知申请材料需补充的缺项，以及与审查日期有关的提交补充材料的截止日期。

必须递交的备审材料包括：

• 临床研究伦理委员会审查申请表。

• 国家药品监管部门同意进行临床研究的审批件（针对药物临床试验）。

• 试验药物的质检报告（不涉及药物的可免，医疗器械临床研究须提供器械的检测报告和质量标准）。

• 申请项目的临床前整套研究资料摘要，包括综述资料、药学研究资料、药理毒理研究资料、对该项目迄今的临床经验总结，以及对照品质量标准和临床研究文献资料。

• 临床研究方案，包括各试验中心主要研究者同意遵循GCP原则和试验方案的声明及签名页，注明版本日期。

• 临床研究方案摘要，包括获得并证明知情同意过程的描述；向受试者提供的因参与研究而给予的任何补偿（包括交通费、检验营养费、误工补偿费和医疗保健）的说明；对受试者的保险项目；受试者因参加临床试验而受到损害的治疗费用、补偿和/或赔偿费安排的说明；注明版本日期。

• 知情同意书，注明版本日期。

• 研究者手册，注明版本日期（临床研究可免）。

• 研究病历和/或病例报告表。

• 受试者日记卡和其他问卷表。

• 用于招募受试者的材料（包括布告、广告）。

• 各试验中心主要研究者专业履历（最新的，签名并注明日期）。

• 所有以前其他伦理委员会或管理机构（无论是在同一地点或其他地点）对申请研究项目的重要决定（包括否定结论或修改方案）和对方案做修改的说明。应提供以前的否定结论的理由。

4.2 伦理审查会议准备及议程

伦理委员会议每月召开会议，秘书负责通知会议日程，并确认会议出席人数超过伦理委员会总人数的2/3，方能如期举行会议，伦理委员会秘书负责准备会议资料，并提前3天将4.1所列的备审资料提交伦理委员会成员预审。

伦理委员会议由伦理委员会主任委员主持，并负责对伦理审查质量进行管理和控制，并对各项备审项目进行充分讨论，保证每位委员对讨论的问题能充分发表各自的不同意见。

伦理委员会秘书负责会议记录和会议现场的协调工作。

伦理委员会会议审查议程：

- 主任委员宣布会议开始并主持会议。

- 各委员对项目逐一进行讨论。

- 秘书负责会议记录。

- 各委员对各项目进行表决并填写表决票。

- 秘书对表决票进行汇总。

- 主任委员宣读各项目的最终决定。

- 主任委员及各委员在伦理委员会审查意见/批件上签署意见：同意、必要的修改后同意、不同意、终止或暂停已批准的试验。

如伦理委员会成员对所讨论的试验项目有异议，必要时可邀请申办者和/或主要研究者列会出席，申办者和/或主要研究者阐述临床前研究概况，临床研究方案设计及其依据的科学性，保护受试者权益与安全的措施，回答伦理委员会成员的提问，并就某特定问题作详细说明。

会议进入决定程序时，申办者和/或主要研究者均应离场。

与研究项目相关的伦理委员会成员，不可对该项目进行投票表决且不可在伦理委员会审查意见/批件上签署意见，否则视为无效表决票和无效审批件。

4.3 审查要点

伦理委员会的主要任务是审查研究方案及其设计依据，应特别注意签署知情同意书的过程、文件、研究方案的适宜性和可行性。考虑临床前研究的审查以及现行法律和法规的要求。受试者的权益、安全和健康必须高于对科学和社会利益的考虑。审查应考虑以下几点。

4.3.1 研究的科学设计和实施

- 与研究目的有关的研究设计的合理性、统计方法（包括样本量计算）和用最少的受试者人数获得可靠结论的可能性。

- 权衡受试者和相关群体的预期利益与预计的危险和不便是否合理。

- 应用对照组的理由。

- 受试者提前退出的标准。

- 暂停或终止整个研究的标准。

- 对研究实施过程的监查、稽查、督察与监测的规定，包括成立数据安全监查委员会。

- 与研究相适应的试验机构、医疗设施、实验室设备、人员配备和应急措施。

- 报告和出版研究结果的方式。

4.3.2 招募受试者

- 受试者的人群特征（包括性别、年龄、文化程度、文化背景、经济状况和种族）。
- 初次接触和招募受试者准备采取的方式。
- 把所有信息传达给可能的受试者或他们的代表的方式（研究简介和/或知情同意书）。
- 受试者的纳入标准。
- 受试者的排除标准。

4.3.3 受试者的医疗和保护

- 研究人员资格、经验是否有充分的时间参加审议中的临床研究。
- 因研究目的而不给予标准治疗的设计理由。
- 在研究过程中和研究后，为受试者提供的医疗保健。
- 对受试者提供的医疗监督和心理–社会的支持是否完备。
- 如果研究过程中受试者自愿退出时将采取的措施。
- 延长使用、紧急使用和/或出于同情而使用研究产品的标准。
- 如必要，向受试者的社区医生提供信息的安排，包括征得受试者对这个做法同意的程序。
- 研究结束后，受试者可获得研究产品的计划的说明。
- 对受试者的任何费用（包括试验药物、检查）支出的说明。
- 对受试者的奖励与补偿（包括金钱、服务和/或礼物）。
- 参与研究所造成受试者的损伤/残疾/死亡的补偿或治疗的规定。
- 保险和损害赔偿的安排。

4.3.4 受试者隐私的保护

对于可以接触受试者个人资料（包括医疗记录、生物学标本）人员的规定。保证有关受试者个人信息的保密和安全的措施。

4.3.5 知情同意的过程

- 获得知情同意过程的详细描述，包括确认取得知情同意的责任人。
- 给受试者或其监护人的书面和口头信息的充分性、完整性和可理解性。
- 试图将不能表达知情同意者纳入试验的充分理由，以及为这些人参加试验而取得同意或授权的详细说明。
- 保证受试者在研究过程中可得到与其参加试验相关的、有用的信息（包括他们的权利、安全和福利）。
- 在研究过程中听取并答复受试者或其代表的疑问和意见的规定。

4.3.6 社区的考虑

- 从社区中抽取受试者的影响。

- 研究对增强当地能力的贡献程度，例如增强当地医疗保健、研究以及对公共卫生需求的应对能力。

- 研究结束后，成功的研究产品在有关社区的可获得性和可负担性。

4.4 快速审查

按伦理委员会建议修改研究方案及其附属文件，适用简易快速审查程序，由伦理委员会秘书审查确认。

出现下列情况，不适用快速审查，伦理委员会须对该临床试验重新审查。

- 对方案的任何修改，其可能影响受试者权利、安全和/或福利，或影响研究的实施。

- 与研究实施和研究产品有关的、严重的和意外的不良事件，以及研究者、申办者和管理机构所采取的措施。

- 可能影响研究受益风险比的任何事件或新信息。

4.5 伦理审查的决定

只有参与审查的伦理委员会成员才有决定权，且只有在除伦理委员会成员和工作人员以外的其他人员离场的情况下，才可作出决定。如果存在利益冲突，该成员应从会议的决定程序中退出；该利益冲突应在审查前向伦理委员会主任说明，并做记录。

伦理委员会以表决票的方式作出决定。审查决定分为：同意、必要修改后同意、不同意、终止或暂停已批准的试验。

表决意见须由伦理委员会组成成员半数以上通过。如表决意见分散，且不能形成有效表决时，由主任委员对试验方案或讨论的问题提出动议后，重新投票。

如果是条件性的决定，即必要修改后同意，应在伦理委员会审查意见通知函中提出修改的明确建议。

如果是否定性决定，不同意、终止或暂停已批准的试验，应明确陈述理由。

5 财务管理

伦理委员会的会议评审按照申请的评审项目收费。伦理委员会所有的费用用于支付委员会成员的评审费用及日常开支。

6 咨询

伦理委员会接受申办者、主要研究者或相关研究人员的日常咨询工作，并以口头或书面的方式进行答复。

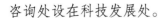

咨询处设在科技发展处。

联系人：×××

联系电话：×××××××

 示例6-2　医院伦理委员会工作制度

1 目的

为建立和规范本机构伦理委员会的职责和工作程序，保证其有能力对申请研究项目的所有伦理问题进行审查和评价，提高伦理委员会的工作能力和工作效率，加强医院药物临床试验的质量管理，制订本工作制度。

2 范围

适用于本机构药物临床试验伦理委员会、涉及人体的临床与科研项目伦理委员会。

3 规程

3.1 伦理委员会的职责

伦理委员会审查生物医学研究的目的是为保护受试者的权益和安全。伦理委员会对人体生物医学研究项目进行科学审查和伦理审查。科学审查和伦理审查不可分割：涉及人类受试者的不科学的研究其本身就是不道德的。我国《药物临床试验质量管理规范》、世界医学大会的《赫尔辛基宣言》、国际医学科学组织委员会（CIOMS）的《涉及人的生物医学研究国际伦理准则》，制定和确立了人体生物医学研究的伦理和科学标准。伦理委员会依据这些指南对研究项目进行独立的、称职的和及时的审查。伦理委员会负责在研究开始前对研究项目进行审查，同时还应对已通过审查、正在进行的研究项目进行伦理评价与审查。

伦理委员会组成须保证其有能力对申请研究项目的所有伦理问题进行审查和评价，并保证能在没有偏倚和影响其独立性的情况下进行工作。伦理委员会应在自己的工作中证明其工作能力和效率。

3.2 伦理委员会的组成和任命

3.2.1 组成　伦理委员会成员是兼职的。伦理委员会成员任期5年，可以连任。伦理委员会的组成是多学科和多部门的，由9～15名委员组成，包括但不限于：

- 具有副高以上技术职称的医药专业人员。

- 代表社区利益的从事非医非药相关专业的人员。

- 法律工作者。

- 其他单位的人员。

- 委员中至少有1名女性。

伦理委员会的组成和工作是相对独立的，不受任何参与试验者的影响。伦理委员会的工作以GCP及《赫尔辛基宣言》为指导原则，并受中国有关法律、法规的约束。

3.2.2 任命 伦理委员会组成人员的筛选和招募、任免事项须依据ICH-GCP、我国GCP、《药物临床试验伦理审查工作指导原则》及相关的规定，由医院以发文的形式执行并颁发聘书。

接受任命的伦理委员会成员应同意公开他/她的完整姓名、职业和隶属关系；同意应要求公开其工作报酬和其他有关开支；应签署一项有关会议审议内容、申请材料、受试者信息和相关事宜的保密承诺；伦理委员会的所有行政工作人员也应签署类似的保密承诺。

3.3 伦理委员会成员培训

伦理委员会成员须掌握《赫尔辛基宣言》、ICH-GCP和GCP的相关伦理规范。每年至少组织一次对伦理委员会成员的培训，包括学习GCP原则、ICH-GCP的相关伦理规范等，全面提高各委员进行临床试验伦理审查的能力。

伦理委员会每年安排一次对医务人员的伦理知识的培训。

伦理委员会秘书处负责培训资料的准备、记录和保存。

3.4 伦理委员会会议审查

3.4.1 受理申请 新药研究申办者和/或主要研究者可向伦理委员会秘书处索取申请新药临床试验伦理审查的相关表格，包括：

- 临床研究伦理委员会审查申请须知。

- 临床研究伦理委员会审查申请表。

- 付费通知。

- 知情同意书模板。

新药研究申办者和/或主要研究者可向伦理委员会秘书处提交《临床研究伦理委员会审查申请表》，并按照《临床研究伦理委员会审查申请须知》的要求向伦理委员会秘书处提交备审材料，所有材料提供纸质版一份、电子版一份。

伦理委员会秘书受理申请材料，以书面方式告知申请受理号，或告知申请材料需补充的缺项，以及与审查日期有关的提交补充材料的截止日期。

药物临床研究必须递交的备审材料包括：

• 临床研究伦理委员会审查申请表。

• 国家药品监管部门同意进行临床研究的审批件。

• 试验药物的质检报告。

• 申请项目的临床前整套研究资料摘要，包括综述资料、药学研究资料、药理毒理研究资料、对该项目迄今的临床经验总结，以及对照品质量标准和临床研究文献资料。

• 临床研究方案，包括各试验中心主要研究者同意遵循GCP原则和试验方案的声明及签名页，注明版本日期。

• 临床研究方案摘要，包括获得并证明知情同意过程的描述；向受试者提供的因参与研究而给予的任何补偿（包括交通费、检验营养费、误工补偿费和医疗保健）的说明；对受试者的保险项目；受试者因参加临床试验而受到损害的治疗费用、补偿和/或赔偿费安排的说明；注明版本日期。

• 知情同意书，注明版本日期。

• 研究者手册，注明版本日期。

• 研究病历和/或病例报告表。

• 受试者日记卡和其他问卷表。

• 用于招募受试者的材料（包括布告、广告）。

• 各试验中心主要研究者专业履历（最新的，签名并注明日期）。

• 所有以前其他伦理委员会或管理机构（无论是在同一地点或其他地点）对申请研究项目的重要决定（包括否定结论或修改方案）和对方案做修改的说明。应提供以前的否定结论的理由。

3.4.2 伦理审查会议准备及议程

伦理委员会议每月不定期召开会议，伦理委员会秘书负责通知会议日程，并确认会议出席人数超过伦理委员会总人数的2/3，方能如期举行会议，伦理委员会秘书负责提前3天将3.4.1所列的备审资料提交伦理委员会成员预审。

伦理委员会议由伦理委员会主任委员主持，负责对伦理审查质量进行管理和控制，并对各项备审项目进行充分讨论，保证每位委员对讨论的问题能充分发表各自的意见。

伦理委员会秘书负责会议记录和会议现场的协调工作。

伦理委员会会议审查议程

• 主任委员宣布会议开始并主持会议。

• 各委员对项目逐一进行讨论。

- 秘书负责会议记录。

- 各委员对各项目进行表决并填写表决票。

- 秘书对表决票进行汇总。

- 主任委员及各委员在伦理委员会审查意见/批件上签署意见：同意、必要的修改后同意、不同意、终止或暂停已批准的试验。

如伦理委员会成员对所讨论的试验项目有异议，必要时可邀请申办者和/或主要研究者列会出席，申办者和/或主要研究者阐述临床前研究概况，临床研究方案设计及其依据的科学性，保护受试者权益与安全的措施，回答伦理委员会成员的提问，并就某特定问题详细说明。

会议进入决定程序时，申办者和/或主要研究者均应离场。

与研究项目相关的伦理委员会成员不可对该项目进行投票及在伦理委员会审查意见/批件上签署意见，否则视为无效表决票和无效审批件。

3.4.3 审查要点

伦理委员会的主要任务是审查研究方案及其设计依据，应特别注意签署知情同意书的过程、文件、研究方案的适宜性和可行性。考虑临床前研究的审查以及现行法律和法规的要求。受试者的权益、安全和健康必须高于对科学和社会利益的考虑。审查应考虑以下几点：

- 研究的科学设计和实施

（1）与研究目的有关的研究设计的合理性、统计方法（包括样本量计算）和用最少的受试者人数获得可靠结论的可能性。

（2）权衡受试者和相关群体的预期利益与预计的危险和不便是否合理。

（3）应用对照组的理由。

（4）受试者提前退出的标准。

（5）暂停或终止整个研究的标准。

（6）对研究实施过程的监查、稽查、督察与监测的规定，包括成立数据安全监查委员会。

（7）与研究相适应的试验机构、医疗设施、实验室设备、人员配备和应急措施。

（8）报告和出版研究结果的方式。

- 招募受试者

（1）受试者的人群特征（包括性别、年龄、文化程度、文化背景、经济状况和种族）。

（2）初次接触和招募受试者准备采取的方式。

（3）把所有信息传达给可能的受试者或他们的代表的方式（研究简介和/或知情同意书）。

（4）受试者的纳入标准。

（5）受试者的排除标准。

• 受试者的医疗和保护

（1）研究人员资格、经验、是否有充分的时间参加审议中的临床研究。

（2）因研究目的而不给予标准治疗的设计理由。

（3）在研究过程中和研究后，为受试者提供的医疗保健。

（4）对受试者提供的医疗监督和心理-社会的支持是否完备。

（5）如果研究过程中受试者自愿退出时将采取的措施。

（6）延长使用、紧急使用和/或出于同情而使用研究产品的标准。

（7）如必要，向受试者的社区医生提供信息的安排，包括征得受试者对这个做法同意的程序。

（8）研究结束后，受试者可获得研究产品的计划的说明。

（9）对受试者的任何费用（包括试验药物、检查）支出的说明。

（10）对受试者的奖励与补偿（包括金钱、服务和/或礼物）。

（11）参与研究造成受试者的损伤/残疾/死亡的补偿或治疗的规定。

（12）保险和损害赔偿的安排。

• 受试者隐私的保护

对于可以接触受试者个人资料（包括医疗记录、生物学标本）人员的规定。保证有关受试者个人信息的保密和安全的措施。

• 知情同意的过程

（1）获得知情同意过程的详细描述，包括确认取得知情同意的责任人。

（2）给受试者或其监护人的书面和口头信息的充分性、完整性和可理解性。

（3）试图将不能表达知情同意者纳入试验的充分理由，以及为这些人参加试验而取得同意或授权的详细说明。

（4）保证受试者在研究过程中可得到与其参加试验相关的、有用的信息（包括他们的权利、安全和福利）。

（5）在研究过程中听取并答复受试者或其代表的疑问和意见的规定。

• 社区的考虑

（1）从社区中抽取受试者的影响。

（2）研究对增强当地能力的贡献程度，例如增强当地医疗保健、研究，以及对公共卫生需求的应对能力。

（3）研究结束后，成功的研究产品在有关社区的可获得性和可负担性。

3.4.4 快速审查

按伦理委员会建议修改研究方案及其附属文件，适用简易快速审查程序，由伦理委员会秘书审查确认。

出现下列情况，不适用快速审查，伦理委员会须对该临床试验重新审查：

（1）对方案的任何修改，其可能影响受试者权利、安全和/或福利，或影响研究的实施。

（2）与研究实施和研究产品有关的、严重的和意外的不良事件，以及研究者、申办者和管理机构所采取的措施。

（3）可能影响研究受益风险比的任何事件或新信息。

3.4.5 伦理审查的决定

只有参与审查的伦理委员会成员才有决定权，且只有在除伦理委员会成员和工作人员以外的其他人员离场的情况下，才可作出决定。如果存在利益冲突，该成员应从会议的决定程序中退出；该利益冲突应在审查前向伦理委员会主任说明，并做记录。

伦理委员会以表决票的方式作出决定。审查决定分为：同意、必要的修改后同意、不同意、终止或暂停已批准的试验。

表决意见须由伦理委员会组成成员半数以上通过。如表决意见分散，且不能形成有效表决时，由主任委员对试验方案或讨论的问题提出动议后，重新投票。

如果是条件性的决定，即"必要的修改后同意"，应在伦理委员会审查意见/批件中提出修改的明确建议。

如果是否定性决定，即不同意、终止或暂停已批准的试验，应明确陈述理由。

3.4.6 传达决定

3.4.6.1 形式

审查决定以"伦理委员会审查意见/批件"的书面形式传达给申请人，包括（但不限于）下列内容：

• 做决定的伦理委员会名称，决定的日期和批件号。

• 审查决定所基于的研究方案或其修改稿的准确题目及版本日期，药品监督管理部门的临床研究批件号。

• 审查文件名称及版本日期，包括试验方案、知情同意书、病例报告表等。

• 申办者名称。

• 临床研究机构名称，主要研究者姓名和职称。

• 参加决定投票的伦理委员会成员姓名。

• 所做审查决定的明确阐述，伦理委员会的任何建议。

• 如为"必要的修改后同意"的决定，伦理委员会的任何要求，包括要求申请人补充材料或修改文件的建议和期限，申请重新审查的程序。

• 如为否定性决定，即不同意、终止或暂停已批准的试验，明确说明作出否定性决定的理由。

• 伦理委员会主任签名，并注明日期。

3.4.6.2 要求

在作出决定的会议后一周内，秘书将伦理委员会的决定送达申请人，申请人可保留伦理审查批件及成员表原件各1份，副本若干份。

3.4.7 伦理委员会跟踪审查

伦理委员会对所有批准的研究进展进行跟踪审查，从作出决定开始直到研究终止。

3.4.7.1 形式

• 现场督察。到达研究专业科室，访视研究者和受试者，检查知情同意过程和知情同意书签署情况，检查研究是否遵循试验方案、GCP和伦理委员会批件的要求。

• 听取临床试验机构年度工作总结和临床研究进展报告。

• 根据研究方案的性质和可能发生的不良事件，在批准研究时确定的跟踪审查计划。

• 以下情况和事件要求研究者及时向伦理委员会报告，重新审查：对方案的任何修改，其可能影响受试者权利、安全和/或福利，或影响研究的实施；与研究实施和研究产品有关的、严重的和意外的不良事件，以及研究者、申办者和管理机构所采取的措施；可能影响研究受益/风险比的任何事件或新信息。

• 伦理委员会和申请者之间的联系方式在伦理委员会审查意见/批件中注明。

3.4.7.2 要求

• 需作出跟踪审查决定时，法定到会人数应符合本规程的规定。

• 跟踪审查的决定应公布并传达给申请者，指出对伦理委员会最初决定的更改、暂停或终止，或确认原决定仍然有效。

• 在研究提前暂停/终止的情况下，申请者应通知伦理委员会暂停或终止的原因；提前暂停或终止的研究所取得的结果的总结应递交伦理委员会。

• 研究的最后总结报告副本应递交伦理委员会。

3.4.8 会议记录

伦理委员会的讨论由伦理委员会秘书负责相应的、详细的记录，记录内容包括：

- 会议的时间、地点、出席人员、列席人员、讨论的项目。
- 伦理委员会成员所有针对项目的讨论及建议。

3.5 文件和档案

3.5.1 建档

- 伦理委员会工作制度，操作规程，审查程序，伦理委员会工作人员职责。
- 伦理委员会成员任命文件，伦理委员会委员声明，保密承诺，伦理委员会成员专业履历，伦理委员会成员通信录。
- 伦理委员会会议记录。
- 申请者提交的伦理审查申请表，以及所有申请材料的一份副本。
- 伦理委员会成员与申请者或有关人员就申请、决定和跟踪审查问题的往来信件。跟踪审查期间收到的所有书面材料。研究暂停或提前终止的通知。研究的最后总结或报告。
- 伦理委员会成员培训计划，培训资料。
- 伦理委员会年度工作总结。

3.5.2 文档管理

秘书负责文档存取，办理借阅和返还手续。文件存档至少到研究结束后5年。

 示例6-3 伦理委员会标准操作规程

伦理委员会标准操作规程的撰写、审核、颁布与修订

1 目的

本标准操作规程（SOP）旨在规范本机构伦理委员会（以下简称"EC"）各项标准操作规程的撰写、审查、颁布及修订，制订标准操作规程。为伦理委员会相关活动的执行提供明确的指南，以符合世界卫生组织、ICH-GCP及我国GCP伦理审查的操作指南及规程。

2 范围

本规程涵盖伦理委员会SOP的撰写、审查、颁布与修订，以规范伦理委员会的各项操作。

3 职责

3.1 伦理委员会主任委员

3.1.1 负责指派SOP制订小组，遵循相同的流程、格式和编码系统编写标准操作规程。

3.1.2 负责批准、签发规程。

3.2 伦理委员会秘书

3.2.1 组织协调标准操作规程操作小组的工作及规程的撰写、审查、颁布及修订。

3.2.2 管理并保存现行的SOP及最近一版的SOP文档。

3.2.3 向各委员及工作人员分发主任委员已签发的SOP，并做签收记录。

3.3 标准操作规程制订工作小组

3.3.1 按照我国GCP、ICH-GCP等原则协商、讨论并提议所需的SOP框架。

3.3.2 制订SOP的格式和编码系统。

3.3.3 起草、撰写、修订SOP。

3.3.4 组长负责SOP的审核。

3.4 伦理委员会委员及相关工作人员

协商、讨论并完善SOP草案及需修订的规程。

4 流程图

序号	操作	责任者
1	成立SOP制订工作小组 ↓	EC主任委员/秘书处
2	制订、修订SOP ↓	SOP制订小组
3	讨论并完善SOP ↓	SOP制订小组、EC委员
4	审核SOP ↓	SOP制订小组长
5	签发SOP ↓	EC主任委员
6	颁发SOP ↓	EC秘书处
7	EC委员培训SOP ↓	EC秘书处
8	保存SOP	EC秘书处

5 细则

5.1 主任委员指派并成立SOP制订工作小组，确定SOP制订工作小组名单并签发

SOP制订工作小组由3～4人组成，应包括2名伦理委员会委员、伦理委员会秘书、机构秘书、医护人员1人。

5.2 SOP制订工作小组列出所有SOP清单

5.2.1 依序写下所有伦理委员会的工作流程。

5.2.2 组织、分割与命名每个流程。

5.2.3 以编码系统，制作SOP清单。

5.3 格式与编排

5.3.1 SOP依据附件"标准操作规程模板"提供的标准样本格式编排。

5.3.1.1 首页内容

5.3.1.1.1 第一行：SOP序号，由4位阿拉伯数字组成，Times New Roman，加粗，一号字体。

5.3.1.1.2 第二行：SOP中文标题，黑体，加粗，一号字体。

5.3.1.1.3 第三行：SOP英文标题，Times New Roman，加粗，一号字体。

5.3.1.1.4 SOP信息栏：SOP编号、页数、制订人、审核人、签发人、签名栏、生效日期、办法日期。

5.3.1.2 页眉：医院LOGO；伦理委员会名称"Ruijin Hospital Ethics Committee Shanghai JiaoTong University School of Medicine（上海交通大学医学院瑞金医院伦理委员会）"；SOP名称，黑体，加粗，小四号；SOP编码，Times New Roman，加粗，小五号字体。

5.3.1.3 页脚：第×页，共×页。

5.3.1.4 主页内容

5.3.1.4.1 标题栏：序号，罗马数字（如Ⅰ、Ⅱ、Ⅲ等）；标题名称，中文，宋体，加粗，小四号。

5.3.1.4.2 小标题：序号，用阶梯数字标注（如1.1、1.1.1等）；小标题内容，中文，宋体，加粗，小四号。

5.3.1.4.3 其他正文：中文，宋体，小四号，1.5倍行距。

5.3.2 每项SOP设置独立的编码和固定的格式EC-SOP-yyyymmdd-XXXX-YY。其中"EC"代表本机构伦理委员会、"SOP"代表标准操作规程、"yyyymmdd"代表该规程的第一版日期。"XXXX"代表SOP的编码。"YY"代表SOP的版本，须从01开始。例如EC-SOP-20050101-0101-01是指该SOP在2005

年1月1日生效的0101号文件第一版。

5.4 撰写与批准

5.4.1 SOP制订工作小组起草并撰写SOP，形成SOP初稿。

5.4.2 EC秘书协调SOP制订工作小组的相关活动。

5.4.3 SOP终版由SOP制订工作小组组长审核并签认后交主任委员。

5.4.4 SOP最后版本须经主任委员审查并批准、签发。

5.5 执行、分发与归档

5.5.1 秘书将批准的SOP分发给委员及相关工作人员，旧版本自行废止并回收。

5.5.2 经审核并批准的SOP由生效日期后开始执行。

5.5.3 秘书负责现行版本及最近废止版本SOP的集中归档。

5.6 审查与修订

5.6.1 任何委员、秘书或工作人员若发现两个SOP间存在不一致，或任何修改建议时，均可提出修订申请，并填写"SOP修订申请表"，签署姓名及日期。

5.6.2 若主任委员同意此请求，按照本**SOP的第4节撰写与批准**，进行修订，若主任委员不同意，秘书须将结果告知申请者。主任委员在"SOP修订申请表"中签署意见、姓名及日期。

5.6.3 修订后的SOP，由SOP制订小组填写"*SOP修订摘要*"，明确修订内容及理由。

5.6.4 SOP制订工作小组负责SOP的复核，至少每两年全面复核一次。全面复核修订SOP无须填写"SOP修订申请表"。

5.7 管理与归档

秘书处负责实施文档的管理、归档、发放及回收。

5.8 标准操作规程培训

EC委员及工作人员的SOP培训，需在新版SOP生效前完成。（详见**伦理委员会委员及工作人员培训SOP**）

6 术语解释

标准操作规程	指为保证某项特定操作的一致性而制订的详细的书面要求。
伦理委员会委员	伦理委员会内的委员，包含正式委员与替代委员，委员的组成须符合GCP规范。
标准操作规程工作小组	由机构成员及管理工作人员所组成的一个小组，负责机构的标准操作规程的准备、审核及定期修订。

主要标准操作规程档案	所有工作人员、委员会委员、稽核员及官方查核员可以取得的机构的标准操作规程正式版本，以纸制形式，每一页都有公章及核准者签名。这些标准操作规程正式文件的影印本不能被当作是现有的正本。
标准操作规程历史档案	标准操作规程程序、目录表、相关的讯息等修订前的老版本的汇总资料。

7 附件

7.1 "标准操作规程" 模板（略）。

7.2 "SOP修订摘要" 模板（略）。

7.3 "SOP修订目录" 模板（略）。

药物临床试验伦理委员会的组成

1 目的

本标准操作规程（SOP）旨在规范伦理委员会（EC）的组织架构、隶属关系及人员构成。

2 范围

本标准操作规程适用于本机构药物临床试验伦理委员会的组成、架构、委员任免等的流程。

3 职责

EC的委员、秘书处及工作人员有责任阅读、理解并遵守医院EC所制订的各项规程。

4 流程图

序号	操作	责任者
1	任命主任委员 ↓	院长

序号	操作	责任者
2	提名、推荐并任命委员 ↓	EC秘书处/主任委员
3	签发EC委员任命书 ↓	EC主任委员
4	提供个人简历 ↓	EC委员/秘书处
5	签署保密及利益冲突承诺书 ↓	EC秘书处
6	建立并保存委员档案	EC秘书处

5 细则

5.1 伦理委员会组织构架

5.1.1 药物临床试验伦理委员会是医院常设机构，在院长领导下，独立开展伦理审查工作。

5.1.2 药物临床试验伦理委员会旨在为申请药品/医疗器械注册及未来可能用于药品/医疗器械注册的临床研究提供独立的审查监督。

5.1.3 医院为药物临床试验伦理委员会正常运作提供必需的保障，包括人员和场地支持。提供足够的会议、办公场地和必需的设备设施，包括文件柜、电脑、复印机、传真机等。

5.2 伦理委员会的构成

5.2.1 主任委员：EC设主任委员1人，一般为本单位职工，可兼职，由医院院长任命并聘任。

5.2.2 委员：设EC委员9~15人，由EC主任委员提名并任命，可为非本单位职工，可兼职。

● 委员中至少包括一名医学专业人员，一名非医学/非科学专业人员，一名法务人员，一名统计人员，以及一名外单位的成员，尽可能保证男女比例适中。

● 委员应具有不同的学科背景，以确保EC有资格和经验共同对试验的科学性及是否符合伦理规范进行审阅和评估。

5.3 委员的任命

5.3.1 主任委员：由院长聘任，以医院发文形式聘任。

5.3.2 委员：由秘书处提名推荐，主任委员任命，每届委员任期为5年，可以连任，由主任委员颁发聘书，医院发文形式聘任。

5.3.3 EC秘书：EC秘书处为医院科技发展处下设机构，由科技发展处指定合格的、为EC所接受的工作人员担任，由主任委员颁发聘书，医院发文形式聘任。

5.3.4 续聘：秘书处在每届委员聘期结束时进行一次评估并发放**"意见征询表"**。

• 同意续聘：委员填写"意见征询表"，并签署"同意"意见、姓名、日期。

• 不同意续聘：委员填写"意见征询表"，并签署"不同意"意见、姓名、日期。

5.4 委员任职条件

5.4.1 主任委员的选择，应符合：

• 具备组织、协调EC委员会正常运行的能力和精力。

• 具备个人的能力、兴趣、伦理和/或科学的知识以及专业素养。

• 愿意承担义务、奉献必要的时间和精力来为EC工作。

• 愿意书面公开其所有与正在涉及的建议或项目有关的利益（经济的、专业的或其他），并愿意自觉回避。

• 愿意对所审查的研究方案进行保密，并签署保密协议。

5.4.2 EC委员的选择，应符合：

• 具备个人的能力、兴趣、伦理和/或科学的知识以及专业素养。

• 愿意承担义务、奉献必要的时间和精力来为EC工作。

• 愿意书面公开其所有与正在涉及的建议或项目有关的利益（经济的、专业的或其他），并愿意自觉回避。

• 愿意对所审查的研究进行保密，并签署保密协议。

5.5 委员的辞职、解聘、增补

5.5.1 解聘：任期已满的委员或不能继续履行委员职责的委员，或主任委员对某位委员的资格提出书面异议，由主任委员对其的资格提出书面异议并得到其他委员的一致同意，则可撤销该委员的职位。

5.5.2 辞职：委员可以在向主任委员提交书面辞呈后辞职。

5.5.3 增补：辞职、解聘所致委员的空缺可以由主任委员按照本SOP的流程提名并任命替补者。

5.5.4 委托：主任委员因突发情况无法参加EC会议或履行职责，可签署委托函，委托一名EC委员代为行使相应的职责，并注明委托时限。

6 术语解释

保密	防止将EC的信息和文件泄露给无权知晓者。
伦理委员会	指由医学、药学及其他背景人员组成的委员会，其职责是通过独立的审查、同意、跟踪审查试验方案及相关文件、获得和记录受试者知情同意所用的方法和材料等，确保受试者的权益、安全受到保护。

7 附录

EC委员及工作人员职责

【EC主任委员职责】

- 有权对EC委员进行推荐及任免。
- 审核、签发EC标准操作规程及各项管理文档。
- 审核、签署EC审批意见，附录文件，会议记录。
- 召集、主持EC各项会议，包括例行会议、紧急会议等。
- 负责文件及EC会议商讨各项内容的保密性。
- 声明任何利益冲突。

【EC委员职责】

- 参加EC的各项会议，包括例行会议、培训等。
- 审阅、讨论及决议递交EC审评的各项研究文档资料。
- 督查严重不良事件、方案违背等，并建议采取适当的措施。
- 根据临床研究的审查频率，督查审阅研究进度、总结报告。
- 负责文件及EC会议所涉及的各项内容的保密性。
- 声明任何利益冲突，并主动回避。

【EC秘书处职责】

EC秘书处主要负责EC的日常行政事务，为收到的研究方案提供一个高效的检索流程。

【秘书职责】

- 受理、准备、保存及分发提供伦理委员会审评的各项文档资料，包括初审方案所需文档、SAE报告、中期报告、总结报告等。
- 组织协调EC的例行会议，并做好会议记录。
- 准备、保存会议议程和会议记录等会议相关文件、工作表单等。
- 向申请人及时传达伦理审查决定。

• 组织协调有关人员及EC委员们的培训、提供与健康研究相关的及最新的伦理问题知识更新，给委员们提供相关的最新文献。

保密和利益冲突协议

1 目的

本标准操作规程旨在提供一份保密/利益冲突协议书的表格，确认阅读、理解、接受和熟知并签署该表格人员的资格，同时提供签署以及文档保存的细节。

2 范围

本标准操作规程包含与EC的保密和利益冲突有关的信息和应遵循的操作规程。

3 职责

为了保护受试者的权益，所有聘任的EC委员、秘书处成员、独立咨询顾问在本机构内开始伦理审核工作之前，皆有责任去阅读、理解、接受、签署并执行本保密/利益冲突协议。

4 流程图

序号	操作	责任者
1	向EC委员提供保密和利益冲突协议 ↓	EC秘书处
2	EC委员通读并签署协议 ↓	EC委员
3	收集并归档已签署协议	EC秘书处

5 细则

5.1 仔细通读全文

5.1.1 所有EC委员签署"保密和利益冲突承诺书""医院伦理委员会委员承诺书"。

5.1.2 EC秘书处成员、独立咨询顾问须签署"保密和利益冲突承诺书"。

5.1.3 列席会议人员或借阅研究方案及文档的人员均需签署"保密和利益冲突承诺书"。

5.1.4 仔细通读表格的内容。

5.1.5 在标注签署姓名及日期的空格处签名并填写签字日期。

5.2 提出相关问题

5.2.1 对于保密协议或承诺函中不能理解的词句，可直接询问秘书处。

5.2.2 秘书处负责解释或说明文件的内容。

5.3 协议签署及存档

5.3.1 协议、所有签署文档均一式两份，委员和秘书处各保留一份签署的文件，并存档。

5.3.2 档案放在委员档案文件柜，EC秘书处负责保管。

6 术语解释

保密性	非经授权不得任意公布信息。
保密协议	达成协议以保护商业的秘密、信息和专业技术，使其不至于滥用。 任何类型的信息都可作为保密资料被保密。 大部分保密协议都排除特定信息。保密协议中排除范围的认可至关重要。 任何保密协议均须包括当事人如何处理保密信息的标准。 协议必须建立资料公开或保密的期限。
利益冲突	当一个人，如公务员、雇员或专业人士在有私人关系或利益的情况下，可能显著影响其公务责任的客观公正性。 这个定义有三个关键要素：财产利益、公务责任、专业利益。 利益冲突可能发生在个人的利益与其对机构专业责任不一致时。 利益冲突不应根据个人行为和特征，而应视具体情况而定。 潜在的利益冲突必须公开，并按照原则处理。

7 附件

7.1 "医院伦理委员会委员承诺书"。（略）

7.2 "保密和利益冲突承诺书"。（略）

伦理委员会委员及工作人员培训

1 目的

本标准操作规程旨在规范EC委员及秘书处成员的培训，以更新其在技术、信息和伦理上的知识。

2 范围

本标准操作规程适用于EC所有委员及秘书处成员。

3 职责

EC委员及EC秘书处成员有责任定期参加教育和培训。EC秘书处负责培训通知的发放，及后续的报销、培训登记、培训证书复印存档等事宜。

4 流程图

序号	操作	责任者
1	发布培训信息 ↓	EC秘书处
2	向EC秘书处报名参加培训 ↓	EC委员
3	统一报名/组织培训 ↓	EC秘书处
4	参加培训 ↓	EC委员
5	收集并归档培训证书	EC秘书处

5 细则

5.1 伦理委员的培训

5.1.1 新任委员须经培训合格后才可聘任为正式的审查委员，培训的过程包括理论知识培训阶段，观摩阶段。

5.1.2 理论知识培训阶段，将学习包含医学伦理基本的知识，包括我国的GCP，ICH-GCP、《赫尔辛基宣言》和本机构伦理委员会SOP等。

5.1.3 新任委员在观摩阶段，将参加一次正式的EC会议，掌握审查纲要，熟悉审查表的使用，熟悉工作流程和会议流程，明确自身职责。观摩阶段新委员没有投票权。

5.1.4 秘书处为每位委员建立培训记录档案，并保存于EC委员的档案文件夹中。

5.1.5 由主任委员就委员会应遵循的伦理原则和工作程序对新增委员进行考核，通过考核后聘为正式委员，由医院发文后正式任命。

5.2 培训的主要内容

EC委员确保个人的知识适应履行职责的需要，应与国内外从事伦理学研究的机构和组织交换观点、信息和经验；所有EC成员须保证每年至少参加一次涵盖下述信息的学术会议或伦理委员会内部培训，以交流经验和信息。

5.2.1《药物临床试验质量管理规范》（GCP）。

5.2.2《赫尔辛基宣言》。

5.2.3 伦理相关规范。

5.2.4 临床研究相关法律规范。

5.2.5 科学、技术和环境、健康和安全方面的进展。

5.2.6 健康、安全和环境的相关法律、法规和文件。

5.2.7 本机构新修订的SOP。

5.3 如何参加培训

5.3.1 EC秘书处通过网络、通信和各种媒介渠道获得关于培训课程、研讨会、专业委员会会议等的通知。

5.3.2 EC秘书处通过网络、电话等方式将培训信息告知各EC委员。

5.3.3 EC委员自行选择合适的培训课程或学术会议，至少每年一次，并至秘书处报名，由秘书处统一注册。

5.3.4 EC委员自行学习相关法规或本机构伦理委员会SOP。

5.4 保留培训记录

5.4.1 EC委员凭培训会议通知及发票，至EC秘书处报销。

5.4.2 秘书处将相关培训登记在委员档案的"培训记录表"中。

5.4.3 秘书处保留EC委员及相关人员培训证书复印件并存档（若有培训证书）。

6 术语解释

会议	个人或不同组织的代表为了共同的利益进行商讨和/或采取行动而举行的集会。
集会	至少在两个人之间进行的商议，而商议作出的决定或导致形成共同的方向或生意的部署。
研讨会	一群人出于创新性项目或主题而进行的研究或工作。

7 附件

"培训记录表"（略）。

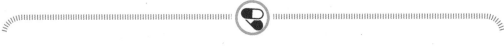

药物临床试验独立顾问任命及方案审查

1 目的

本标准操作规程旨在规范药物临床试验伦理委员会（EC）独立咨询顾问的任命及工作职责。

2 范围

本标准操作规程适用于本机构药物临床试验伦理委员会的独立咨询顾问的方案审查。

3 职责

EC独立咨询顾问有责任阅读、理解并遵守医院EC所制订的与研究方案审查相关的规程，并按照EC的要求，审查研究方案，填写工作表单，为EC提供专业技术指导。

4 流程图

序号	操作	责任者
1	提名、推荐独立咨询顾问 ↓	EC秘书处
2	任命独立咨询顾问 ↓	EC主任委员
3	签发EC独立咨询顾问任命书 ↓	EC主任委员
4	提供个人简历 ↓	EC独立咨询顾问
5	签署保密及利益冲突承诺书 ↓	EC独立咨询顾问
6	建立并保存委员档案	EC秘书处

5 细则

5.1 独立咨询顾问的提名

5.1.1 独立顾问资格：具备作出伦理审查决定的专业性、可行性和独立性。

5.1.2 EC秘书处遴选专家，并提名独立咨询顾问。

5.2 EC主任委员任命独立咨询顾问

5.2.1 EC主任委员审核并确认独立咨询顾问资质。

5.2.2 EC秘书将独立咨询顾问纳入专家库。

5.3 独立咨询顾问向秘书处提供

5.3.1 简历。

5.3.2 签署*"保密和利益冲突承诺书"*。

5.4 EC秘书处为独立咨询顾问建立个人文档并保存上述文件。

5.5 独立顾问权利与职责

EC在对某一研究方案作审查决定时，认为它所涉及的程序或信息超出EC委员的专业范畴，EC可以邀请在专业领域具有能力的个人作为独立顾问，来协助审查或弥补EC在此方面能力的不足。

5.5.1 独立顾问有权对于研究方案提出专业性意见和建议，并填写*"独立顾问咨询工作表"*，并记录评审意见和建议，签署姓名和日期。

5.5.2 独立咨询顾问审查时重点关注以下内容：

- 研究设计是否合理（如是否为RCT研究）。
- 研究涉及药物、器械的安全性如何。
- 对于研究可能产生预期、非预期风险防范及处理的可行性。

5.5.3 独立顾问可以列席EC会议，当场报告和参与讨论，但是不能投票。

5.5.4 独立顾问应遵照"保密和利益冲突承诺书"条款，负责文件及所涉及的各项内容的保密性，声明任何利益冲突，并主动回避。

5.6 独立顾问审查流程

5.6.1 秘书处准备审查文件及工作表单，送交独立顾问。

5.6.1.1 装有电子版文档的U盘，应包含：

- 所有需咨询的研究方案（初审、复审、修订等）PDF文档。
- 和/或其他文件夹。

5.6.1.2 纸质文档：审查工作表，如*"独立顾问咨询表"*等。

5.6.1.3 文件袋：含有咨询审查文件电子版的U盘和审查工作表格放入审查文件袋。封面标注：送审独立咨询顾问姓名、会议时间、会议地点等信息。密封后送交独立咨询顾问。

5.6.2 独立顾问如发现审查文件有遗漏或无法列席审查会议应提前告知秘书处，以便及时补充材料或选择他人进行审查，独立顾问可不列席会议。

6 附件

6.1 *"保密和利益冲突承诺书"*。（略）

6.2 *"独立顾问咨询工作表"*。（略）

研究方案送审管理

1 目的

本标准操作规程旨在规范EC的秘书处对送审药物研究方案等研究文档的初步处理。

2 范围

本标准操作规程适用于××医院各项报送EC审查的申请药品/医疗器械注册及未来可能用于药品/医疗器械注册的临床研究。

3 职责

EC秘书处负责接收、记录、初步审查，申请人递交EC审查的研究文档。

4 流程图

序号	操作	责任者
1	申请人索取送审相关表格 ↓	EC秘书处
2	申请人递交申请表及备审文档 ↓	EC秘书处
3	核对备审文档及所填表格 ↓	EC秘书处

序号	操作	责任者
4	受理完成并给予受理号	EC秘书处
	↓	
5	完成文件签收、整理、归档	EC秘书处

5 细则

5.1 秘书受理送审申请

5.1.1 申请人就送审进行咨询，索取并递交下列表格：

• *"临床研究伦理委员会审查申请表"*。

• *"临床研究伦理委员会审查申请须知"*。

5.1.2 网上下载。

5.1.3 纸质版直接向EC秘书处索取。

5.1.4 申请人按*"临床研究伦理委员会审查申请须知"*要求准备相关文件。

5.1.5 申请人递交*"临床研究伦理委员会审查申请表"*，并签署姓名及日期。

5.2 EC秘书处受理送审文件

5.2.1 根据送审文件类别，明确送审渠道

5.2.1.1 初次审查：须经会议审查。

5.2.1.2 复审方案、方案修正、持续审查、方案违背、方案总结报告或终止试验方案的审查：可对照**快速审查标准操作规程**标准，符合者经快速审查，不符合者经会议审查。

5.2.2 核查送审文件

5.2.2.1 秘书处对各项研究文档（初审、复审、修正等）根据送审文件清单核查，确保所需文件和表格均没有遗漏。

5.2.2.2 所有待审文档均需电子文档1份：PDF文档格式。

5.2.2.3 纸质文档1份（全套）。

5.2.2.4 确认伦理委员会*"临床研究伦理委员会审查申请表"*中内容已填写完整并签署姓名及日期。

5.2.2.5 确认研究方案已包括下列内容：

• 研究方案题目。

• 主要研究者。

• 研究申办者。

• 摘要。

- 研究方案类型（筛选、调查、临床试验、研究期别）。
- 研究目的。
- 预期结果。
- 入排标准和剔除标准。
- 退出试验或停止试验标准。
- 所研究治疗的方式。
- 研究方法（研究设计概述）。
- 样本量估算。
- 统计分析方法。
- 研究活动计划或时间表。
- 所研究新药的代码（如果有）。
- 治疗进度表及持续时间。
- 疗效或评估标准（反应或结果）。
- 安全参数标准（毒性）。
- 流程图。
- 伦理考虑，受试者风险防范及应急处理。
- 受试者补偿及保险（若有商业保险须提供保单）。

5.2.3 确认送审研究方案及相关文件含下列项目。

5.2.3.1 药物

- 递交信（含所递交文件清单，注明所有递交文件的版本号或日期，格式自定，由主要研究者签字）。
- **"临床研究伦理委员会审查申请表"。**
- NMPA临床试验批件或临床试验通知书（非干预性研究、上市药提供药品说明书）。
- 药检报告（包括试验药、对照药）。
- 申办者资质证明及临床试验药品生产的GMP证书复印件（CRO提供委托函）。
- 试验方案（含版本号和日期）及方案签字页。
- 知情同意书（含版本号和日期）。
- 病例报告表。
- 研究者手册。
- 组长单位伦理批件（本中心为组长单位则无须提供）。
- 本中心参与研究人员一览表（包括主要研究者签字的简历、GCP证书）。
- 多中心研究机构一览表。

- 第三方样本检测说明或本中心作为中心试验室的委托说明。

- 纸质版与电子版内容一致性声明。

- 其他（患者日记、紧急联系卡、招募广告、保险声明等，如有）。

- 如文件有修改处，须提供修订摘要。

5.2.3.2 医疗器械

- 递交信（含所递交文件清单，注明所有递交文件的版本号或日期，格式自定，由主要研究者签字）。

- *"临床研究伦理委员会审查申请表"*。

- 产品标准。

- 产品性能自测报告。

- 国务院药品监督管理部门会同国务院质量技术监督部门认可的检测机构出具的产品注册检测报告。

- 申办者资质证明及质量认证体系或质量考核报告（CRO提供委托函）。

- 试验方案（含版本号和日期）及方案签字页。

- 知情同意书（含版本号和日期）。

- 病例报告表。

- 研究者手册。

- 组长单位的伦理批件（本中心为组长单位则无须提供）。

- 本中心参与研究人员一览表（包括主要研究者签字的简历、GCP证书）。

- 多中心研究机构一览表（如有）。

- 第三方样本检测说明或本中心作为中心试验室的委托说明。

- 纸质版与电子版内容一致性声明。

- 其他（患者日记、紧急联系卡、招募广告、保险声明等，如有）。

- 如文件有修改处，须提供修订摘要。

5.3 EC秘书处完成送审流程

5.3.1 如文件有遗漏，2个工作日内通知申请人，并明确指出遗漏的项目及须补齐的时限。

5.3.2 申请人补齐相关项目及遗漏文件。EC秘书处2个工作日内给予回复，告知是否受理该项目的伦理审查申请，并告知审查形式，会议审查或快速审查。

5.3.3 在*"临床研究伦理委员会审查申请表"*及申请人提供文件签收表上签名、注明日期；在*"受理通知"*填写受理号YYYY-XX（-Z）A。

5.3.3.1 YYYY表示受理项目的年度。

5.3.3.2 XX表示该年度受理项目排序，从01开始。

5.3.3.3 Z表示修正案，从02开始。

5.3.3.4 A表示复审，从a开始。

5.3.4 将文件签收表格归入研究方案档案。

5.3.5 填写审查项目的相关信息至记录系统。

5.3.6 按照先送先审的原则，依受理号顺序，依序排入例行会议审查，最长待审时间一般不超过20个工作日。

5.4 文件保存

5.4.1 把所有文件装订成册。

5.4.2 将签署日期的研究方案原件按受理号的先后次序依次排放在EC的临时文件柜中。

5.5 伦理委员会会议前1周停止研究方案送审（补充资料除外）。

6 术语解释

先送先审	先送审的研究方案优先审查

7 附件

7.1 *"临床研究伦理委员会审查申请表"*。（略）

7.2 *"临床研究伦理委员会审查申请须知"*。（略）

7.3 *"受理通知"*。（略）

研究方案的初审

1 目的

此标准操作规程旨在规范EC审查初次送审的研究方案。

2 范围

本标准操作规程适用于初次送审的研究方案，不包括医疗器械。

3 职责

EC秘书处负责接收、核对和整理研究方案，负责将每项研究方案建档，并将审查结果通知申请人。整个过程一般不超过一个月。

EC委员秘书负责指定主审委员。

EC主审委员负责在EC审查会议前完成审查，并将审查意见在EC审查会议上主旨宣读。

4 流程图

序号	操作	负责人
1	受理研究方案 ↓	EC秘书处
2	核对资料内容 ↓	EC秘书处
3	指定主审委员 ↓	EC委员秘书
4	审查研究方案（包括主审） ↓	EC委员
5	召开EC会议 ↓	EC委员/秘书处/主任委员
6	初步告知审查结果 ↓	EC秘书处
7	正式通知审查结果 ↓	EC秘书处
8	资料归档	EC秘书处

5 细则

5.1 研究方案及相关备审文档的准备

5.1.1 秘书处负责文档资料的整理，包括电子版、纸质版备审方案，纸质版工作表单。

5.1.2 秘书处根据备审资料制订备审方案清单。

5.1.3 EC秘书处准备EC审查会议的相关工作（参照**会议议程准备、会议内容及会议记录SOP**）。

5.1.4 EC委员秘书按照如下标准为每个项目确认研究方案主审委员、知情同意主审委员各1人。

5.1.4.1 研究方案主审委员须符合以下要求：

- 主审委员能出席会议。
- 主审委员有医学或药学研究背景。
- 主审委员有从事临床研究的经验。
- 主审委员与该研究项目的研究领域相近。
- 主审委员与该研究项目无利益冲突。

5.1.4.2 知情同意书主审委员须符合以下要求：

- 主审委员能出席会议。
- 主审委员为非医非药研究背景。
- 主审委员与该研究项目无利益冲突。

5.1.5 秘书处准备审查文件及工作表单，送交主审委员。

5.1.5.1 装有电子版文档的U盘，应包含：

- 主审文件夹（含所有需主审项目的PDF文档）。
- 初审文件夹（含所有初次送审的研究项目PDF文档）。
- 复审文件夹（含所有需复审的研究项目PDF文档）。
- 修订审查文件夹（含所有方案修订等研究项目的PDF文档）。
- 和/或其他文件夹。

5.1.5.2 纸质文档：各项审查工作表，如*"药物临床试验伦理委员会研究方案主审工作表"*等。

5.1.5.3 文件袋：含有审查文件电子版的U盘和审查工作表格放入审查文件袋。封面标注：送审委员姓名、会议时间、会议地点等信息。密封后送交EC委员。

5.1.6 主审委员如发现审查文件有遗漏或无法出席审查会议应提前告知秘书处，以便及时补充材料或选择他人进行审查。

5.2 审查研究方案

5.2.1 主审委员参照*"药物临床试验伦理委员会研究方案主审工作表"附录的主审纲要*，对送审文件进行审查。

5.2.2 各项审查工作表是委员会审查研究方案的正式文件，主审委员应认真填写*"药物临床试验伦理委员会研究方案主审工作表"*，并记录评审意见和建议，签署姓名和日期。

5.3 召开EC委员会议

主任委员主持会议，按<u>会议议程准备、会议内容及会议记录SOP</u>的要求召开会议。

5.4 EC审查决议

5.4.1 表决

• 主任委员总结意见和建议，各委员投票表决，EC主任委员及各委员在*"伦理委员会表决票"*中勾出所选审评结果。

• EC秘书处汇总并统计表决票。

5.4.2 结果分为：

• 同意。

• 必要的修改后同意。

• 不同意。

• 终止或者暂停已同意的研究。

5.4.3 如审评结果为"同意"，即批准该研究方案实施。

5.4.4 如审评结果为"必要的修改后同意"，即须按照伦理委员会意见或建议对方案进行修改，或给予书面说明。

5.4.5 如审评结果为"不同意"，EC秘书处以书面函告研究者，并陈述不批准的理由。

5.4.6 若研究者对审查结果有异议，可与EC秘书处联系，EC秘书要在信函中告知申诉步骤。

5.4.7 EC秘书负责将表决结果及审查频率填在审批件相应的位置。

5.4.8 *"伦理委员会表决票"*作为内部文件保存在EC秘书处。

5.4.9 EC主任委员及各委员在*"伦理委员会审批件"*中相应的位置签名。

5.5 通知审评结果

5.5.1 EC秘书处准备*"伦理委员会审批件"*并加盖药物临床试验伦理委员会公章。

5.5.2 EC秘书处负责5个工作日内电话或邮件告知主要研究者或项目负责人委员会议的决定。

5.5.3 申请人至EC秘书处领取*"伦理委员会审批件"*。

5.6 资料归档

5.6.1 研究方案原始资料、申请审查表和审查工作表单、表决票及该研究方案评审相关的会议记录等按序归档。

5.6.2 所有文档应在指定位置存放，具体参照**档案管理SOP**。

6 术语解释

初审	在EC召开会议前，研究方案EC委员第一次审查。
Ⅰ期临床研究	指研发的新药首次用于人体试验，研究目的是测试人体药物代谢和药理作用，以及随研究剂量增加所导致的副作用。
Ⅱ期临床研究	研究人体试验药物代谢、结构与药效的关系及在人体内的作用机制或应用研发新药来探究生物现象或疾病进程。
Ⅲ期临床研究	在取得药物初步有效性的基础上采用对照和非对照研究，进一步获取更多用药安全性和有效性信息以评估药物的疗效与危险的程度，供医生临床使用参考。
Ⅳ期临床研究	对已获得批准临床应用的药物，研究用于新的人群、新用途或新剂量。
特别条款	适用在某协议契约成立时，所附带的条件。

7 附件

7.1 "*药物临床试验伦理委员会研究方案主审工作表*"。（略）

7.2 "*伦理委员会表决票*"。（略）

7.3 "*伦理委员会审批件*"。（略）

医疗器械研究方案的审查

1 目的

本标准操作规程旨在为EC审查有关医疗器械研究方案提供指南。

2 范围

本标准操作规程适用在本院开展的新医疗器械应用于人体的研究。

3 职责

审查医疗器械的研究方案有别于药物试验的研究方案。EC可根据国家药监局对医疗器械的分类，即该器械是否直接与人体接触、是否植入人体来区分审查；如

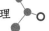

尚无在医疗器械分类目录中加以分类的，申办者应向EC提供相关机构咨询的结果。

EC秘书处负责接收、核对和处理研究方案，负责将每项研究方案建档，并将审查结果通知送审者。

EC委员秘书负责指定主审委员。

EC主审委员负责在EC审查会议前完成审查，并将审查意见在EC审查会议上主旨宣读。

4 流程图

序号	操作	负责人
1	受理研究方案 ↓	EC秘书处
2	核对资料内容 ↓	EC秘书处
3	指定主审委员 ↓	EC委员秘书
4	审查研究方案（包括主审） ↓	EC委员
5	召开EC会议 ↓	EC委员/秘书处/主任委员
6	初步告知审查结果 ↓	EC秘书处
7	正式通知审查结果 ↓	EC秘书处
8	资料归档	EC秘书处

5 细则

5.1 EC秘书处受理申请

5.1.1 EC秘书处负责受理新医疗器械研究方案及申请相关文档。

5.1.2 按照**研究方案送审的管理SOP**核对送审文档。

5.2 EC秘书处负责备审文档准备

5.2.1 秘书处负责文档资料的整理，包括电子版备审方案，纸质版工作表单。

5.2.2 秘书处根据备审资料制订目录及清单。

5.2.3 秘书处负责与主任委员联系并确定会议日期。

5.2.4 秘书处按照**会议议程准备、会议内容及会议记录SOP**准备伦理审查会议的相关事项。

5.2.5 EC委员秘书按照如下标准为每个项目确认研究方案主审委员、知情同意主审委员。

5.2.5.1 研究方案主审委员须符合以下要求：

• 主审委员能出席会议。

• 主审委员有医学或药学研究背景。

• 主审委员有从事临床研究的经验。

• 主审委员与该研究项目的研究领域相近。

• 主审委员与该研究项目无利益冲突。

5.2.5.2 知情同意书主审委员须符合以下要求：

• 主审委员能出席会议。

• 主审委员为非医非药研究背景。

• 主审委员与该研究项目无利益冲突。

5.2.6 秘书处准备审查文件及工作表格，送交主审委员。

5.2.6.1 装有电子版文档的U盘，应包含：

• 主审文件夹（含所有需主审项目的PDF文档）。

• 初审文件夹（含所有初次送审的研究项目PDF文档）。

• 复审文件夹（含所有需复审的研究项目PDF文档）。

• 修订审查文件夹（含所有方案修订等研究项目的PDF文档）。

• 和/或其他文件夹等。

5.2.6.2 纸质文档：各项审查工作表，如*"研究方案主审工作表"*和*"知情同意书主审工作表"*。

5.2.6.3 文件袋：含有审查文件电子版的U盘和审查工作表格放入审查文件袋。封面标注：送审委员姓名、会议时间、会议地点等信息。密封后送与EC委员。

5.2.7 主审委员如发现审查文件有遗漏或无法出席审查会议应提前告知秘书处，以便及时补充材料或选择他人进行审查。

5.3 委员审查研究方案

5.3.1 主审委员参照*"研究方案主审工作表"*和*"知情同意书主审工作表"*，对送审文件进行审查。

5.3.2 各项审查工作表是委员会审查研究方案的正式文件，应认真填写*"研究方案主审工作表"*和*"知情同意书主审工作表"*，并记录评审意见和建议，签署姓名和日期。

5.3.3 审查时注意以下标准：

5.3.3.1 所采用的研究方法是否科学、合理。

5.3.3.2 所采用的受试者人群是否科学、合理。

5.3.3.3 是否具备保护弱势群体受试者的措施。

5.3.3.4 研究的预期效果和受试者风险是否在合理范围内。

5.3.3.5 受试者知情同意书的内容是否详尽、通俗易懂。

5.3.3.6 是否具备试验数据监督机制以保证受试者的安全。

5.3.3.7 是否具备有效保护受试者隐私的措施，尽到数据保密的责任。

5.4 召开EC会议

5.4.1 主任委员主持会议，按**会议议程准备、会议内容及会议记录SOP**召开会议。

5.4.2 EC会议审查要点

• 试验的科学设计。

• 试验的风险和受益评估，区分重大风险临床试验和非重大风险临床试验（尤其是植入性医疗器械）。

• 知情同意。

• 受试人群的选择。

• 受试者的医疗和保护等。

5.5 EC审查决议

5.5.1 表决

5.5.1.1 主任委员总结意见和建议，各委员投票表决，EC主任委员及各委员在"*伦理委员会表决票*"中勾出所选审评结果。

5.5.1.2 EC秘书处汇总并统计表决票。

5.5.2 结果分为：

• 同意。

• 必要的修改后同意。

• 不同意。

• 终止或者暂停已同意的研究。

5.5.3 如审评结果为"同意"，即批准该研究方案实施。

5.5.4 如审评结果为"必要的修改后同意"，即须按照伦理委员会意见或建议对方案进行修改，或给予书面说明。

5.5.5 如审评结果为"终止或者暂停已同意的研究"或"不同意"，EC秘书处以书面函告研究者，并陈述终止或者暂停、不同意研究的理由。

5.5.6 若研究者对审查结果有意见，可与EC秘书处联系，EC秘书要在信函中告知申诉步骤。

5.5.7 EC秘书负责将表决结果填在审批件相应的位置。

5.5.8 "伦理委员会表决票"作为内部文件保存在EC秘书处。

5.5.9 EC主任委员及各委员在"伦理委员会审批件"中相应的位置签名。

5.6 通知审评结果

5.6.1 EC秘书处准备"伦理委员会审批件"并加盖药物临床试验伦理委员会公章。

5.6.2 EC秘书处负责5个工作日内电话或邮件告知主要研究者或项目负责人委员会议的决定。

5.6.3 领取审批件"伦理委员会审批件"。

5.7 资料归档

5.7.1 研究方案原始资料、申请审查表和审查工作表、表决票及该研究方案评审相关的会议记录表按序归档。

5.7.2 所有文档放在指定位置存放，具体参照**档案管理SOP**。

6 术语解释

医疗器械	指非经化学作用或通过代谢才有效的健康护理产品或医疗器械，如：诊断试剂盒、拐杖、电极、医用床、起搏器、人造血管、人工晶状体、整形外科用品。医疗器械还包括诊断用辅助试剂和体外诊断试剂盒（例如：诊断妊娠用）。
研究用医疗器械免检条款	研究用医疗器械免检条款内容包括：允许研究用医疗器械通过临床研究获得上市前安全和疗效的数据，以支持其向管理部门提出上市前批准（PMA）申请或上市前通报。临床研究通常为了支持一个PMA而进行，只有少数研究需要临床资料去支持申请。研究性使用也包括对已上市器材的某些改进或新领域的应用的临床评估。所有研究用医疗器械的临床评估在研究开始前均应先提供获得批准的免检申请。 研究用医疗器械免检条款须经机构审查委员会认可，如有安全疑虑，还须经相关管理部门认可。 通过研究用医疗器械免检条款认可的试验用医疗器械可在法规允许的条件下进口，同时可免除品质鉴定等相关规定。

7 附件

7.1 "*研究方案主审工作表*"。（略）

7.2 "知情同意书主审工作表"。（略）

7.3 "伦理委员会表决票"。（略）

7.4 "伦理委员会审批件"。（略）

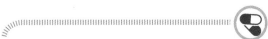

前置伦理的审查

1 目的

本标准操作规程旨在规范伦理审查前置于国家药品监督管理局批准开展临床试验时研究方案的审查及受理流程。

2 范围

本标准操作规程适用于注册类药物临床试验，且项目需满足以下条件：①××医院为组长单位；②药物为创新药、新型生物制品；③与国家药品监督管理局药品审评中心（CDE）进行沟通交流，并提供会议记录或会议纪要。

3 职责

EC秘书处负责受理并确认送审研究文档的完整性。

EC委员秘书指定主审委员，必要时提名、推荐独立咨询顾问，由EC主任委员任命独立咨询顾问。

EC主审委员负责在EC审查会议前完成审查，并将审查意见在EC审查会议上主旨宣读。EC独立咨询顾问按照EC的要求，审查研究方案，填写工作表单，为EC提供专业技术指导。

4 流程图

序号	操作	责任人
1	受理审查文件 ↓	EC秘书处
2	指定主审委员，必要时任命独立顾问 ↓	EC委员秘书、主任委员

序号	操作	责任人
3	EC会议审查 ↓	EC主任委员/委员/秘书处
4	发放审查意见通知 ↓	EC秘书处
5	递交临床试验通知书或CDE无否定性意见说明 ↓	申请人
6	发放伦理意见/批件	EC秘书处

5 细则

5.1 研究方案及相关备审文档的准备

5.1.1 秘书处负责文档资料的整理，包括电子版、纸质版备审方案，纸质版工作表单。

5.1.2 秘书处根据备审资料制订备审方案清单。

5.1.3 EC秘书处准备EC审查会议的相关工作（参照**会议议程准备、会议内容及会议记录SOP**）。

5.1.4 EC委员秘书按照如下标准为每个项目确认研究方案主审委员、知情同意主审委员各1人。

5.1.4.1 研究方案主审委员须符合以下要求：

• 主审委员能出席会议。

• 主审委员有医学或药学研究背景。

• 主审委员有从事临床研究的经验。

• 主审委员与该研究项目的研究领域相近。

• 主审委员与该研究项目无利益冲突。

5.1.4.2 知情同意书主审委员须符合以下要求：

• 主审委员能出席会议。

• 主审委员为非医非药研究背景。

• 主审委员与该研究项目无利益冲突。

5.1.5 秘书处准备审查文件及工作表单，送交主审委员，必要时送交独立咨询顾问。

5.1.5.1 装有电子版文档的U盘，包含：

• 主审文件夹（含所有需主审项目的PDF文档）。

• 初审文件夹（含所有初次送审的研究项目PDF文档）。

- 复审文件夹（含所有需复审的研究项目PDF文档）。

- 修订审查文件夹（含所有方案修订等研究项目的PDF文档）。

- 和/或其他文件夹。

5.1.5.2 纸质文档：各项审查工作表，如"**药物临床试验伦理委员会研究方案主审工作表**""**独立顾问咨询工作表**"等。

5.1.5.3 文件袋：含有审查文件电子版的U盘和审查工作表格放入审查文件袋，封面标注：送审人员姓名、会议时间、会议地点等信息。密封后送交。

5.1.6 主审委员、独立顾问如发现审查文件有遗漏或无法出席审查会议应提前告知秘书处，以便及时补充材料或选择他人进行审查，独立顾问可不列席会议。

5.2 审查研究方案

5.2.1 主审委员参照"**药物临床试验伦理委员会研究方案主审工作表**"附录的主审纲要，对送审文件进行审查，认真填写工作表，并记录评审意见和建议，签署姓名和日期。

5.2.2 独立顾问对研究方案提出专业性意见和建议，并填写"**独立顾问咨询工作表**"，记录评审意见和建议，签署姓名和日期。

5.3 召开EC委员会议

主任委员主持会议，按会议议程准备、会议内容及会议记录SOP的要求召开会议。

5.4 EC审查决议

5.4.1 表决

- 主任委员总结意见和建议，各委员投票表决，EC主任委员及各委员在"**伦理委员会表决票**"中勾出所选审评结果。

- EC秘书处汇总并统计表决票。

5.4.2 结果，分为：

- 同意。

- 必要的修改后同意。

- 不同意。

- 终止或者暂停已同意的研究。

5.4.3 如审评结果为"同意"，即批准该研究方案实施。

5.4.4 如审评结果为"必要的修改后同意"，即须按照伦理委员会意见或建议对方案进行修改，或给予书面说明。

5.4.5 如审评结果为"终止或者暂停已同意的研究"或"不同意"，EC秘书处以书面函告研究者，并陈述终止或者暂停已同意的研究、不同意的理由。

5.4.6 若研究者对审查结果有异议，可与EC秘书处联系，EC秘书要在信函中告知申诉步骤。

5.4.7 EC秘书负责将表决结果及审查频率填在审批件相应的位置。

5.4.8 *"伦理委员会表决票"* 作为内部文件保存在EC秘书处。

5.4.9 EC主任委员及各委员在 *"伦理委员会审批件"* 中相应的位置签名。

5.5 通知审评结果

EC秘书处负责5个工作日内电话或邮件告知项目负责人委员会议的决定。

5.6 申请人递交材料

申请人需及时递交临床试验通知书或CDE无否定意见说明性材料于秘书处。

5.7 发放意见/批件

EC秘书处发放 *"伦理委员会审批件"* 并加盖药物临床试验伦理委员会公章。

5.8 资料归档

5.8.1 研究方案原始资料、申请审查表和审查工作表单、表决票及该研究方案评审相关的会议记录等按序归档。

5.8.2 所有文档放在指定位置存放，具体参照**档案管理SOP**。

6 附件

6.1 *"药物临床试验伦理委员会研究方案主审工作表"*。（略）

6.2 *"独立顾问咨询工作表"*。（略）

6.3 *"伦理委员会表决票"*。（略）

6.4 *"伦理委员会审批件"*。（略）

复审方案的审查

1 目的

本标准操作规程旨在规范EC会议审查后，批准意见为"必要的修改后同意"，并做相应修订后的研究方案审查及受理流程。

2 范围

本标准操作规程适用于已由EC初步审查，并根据EC会议决定及建议作相应修订之后的临床研究方案。

3 职责

EC秘书处负责受理并确认复审研究方案文档的完整性。

EC委员秘书指定主审委员。

EC主审委员对于复审研究方案进行审查并作出决议。

4 流程图

序号	操作	责任人
1	受理复审文件 ↓	EC秘书处
2	指定主审委员 ↓	EC委员秘书
3	确定EC会议审查（若转会议审查） ↓	主任委员
4	主审委员决议/EC会议审查并形成决议 ↓	EC秘书处/委员/主任委员
5	通知审查结果 ↓	EC秘书处
6	文件的存档	EC秘书处

5 细则

5.1 受理复审文档

5.1.1 EC秘书处根据**研究方案送审管理SOP**要求接收并整理文件。

5.1.1.1 *"研究方案复审申请表"*。

5.1.1.2 修订后研究方案及相关文件，包括研究方案、受试者知情同意书、资料收集或病例报告表、日记卡等文件。

5.1.1.3 其他。

5.1.2 收到文件后于回执上签署姓名及日期。

5.1.3 决定审查方式

• 按照EC建议修改，按照**快速审查SOP**流程，行快速审查。

• 未按照EC建议修订，但作出必要说明，且不涉及研究方案设计修订，按照**快速审查SOP**流程，行快速审查。

• 其他按照**会议议程准备、会议内容及会议记录SOP**行会议审查。

5.1.4 根据审查内容准备EC委员工作表单。

• 方案：使用"*研究方案主审工作表*"。

• 知情同意书：使用"*知情同意书主审工作表*"。

5.1.5 委员秘书指定主审委员

• 一般为研究方案初审的主审委员。

• 初审的主审委员不能审查，则按照**研究方案的初审SOP**确定主审委员。

5.1.6 秘书处将准备好的备审文件、一份上次会议审查意见复印件、工作表单送交主审委员。

5.1.7 主审委员应在收到审查材料7个工作日内完成审查，并填写相应的工作表单；如需转为会议审查，则在伦理审查会议召开前完成审查及工作表单填写，并按时出席会议。

5.1.8 主审委员如发现审查资料有遗漏或无法出席伦理审查会议，应提前告知秘书组，以便及时补充材料或选择他人进行审查。

5.2 主审委员审查复审文件

5.2.1 参照会议审查意见内容审查，审查是否已遵照EC的建议进行修改或有合适理由。

5.2.2 必要时作出进一步评论，建议和意见。

• 主审委员于"*研究方案主审工作表*"或"*知情同意书主审工作表*"上签署姓名及日期。

5.2.3 通知伦理委员会秘书处。

5.3 快速审查

5.3.1 具体流程参见**快速审查SOP**。

5.3.2 如主审委员复审意见为"同意"，秘书处准备快速审查批准函"*补充审批件*"，请主任委员批准，签名并注明日期。

5.3.3 审查频率以前次会议审查确定审查频率为准。

5.4 EC会议审查

5.4.1 主审委员复审意见为"提交会议审查"，该复审文件将提交会议审查，主审委员无须再次填写"*研究方案主审工作表*"或"*知情同意书主审工作表*"。

5.4.2 秘书处准备EC审查会议（按照**会议议程准备、会议内容及会议记录SOP**）。

5.4.3 EC秘书处准备"*伦理委员会审批件*"并加盖药物临床试验伦理委员会公章。

5.5 秘书处负责EC决议传达及建档

5.5.1 通知领取"**伦理委员会审批件**"。

5.5.2 将原始完整文件随同复审提交的文件、其他研究方案文件等，一起归档。

6 术语解释

快速审查	对已批准的研究方案稍做修改或研究风险极小，可直接由医院伦理委员会主任委员或指派其他EC委员直接审查批准，无须经由EC全体会议审查程序。

7 附件

7.1 "*研究方案主审工作表*"。（略）

7.2 "*知情同意书主审工作表*"。（略）

7.3 "*伦理委员会审批件*"。（略）

7.4 "*伦理委员会补充审批件*"。（略）

7.5 "*研究方案复审申请表*"。（略）

研究方案修订的审查

1 目的

本标准操作规程旨在规范EC研究方案修订管理及审查的流程。

2 范围

本标准操作规程适用于在已由EC批准，在本机构实施，并须对研究方案申请修正的临床研究。修正案需经由EC审查并批准后才能执行。

3 职责

EC秘书处负责研究方案修订文档的接收、核对、传送及审评意见的传达，建议审查方式，可经由快速审查或EC全体会议审查。

委员秘书确认主审委员。

主审委员负责审查研究方案修订案，并作出审评结论。

4 流程图

序号	操作	责任者
1	受理、审核修订案文件，建议审查方式 ↓	EC秘书处
2	确认主审委员 ↓	EC委员秘书
3	审查修订案 ↓	EC主审委员
4	EC会议审查并形成决议（若转会议审查） ↓	EC秘书处/委员/主任委员
5	通知审查意见 ↓	EC秘书处
6	文件的存档	EC秘书处

5 细则

5.1 修订文档准备及递交

5.1.1 主要研究者/申办者准备并递交研究方案的修订文档。

5.1.2 EC秘书处负责接收研究方案修订文档，并根据**研究方案送审管理SOP**要求接收并整理文件。

5.1.3 须提交的修订文档包括：

● **"修正案审查申请表"**。

● 修订后的研究方案及相关文件（包括但不限于知情同意书、招募广告、受试者日记、问卷、病例报告表）的修订后版本。

● 其他。

5.2 EC秘书处负责修订文档审核

5.2.1 在收到修订文档后，对修订内容进行审核。

5.2.2 建议该修订是否符合快速审查或会议审查。

5.2.3 委员秘书指定主审委员：原则上，主审委员应为该研究方案初审的委员；若初审主审委员无法审查，则按照**研究方案的初审SOP**指定主审委员。

5.3 快速审查

5.3.1 符合快速审查标准，参见**快速审查SOP**。

5.3.2 秘书处将修订文档及**"研究方案主审工作表"**或**"知情同意书主审工作表"**交送主审委员审查。

5.3.3 主审委员于"*研究方案主审工作表*"或"*知情同意书主审工作表*"上签署姓名及日期。

5.3.4 如主审委员意见为"同意"，秘书处准备快速审查批准函，采用"*补充审批件*"，请主任委员签字，并注明日期。

5.3.5 主审委员审查意见为除"同意"外的其他选项，该修订文件将提交会议审查。

5.3.6 快速审查结果将在下一次EC会议通报，通报内容应包括：受理号、专业、申办方、主要研究者、审查内容、审查时间、主审姓名、审查意见、审查决定。

5.4 EC会议审查

5.4.1 EC秘书处按照会议议程准备、会议内容及会议记录SOP流程准备EC会议。

5.4.2 EC委员对研究方案修订给受试者增加的风险作出判断。例如，研究设计改变，包括但不仅限于下列各项：

- 新增或剔除治疗。
- 扩大人群的入选/剔除标准的改变。
- 用药方法的改变，例如口服改成静脉注射。
- 受试者样本量显著的改变（人数增加：如果招募的受试者少于20人，有5人的变动就属于显著性变化；如果受试者招募多于20人，有20%的变动属于显著性变化。人数减少：如果受试者减少的数目改变了研究方案各项基本特性，就属于显著变化）。
- 剂量有显著的减少及增加。
- 非治疗目的，增加有创性检查。

5.5 EC秘书处通知审查决议

5.5.1 先口头通知研究者结果，并尽快发出书面通知，最迟不超过会后5个工作日。

5.5.2 领取加盖药物临床试验伦理委员公章的"*伦理委员会审批件*"（会议审查）或"*补充审批件*"（快速审查）。

5.6 文件的存档

EC秘书处负责将原始及修正后的完整文件及其他相关文件保存在研究文档内。

6 名词解释

修正案文件	修正案文件包括EC已批准但随后需修正之部分及其他相关文档在试验进行中研究者可决定修改研究方案。

7 附件

7.1 *"修正案审查申请表"*。（略）

7.2 *"伦理委员会审批件"*。（略）

7.3 *"补充审批件"*。（略）

7.4 *"研究方案主审工作表"*。（略）

7.5 *"知情同意书主审工作表"*。（略）

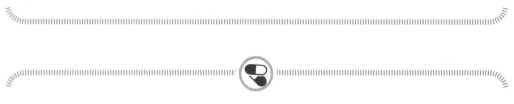

研究方案持续审查

1 目的

本标准操作规程旨在规范EC对已批准的研究项目的持续审查，包括研究方案执行情况，确保受试者的权利及利益等。研究方案的持续审查报告一般以快速审查的方式，必要时可在全体委员会议审查。

2 范围

本标准操作规程适用于在本机构实施的临床研究持续审查事宜。EC可根据受试者风险程度、研究的性质和研究持续时间等调整进度报告审查的频率。

3 职责

研究者和/或申办方负责撰写持续审查报告，内容包括研究方案的进展及执行情况、严重不良事件的发生情况、受试者入选的进度、研究方案和知情同意书更新，并确认其中这些信息的正确性。

EC秘书处负责受理持续审查报告及相关文档，并备案。

EC委员秘书指定主审委员审查。

EC主审委员可对持续审查作出决议。

4 流程图

序号	操作	责任人
1	确定持续审查日期 ↓	EC秘书处/主任委员
2	通知申请人 ↓	EC秘书处
3	受理持续审查文件 ↓	EC秘书处
4	指定主审委员 ↓	EC委员秘书
5	审查持续审查文件 ↓	EC主审委员
6	EC会议审查（若转会议审查） ↓	EC秘书处/EC主任委员/EC委员
7	通知持续审查结果 ↓	EC秘书处
8	文件归档	EC秘书处

5 细则

5.1 研究者递交持续审查报告

5.1.1 研究者应根据伦理委员会审查批件中规定的审查频率递交持续审查报告至EC秘书处。

5.1.2 逾期三个月以上未递交持续审查报告者，EC秘书处递交会议通报（必要时）。

5.2 秘书处负责根据**研究方案送审管理SOP**受理持续审查文档

5.2.1 核对文件内容："**持续审查报告**"自前一次审查以后研究方案执行的进度（包括受试者数量、入组数量、剔除数量、依从性情况、安全信息等）。

5.2.2 委员秘书指定主审委员，原则上为研究方案初审的主审委员；若初审主审委员不能审查，则按照**研究方案的初审SOP**指定主审委员。

5.3 快速审查

5.3.1 EC秘书处参照**快速审查流程SOP**确认是否属于快速审查范围。

5.3.2 主审委员参照**快速审查流程SOP**审查持续审查方案。

5.3.3 主审委员于"**持续审查工作表**"上签署的意见，分为：

•同意研究继续进行。

- 修改后同意研究继续进行。

- 暂停或终止研究等意见。

- 若为"提交会议审查"则转为会议审查。

5.4 EC会议审查

5.4.1 EC按照会议议程准备、会议内容及会议记录SOP进行会议审查。

5.4.2 EC秘书处按照EC会议决议，准备*"伦理审查通知函"*，主任委员签名并注明日期。

5.5 EC秘书处负责决议传达与存档

5.5.1 决议传达：EC秘书处根据快速审查或会议审查结果准备*"伦理审查通知函"*，会议审查通知函由主任委员签名，并盖章。

5.5.2 文件存档：将持续审查文件、工作表单、通知函存放在研究方案档案夹中。

6 术语解释

批准的研究方案	研究方案已由EC批准或修正前批准，可继续进行研究。
	研究方案已由EC有条件批准，不能继续进行研究直至达到EC提出的要求。等待EC重新审查。研究方案应该修改并在1个月内提交EC再审查。

7 附件

7.1 *"持续审查报告"*。（略）

7.2 *"持续审查工作表"*。（略）

7.3 *"伦理审查通知函"*。（略）

总结报告的审查

1 目的

本标准操作规程旨在指导已由EC批准的各类临床研究的研究报告审查。

2 范围

本标准操作规程适用于审查及追踪临床研究报告。每一项研究方案负责人都须提供完整的书面研究报告给EC。总结报告格式不限，只要提供足够的数据，任何形式如信件格式、申办者提供的表格等均可采用。研究方案的研究总结审查报告一般以快速审查的方式，必要时可在全体委员会议审查。

3 职责

EC的秘书处负责受理、确认报告的完整性，并备案。

EC主审委员负责主审研究报告并作出决议，同时确认是否需要递交会议审查。

研究主要研究者（PI）应在研究结束时通知EC，EC的秘书处应要求其提供完整的书面报告。

4 流程图

序号	操作	责任人
1	受理研究总结报告	EC秘书处
2	是否属于快速审查范围	EC秘书处
3	主审委员审查并填写工作表	主审委员
4	根据主审意见召集会议审查（若转为会议审查）	EC秘书处
5	通知研究者	EC秘书处
6	保存归档	EC秘书处

5 细则

5.1 EC秘书处受理送审的总结报告文件

5.1.1 按照**研究方案送审管理SOP**受理并检查总结报告等文件。

5.1.2 文档内容包括："**研究总结报告表**"和包含相等信息数据的总结报告，统计分析报告，分中心小结。

5.1.3 根据**快速审查SOP**确定研究总结/研究报告的主审委员。

5.2 快速审查

5.2.1 EC秘书处根据**快速审查SOP**确定是否符合快速审查范围。

5.2.2 EC主审委员按照**快速审查SOP**进行总结报告审查。

5.2.3 EC主审委员于**"研究总结审查工作表"**上签署意见，若意见为"需要进一步采取保护受试者的措施""提交会议审查"则转为会议审查。

5.3 EC会议审查

5.3.1 EC按照<u>会议议程准备、会议内容及会议记录SOP</u>进行会议审查。

5.3.2 EC秘书处根据会议审查决议，形成书面通知函，主任委员签名并注明日期。

5.4 EC决议传达与文件存档

5.4.1 决议传达：EC秘书处将通知函原件递送研究者/申办者。

5.4.2 文件存档：将报告原始或复印文件存放在研究方案的专属档案夹中。

6 附件

6.1 *"研究总结报告表"*。（略）

6.2 *"研究总结审查工作表"*。（略）

研究专业实地跟踪访查

1 目的

本标准操作规程旨在规范EC对已批准的研究项目及专业进行实地跟踪访查的流程，内容包括研究方案执行情况，确保受试者的权利及利益等，以监督其研究是否符合GCP的要求。

2 范围

本标准操作规程适用于EC对已开展的临床研究项目的实地跟踪访查及监督。

3 职责

EC主任委员负责指派合格代表对EC批准的研究项目进行研究专业及项目的跟踪实地访查。

EC秘书处负责联系研究者，并安排研究专业的实地访查活动，并撰写访查报告。

4 流程图

序号	操作	责任人
1	选择访查的专业 ↓	EC秘书处/主任委员
2	指派现场访查委员 ↓	EC主任委员
3	专业现场访查 ↓	EC秘书处/委员
4	撰写访查报告 ↓	EC秘书处/委员
5	报告访查结果	EC秘书处/委员

5 细则

5.1 选择须访查的研究专业

5.1.1 EC秘书处定期检查已批准的研究方案档案库。

5.1.2 根据下列标准选择需访查的研究专业：

- 初次执行由EC批准的研究方案的研究负责人。
- 新的研究专业。
- 有较多违背研究方案报告的专业。
- 逾期未交研究报告者。
- 主要研究者有较多的在研临床研究。
- 本中心发生大量的预期或非预期不良事件。

5.1.3 EC主任委员确认待访查的专业。

5.2 访查前

5.2.1 EC主任委员指派至少1名委员参与现场访查，现场访查可以联合机构办公室协同执行。

5.2.2 EC秘书处负责与研究专业联系，并告知该专业接受访查，同时协商并选择合适时间以便进行访查。

5.2.3 EC秘书处通知参与访查的EC委员。

5.2.4 EC秘书处安排访查行程，准备工作表单"*研究科室实地访查记录表*"。

5.3 访查中

5.3.1 重点核对下列文件。

- 检查受试者同意书，以确认研究专业使用的是最新版本，以确定受试者签署同意书的版本正确无误。

- 随机抽查受试者档案。

- 如有可能，观察知情同意签署过程。

- 观察研究专业与研究相关的实验室及其他设施的情况。

- 检查该研究方案档案，确认文件已妥善建档。

- 听取被访查者的报告/评述。

5.3.2 EC秘书处负责做访查纪录。

5.4 访查后

5.4.1 EC秘书处在两周内完成"研究科室实地访查记录表"，描述访查期间所发现的情况。

5.4.2 将"研究科室实地访查记录表"归档到该研究档案。

5.5 EC秘书处负责访查结果汇报与传达

5.5.1 向主任委员报告访查结果，并在最近的一次例行会议上通报实地访查结果。

5.5.2 将"研究科室实地访查记录表"复印件交由研究者保存并归档。

6 术语解释

实地访查	EC或其代表们所执行的行动，现场访查研究单位，评估研究方案的研究者及专业如何进行研究，如何保护研究受试者、记录数据及报告发现情况，尤其是研究期间所发生的严重不良反应事件。通常，此类实地访查应事先与研究负责人协商安排。

7 附件

"研究科室实地访查记录表"。（略）

快速审查

1 目的

本标准操作规程旨在明确可以通过快速审查的研究方案的范围，并规范相应的流程。

2 范围

本标准操作规程适用于本机构各研究专业开展的临床研究项目符合快速审查的，包括复审方案、修订方案、SAE报告、方案违背、持续审查报告、研究总结/临床研究报告、研究终止报告、研究者手册的审查。

3 职责

EC秘书负责初步审查确定审查方式是否属于快速审查。

委员秘书按照研究方案的初审主审委员确定快速审查的主审委员。

EC主审委员负责对符合快速审查的研究方案进行审查，并给予审查意见。

EC主任委员负责批准并签发伦理审批件。

4 流程图

序号	操作	责任人
1	受理备审查研究方案	EC秘书处
	↓	
2	确定是否符合快速审查并指定主审委员	EC秘书处
	↓	
3	主审委员出具审查意见	EC主审委员
	↓	
4	意见/批件传达	EC秘书处
	↓	
5	资料归档	EC秘书处

5 细则

5.1 秘书处受理备审资料，并做好签收记录

5.1.1 参照**研究方案送审管理SOP**的具体流程受理研究资料。

5.1.2 EC秘书或工作人员在签收记录相应的位置，签署姓名及接受日期（签收记录一般由申办方提供）。

5.2 EC秘书处确认是否符合快速审查范围

5.2.1 复审方案：按照EC审查意见进行修订的研究方案；未按照EC审查意见修订，但作出必要说明，且不涉及方案设计修订的研究方案。

5.2.2 修订方案：研究方案的较小修正，不影响风险受益比，如错别字、文字表述澄清、申办者办公地址变更或人员变更等信息。研究方案做如下信息变更不

属于快速审查范围。

5.2.2.1 入排标准放宽。

5.2.2.2 适应证改变。

5.2.2.3 研究药物改变。

5.2.2.4 增加有创性检查。

5.2.2.5 增加基因组、遗传学、药动学等药物相关的检测。

5.2.2.6 增加非预期不良反应的信息。

5.2.3 SAE报告：本中心发生的SAE，以下情况不属于快速审查范围。

5.2.3.1 大规模的非预期SAE。

5.2.3.2 大规模可能对受试者造成高风险的SAE。

5.2.4 方案违背：本中心发生的方案违背，以下情况不属于快速审查范围。

5.2.4.1 方案违背对受试者的安全造成严重影响。

5.2.4.2 反复多次的严重方案违背（同一违背事项发生3次以上）。

5.2.5 持续审查报告：以下情况不属于快速审查范围。

5.2.5.1 研究过程中，发生SAE迟报、漏报3例次以上者。

5.2.5.2 发生非预期及预期不良事件的受试者未给予及时妥善处理3例次以上者。

5.2.5.3 中期数据分析，可能对研究的风险受益比造成潜在影响者。

5.2.6 研究总结/临床研究报告：经核查，存在严重的临床研究数据不实或方案违背，这种情况不属于快速审查的范围。

5.2.7 研究终止报告：如无受试者入组则属于快速审查。

5.2.8 研究者手册：如未涉及知情同意则属于快速审查。

5.3 EC秘书确认主审委员

5.3.1 研究方案（包括复审方案、修订方案、持续审查报告、方案违背、研究终止报告、研究总结/临床研究报告、研究者手册等）快速审查的主审委员：一般为研究方案初审的主审委员；若初审的主审委员无法审查，则由最近一次的方案修订的主审委员审查，或按照**研究方案的初审SOP**的标准选择方案和/或知情同意书主审委员各一名。

5.3.2 SAE审查：从SAE主审委员中指定一名主审委员进行审查。

5.4 EC主审委员审查内容

5.4.1 复审方案

• 重点审查，研究方案是否按照伦理审查意见修订。

• 填写"**研究方案主审工作表**"。

• 如主审委员复审意见为"同意"，秘书准备快速审查批准函 **"补充审批件"**，请主任委员审批，签名并注明日期。

• 如主审委员复审意见为"提交会议审查"，该复审文件将提交会议审查。

5.4.2 修订方案

• 主审委员判断研究方案修订是否造成研究的潜在风险，以及影响受试者的风险受益比。

• 填写 **"研究方案主审工作表"**。

• 如主审委员意见为"同意"，秘书处准备快速审查批准函，采用 **"补充审批件"**，请主任委员批准，签名并注明日期。

• 如主审委员审查意见为除"同意"外的其他选项，该修订文件将提交会议审查。

5.4.3 持续审查报告

• 主审委员判断研究方案修订是否造成研究的潜在风险，以及影响受试者的风险受益比。

• 主审委员于 **"持续审查工作表"** 上签署意见，签名并注明日期。

• 如主审委员审查意见为"修改后同意研究继续进行""暂停或终止研究""提交会议审查"，则提交会议审查。

5.4.4 研究总结报告

• 主审委员审查研究总结报告、统计分析报告、机构核查报告等。

• 主审委员于 **"研究总结审查工作表"** 上签署意见，签名并注明日期。

• 如主审委员审查意见为"需要进一步采取保护受试者的措施""提交会议审查"，则提交会议审查。

5.4.5 方案违背

• 主审委员判断研究方案违背是否造成研究的潜在风险，以及影响受试者的风险受益比。

• 填写 **"方案偏离审查工作表"** 签署意见，签署姓名及日期。

• 如主审委员审查意见为"暂停或终止进行已通过的研究计划""不受理该研究者后续提出的研究方案"，则转为会议审查。

5.4.6 SAE报告

• 主审委员参照<u>严重不良事件报告的监测与评价SOP</u>的审查标准。

• 填写 **"严重不良事件审查工作表"** 签署意见，签署姓名及日期。

• 如主审委员审查意见为"建议修订试验方案或受试者知情同意书""建议修订试验方案持续审查频率""建议暂停或终止试验"，则提交会议审查。

5.4.7 研究终止报告

• 主审委员审查暂停/终止研究报告。

• 主审委员于**"暂停/终止研究审查工作表"**上签署意见,签名并注明日期。

• 如主审委员审查意见为"需要进一步采取保护受试者的措施""提交会议审查",则提交会议审查。

5.4.8 研究者手册

• 主审委员判断是否造成研究的潜在风险,以及影响受试者的风险受益比。

• 填写**"研究方案主审工作表"**。

• 如主审委员意见为"同意",秘书处准备**"伦理审查通知函"**,签名并注明日期。

• 如主审委员审查意见为除"同意"外的其他选项,该修订文件将提交会议审查。

5.5 快速审查意见的传达

5.5.1 快速审查意见一般不超过10个工作日。

5.5.2 经快速审查通过的事项,由委员秘书在最近一次例行的伦理委员会会议上通报,并将通报有关文件列入会议议程和会议记录中存档。

通报内容包括但不限于:受理号、专业、申办方、主要研究者、审查内容、审查时间、主审姓名、审查意见、审查决定。

5.5.3 秘书处将审查结果按不同审查类型要求通知研究者。

6 附件

6.1 **"研究方案主审工作表"**。(略)

6.2 **"补充审批件"**。(略)

6.3 **"持续审查工作表"**。(略)

6.4 **"研究总结审查工作表"**。(略)

6.5 **"方案偏离审查工作表"**。(略)

6.6 **"严重不良事件审查工作表"**。(略)

6.7 **"暂停/终止研究审查工作表"**。(略)

方案偏离/不依从处理

1 目的

本标准操作规程旨在规范在本机构实施的临床研究中，研究者未遵照伦理委员会审查通过的研究方案，或未遵照国内或国际认可的相关规范和指南实施研究时，为研究者提供行动和维护档案的指导。

2 范围

本标准操作规程适用于在本机构实施的所有伦理委员会审查通过的临床研究项目。

3 职责

研究者、申办方、申办方委托的第三方、上级主管部门经监查、稽查或检查后，递交的偏差、非依从、偏离事件文件，由EC秘书处负责接收，并作相应的送审和备案。

EC委员秘书指定主审委员。

EC主审委员负责研究方案违背的审查。

4 流程图

序号	操作	责任人
1	接收试验偏差相关文档 ↓	EC秘书处
2	指定主审委员 ↓	委员秘书
2	EC会议通报 ↓	EC秘书处
3	研究者列席会议答疑 ↓	主要研究者/研究者
4	EC委员讨论并形成决议（若转会议审查） ↓	EC秘书处/委员/主任委员
5	通知审查结果 ↓	EC秘书处
6	文件的存档	EC秘书处

5 细则

5.1 EC秘书处接收试验偏差相关信函及文档

5.1.1 接收研究偏差/方案违背等相关信函，包含*"方案偏离报告"*。

5.1.2 EC委员秘书指定主审委员，原则上由研究方案初审的主审委员，若初审主审委员不能审查，则按照**研究方案的初审SOP**指定主审委员。

5.1.3 根据**快速审查SOP**送审主审委员。

5.2 主审委员审查

5.2.1 主审委员按照**快速审查SOP**审查方案偏离或违背。

5.2.2 主审委员填写*"偏离方案审查工作表"*，*"审评意见"*和*"决议"*栏为必填项。决议分为：

- 同意研究继续进行。
- 暂停或终止进行已通过的研究计划，重新进行相关人员的培训。
- 通知该研究的相关人员重新培训，一年内不再受理该研究者负责或参加的研究方案。

5.3 EC会议审查

5.3.1 EC会议审查流程参照**会议议程准备、会议内容及会议记录SOP**。

5.3.2 研究者列席会议，报告研究方案违背情况及原因。

5.3.3 EC委员讨论并形成决议。

5.3.4 秘书处根据EC决议形成书面通知函。

5.4 秘书处通知主要研究者

5.4.1 快速审查：EC秘书处负责形成书面通知*"伦理审查意见通知函"*。

5.4.2 会议审查：EC秘书处负责记录与传达委员会的决议。

根据决议，形成书面通知函（采用伦理委员会信函的格式）：

- 主任委员签署姓名和日期。
- 提供原件给研究者/申办者。

5.5 记录保存与追踪

EC决议的通知函副本、*"方案偏离审查工作表""方案偏离报告""伦理审查意见通知函"*及方案偏离报告相关文档等，存放于该研究档案夹中。

6 术语解释

试验偏差/ 不依从/偏离	伦理委员会监测到研究者/机构未依照审查通过的研究方案、国内/国际人体试验相关法规或未依照人体试验伦理委员会要求提供信息/进行试验。

7 附件

7.1 *"方案偏离审查工作表"*。（略）

7.2 *"方案偏离报告"*。（略）

7.3 *"伦理审查意见通知函"*。（略）

研究方案终止的审查

1 目的

本标准操作规程旨在规范EC处理和管理研究方案终止时的流程。通常由EC、数据安全监察委员会、主要研究者、申办者或其他主管机关提出书面的方案应终止的建议。在研究方案没有依计划完成前，即停止受试者入组或随访。

2 范围

本标准操作规程适用于任何经本机构EC批准执行，但在原定计划完成前即被建议终止的研究方案。

3 职责

EC主任委员有责任在伦理委员会批准的研究方案中受试者的安全性或利益存在风险时，要求、决定终止研究。

EC秘书处负责受理研究方案终止申请，并处理整个方案终止的流程。

EC委员秘书指定主审委员。

4 流程图

序号	操作	责任人
1	受理研究方案终止申请 ↓	EC秘书处
2	审查研究方案终止文件 ↓	EC委员

序号	操作	责任人
3	会议审查 ↓	EC委员/秘书处
4	通知研究者 ↓	EC秘书处
5	保存文档	EC秘书处

5 细则

5.1 秘书处受理研究终止的建议

5.1.1 受理由数据与安全监察委员会、EC委员、主要研究者、申办者或其他主管部门提出的方案终止的建议。

5.1.2 通知主要研究者或申办者准备和提交方案终止的相关文件。

5.1.3 受理主要研究者或申办者提供的文件。

5.1.4 确认文件中包括：

- **"暂停/终止研究报告"**。

- 终止的原因。

- 主要研究者签名及日期。

5.1.5 在收到的文件签收单（一般由申办方提供）上签署姓名和日期。

5.1.6 收到研究终止文件后的3个工作日内提交给委员秘书主旨审查。

5.2 审查研究方案终止文件

5.2.1 委员秘书指定主审委员审查，原则上由研究方案初审的主审委员审查，或按照**研究方案的初审SOP**指定主审委员。

5.2.2 主审委员审查研究方案终止文件。

5.2.3 审查内容

- 试验结果及终止的理由。

- 受试者入选的资料及后续处理。

- 受试者权益是否得到保证。

5.2.4 填写**"暂停/终止研究审查工作表"**，签署姓名并明确研究终止日期。

5.3 EC会议审查

5.3.1 研究方案终止文件转入最近一次的EC例会会议审查。

5.3.2 EC会议审查流程参照**会议议程准备、会议内容及会议记录SOP**。

5.3.3 EC秘书处根据会议决议形成书面通知函**"伦理审查通知函"**。

5.4 秘书处传达决议与文档保存

5.4.1 传达决议：递送研究者/申办者、EC通知函原件。

5.4.2 文档保存：将研究方案 **"暂停/终止研究报告""暂停/终止研究审查工作表"** 原件、**"伦理审查通知函"** 原件与研究方案一并存入研究方案档案室。

6 附件

6.1 *"暂停/终止研究报告"*。（略）

6.2 *"暂停/终止研究审查工作表"*。（略）

6.3 *"伦理审查通知函"*。（略）

严重不良事件报告的监测与评价

1 目的

本标准操作规程旨在规范审查及追踪在本机构经EC批准的临床研究实施过程中所发生严重不良事件报告的规程。

2 范围

本标准操作规程适用于由研究者、申办者、当地安全监查者、EC委员或其他相关团体所报告的本中心及非本中心发生的安全性事件报告的审查。

研究者或申办者必须在向药品监督管理部门报告SAE/SUSAR的同时，向伦理委员会报告。

3 职责

EC的主要职责在于就临床研究过程中的安全性事件内所隐含对受试者的危险，或其他伦理问题进行评价，并在适当情况下提供解决方案。在适当情况下，EC有权要求对研究方案做修改。

EC的秘书处负责受理、送审、记录、归档SAE报告。

SAE主审委员负责审查SAE报告。

4 流程图

序号	操作	责任人
1	接收并送审SAE报告 ↓	EC秘书处
2	审查SAE（本中心） ↓	SAE主审委员
3	EC委员讨论并形成决议（若转会议审查） ↓	EC秘书处/委员/主任委员
4	通知审查结果 ↓	EC秘书处
5	文件的存档	EC秘书处

5 细则

5.1 EC秘书处负责SAE报告的受理

5.1.1 SAE报告表的样式：研究者可以使用任何包含国家药品监督管理局不良事件报告表内所有信息的表格填写。

5.1.2 SAE递交方式，分为以下几种：

- 亲自送审。
- 邮件或快递。
- 传真。

5.1.3 SAE递交时限、流程（图6-1）

5.1.3.1 本中心药物临床研究。

5.1.3.2 本中心器械临床研究。

研究者获知SAE后，应立即书面报告给临床试验机构，临床试验机构24小时内书面报告给伦理委员会。

5.1.3.3 外中心：申办方需每30天递交一份安全性信息至临床试验机构、伦理委员会。其中，对于致死或危及生命的非预期严重不良反应，需7天内递交报告至临床试验机构、伦理委员会；对于非致死或危及生命的非预期严重不良反应，需15天内递交报告至临床试验机构、伦理委员会。

5.1.4 EC秘书负责本中心SAE，送SAE主审委员审查

5.1.4.1 EC秘书处指定三名EC委员作为SAE主审委员。

5.1.4.2 本中心SAE报告表按照SAE主审委员工作时间。

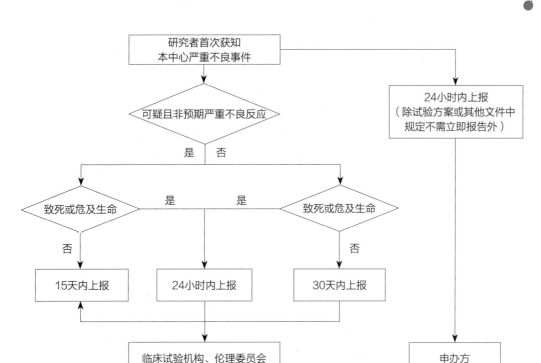

图6-1 SAE递交时限、流程

5.1.4.3 提前1个工作日送交指定SAE主审委员审查。

5.1.4.4 SAE主审委员审查时间最长不能超过一周。

5.1.4.5 审查的决定，包括：

• 要求提供进一步资料。

• 同意研究继续进行。

• 提交会议审查。

5.1.5 SAE审查方式和标准

5.1.5.1 SAE审查方式

5.1.5.1.1 非本中心发生的SAE/SUSAR

• EC秘书处接收并录入SAE数据库。

5.1.5.1.2 本中心发生的SAE

• SAE的审查方式包括会议审查和快速审查两种。

• 快速审查：参见**快速审查SOP**。

• SAE主审委员审查并填写**"严重不良事件审查工作表"**。

• SAE主审委员作出"提交会议审查"决定的，需提交会议审查。

5.1.5.2 SAE审查标准

5.1.5.2.1 非本中心发生的SAE/SUSAR

• SAE的程度与范围，评估研究存在潜在风险受益对于受试者的医疗保护。

5.1.5.2.2 本中心发生的SAE，SAE主审委员审查：

• SAE的程度与范围。

• SAE的记录、报告以及并发症治疗等处理。

• 对于SAE所致伤害赔偿计划，包括保险责任范围。

• 研究结束后，为需要后续治疗的受试者提供的治疗方式、治疗时间、治疗费用等。

• 导致妊娠的妇女，对妊娠后结果，包括妇女及子女近期及远期健康的监测计划。

• 必要时，SAE主审委员可向秘书处索取非本中心发生的SAE汇总报告。

5.1.6 EC会议审查

5.1.6.1 SAE快速审查的结果在最近的一次EC例会上通报。

5.1.6.2 SAE快速审查，结论需要提交会议审查的，提交最近一次EC例会审查。

5.1.6.3 EC会议审查流程参照<u>会议议程准备、会议内容及会议记录SOP</u>。

5.1.6.4 EC秘书处根据会议决议形成书面通知函。

5.2 EC秘书处传达决议

EC秘书处应将委员会采取措施的决定，以通知函的形式通知研究者/申办者/机构办公室（未采取措施，则不进行通知）。

5.3 文件归档

5.3.1 SAE录入SAE数据库。

5.3.2 SAE报告表、*"严重不良事件审查工作表"*、EC通知函归档。

6 术语解释

不良事件	指受试者接受试验用药品后出现的所有不良医学事件，可以表现为症状体征、疾病或者实验室检查异常，但不一定与试验用药品有因果关系。
药物不良反应	指临床试验中发生的任何与试验用药品可能有关的对人体有害或者非期望的反应。试验用药品与不良事件之间的因果关系至少有一个合理的可能性，即不能排除相关性。

严重不良事件（SAE）	指受试者接受试验用药品后出现死亡、危及生命、永久或者严重的残疾，或者功能丧失；受试者需要住院治疗或者延长住院时间，以及先天性异常或者出生缺陷等不良医学事件。 当患者出现以下情况，须报告。 死亡：患者死亡怀疑为不良反应的直接结果时，须报告。 危及生命：患者在发生不良事件时确有死亡危险，或若继续使用该产品可能造成患者死亡时，须报告。 *例如：心脏起搏器失效；胃肠道出血；骨髓功能抑制；输液泵功能失控造成药物过量。* 导致患者住院或住院时间延长：如因不良事件发生导致患者需要住院或延长住院时间。 *例如：过敏反应；假膜性结肠炎；出血导致住院或延长住院时间。* 残疾：不良事件造成患者身体功能/结构、身体活动或生活质量明显、持续或永久性改变、损害或破坏。 *例如：因药物引起血液高凝而导致脑血管意外；中毒；外周神经病变。* 先天性畸形：如妊娠前或妊娠期间暴露于某医学产品导致胎儿不良后果。 *例如：母亲妊娠时服用己烯雌酚造成下一代女性罹患阴道癌；服用沙利度胺造成胎儿畸形。* 其他须处置以防永久性损害或伤害者：怀疑因使用医学产品造成需要内科或外科干预以防止患者永久性伤害。 *例如：对乙酰氨基酚过量导致肝脏毒性，需给予乙酰半胱氨酸治疗以避免永久伤害；放射线设备造成的灼伤，需药物治疗；螺丝破损需更换以避免长骨骨折后接合不良。*
可疑且非预期严重不良反应（SUSAR）	指临床表现的性质和严重程度超出了试验药物研究者手册、已上市药品的说明书或者产品特性摘要等已有资料信息的可疑的，并且非预期的严重不良反应。

7 附件

"严重不良事件审查工作表"。（略）

受理受试者申诉

1 目的

本标准操作规程旨在提供当受试者对其权益有疑虑时的处理原则，切实行使伦理委员会保护受试者的权益与福利的职责。

2 范围

本标准操作规程适用于在本机构EC审查通过并实施的临床研究过程中的受试者申诉。

3 职责

EC的主任委员有职责指派伦理委员会成员与受试者就权益问题进行沟通，但不得指派非伦理委员会的成员。

EC秘书处负责患者投诉的受理和处理的流程。

所有EC委员及EC秘书处均可在职责范围内代表伦理委员会，促使受试者的申诉能得到响应。

4 流程图

序号	操作	责任人
1	受理申诉	EC秘书处
	↓	
2	通知主任委员	EC秘书处
	↓	
3	采取措施、调查，提出建议随访	EC秘书处/委员/主任委员
	↓	
4	通知主要研究者	EC秘书处
	↓	
6	处理并形成书面报告	EC秘书处
	↓	
7	记录存档	EC秘书处

5 细则

5.1 EC秘书处受理申诉

5.1.1 EC在各项研究中公布其固定办公地点联系电话、联系人。

5.1.2 EC秘书处负责受理试验受试者的咨询或申诉。

5.1.3 EC秘书填写"受试者投诉记录"，并负责协助联络主任委员。

5.1.4 主任委员指派1名委员协同秘书处对该申诉进行处理：

• 记录与受试者沟通的情况。

• 与研究者沟通，要求提供后续数据。

• 视需要提出建议。

• 指派秘书处后续追踪。

5.2 采取措施

5.2.1 与研究者沟通获得调查情况。

5.2.2 记录信息及行动包括后续追踪。

5.2.3 在"*受试者投诉记录*"做相应记录，并签名及注明时间。

5.2.4 向EC主任报告所采取的行动及结果。

5.2.5 主任委员决定是否采取措施，EC秘书处准备书面通知函，主任委员签署姓名与日期。

5.3 秘书处负责传达与存档

5.3.1 通知函递送申办者/研究者。

5.3.2 "*受试者投诉记录*"存档，将记录存放于申诉档案夹中。

6 术语解释

受试者权益	受试者的个人尊严平等及其所有家庭成员的权益必须以自由、正义及和平为基础。受试者的人权应被法律规范保护。

7 附件

"*受试者投诉记录*"。（略）

会议议程准备、会议内容及会议记录

1 目的

本标准操作规程旨在明确本机构EC的会议议程、会议记录以及EC审批件的准备、审查、批准和分发等的处理过程并对此提供指导。

2 范围

本标准操作规程适用于所有例行的EC会议议程的准备,并将其划分为会前、会中和会后三个阶段。

3 职责

EC秘书处负责准备EC会议议程及所需的备审方案、工作表单等文件,并确保会议记录的质量。

EC委员秘书负责指定主审委员、审阅会议记录。

EC主审委员负责研究方案的主审,形成决议并填写相应的表单。

EC主任委员负责主持并协调审查会议、批准会议记录等文件。

4 流程图

序号	操作	责任者
1	确定会议时间	EC秘书处/主任委员
2	准备会议审查资料及所需的表格 核对备审文档	EC秘书处
3	指定主审委员	EC委员秘书
4	主旨审查研究方案	EC主审委员
5	研究方案汇报	研究者
6	会议讨论	EC主任委员/委员
7	会议记录	EC秘书处
8	投票表决	EC主任委员/委员 (利益冲突委员回避)
9	汇总投票结果	EC秘书处
10	形成决议	EC主任委员

5 细则

5.1 EC会议前

5.1.1 EC秘书处按照**研究方案送审管理SOP**核对备审方案及文档的完整性、正确性。

5.1.2 EC秘书处核对并确认研究方案的审查方式，属于会议审查的按照本SOP执行：

- 经快速审查后，主审委员的审查意见为"提交会议审查"的研究方案。
- 研究方案的初审。

5.1.3 确定会议日期

5.1.3.1 秘书处负责与主任委员联系并确定会议日期。

5.1.3.2 秘书处负责通知并确定各EC委员能否出席EC会议。

5.1.3.3 若出席人数未达到法定人数，秘书处负责与主任委员沟通并另定日期。

5.1.3.4 法定人数：至少有2/3的委员出席会议，才能提出有效的建议和/或决定。其中：

- 至少有一名医学专业的委员。
- 至少有一名非医学专业的委员。
- 至少有一名法务人员。
- 至少有一名非本单位的委员。
- 至少有一名女性委员。

5.1.4 EC委员秘书按照**研究方案的初审SOP**流程，为每个项目指定2名主审委员，研究方案主审、ICF主审各一名。

5.1.5 秘书处准备备审方案文档及工作表单，送交主审委员。

5.1.5.1 秘书处根据备审方案制订审查方案清单。

5.1.5.2 EC秘书处负责文档资料的整理和准备，包括以下资料。

- 电子版备审方案（按照实际到会人数准备相应的份数），装有电子版文档的U盘：主审文件夹（含所有需主审项目的PDF文档）、初审文件夹（含所有初次送审的研究项目PDF文档）、复审文件夹（含所有需复审的研究项目PDF文档）、修订审查文件夹（含所有方案修订等研究项目PDF文档），和/或其他文件夹等。
- 纸质版工作表单：
- *经主任委员批准的"会议议程"*（按照实际到会人数准备相应的份数）。
- *"会议签到表"*（1份）。
- *"列席人员签到表"*（若有列席人员参会准备1份）。

- 上一次的"会议记录"（1份）。

- "表决票"（按照实际到会人数准备相应的份数×3）。

- "伦理委员会审批件"（按照实际审查方案准备）。

- "研究方案主审工作表"及"知情同意书主审工作表"（按照主审委员的人数准备）。

- 文件袋：含有审查文件电子版的U盘和审查工作表格放入审查文件袋。封面标注：送审委员姓名、会议时间、会议地点等信息。密封后送与EC委员。

5.1.5.3 在预定的会议前1周将递交的研究方案通过邮寄或快递等方式分送给各位EC委员。

5.1.5.4 通过口头、电子邮件、传真或信件等方式与各位委员确认是否已收到研究方案。

5.1.5.5 主审委员如发现审查文件有遗漏或无法出席审查会议，应提前告知秘书处，以便及时补充材料或选择他人进行审查。

5.1.6 会议室准备

5.1.6.1 在预定的会议日期和时间预订会议室。

5.1.6.2 确认会议室设施、设备状况良好。

5.2 会议过程中

5.2.1 EC允许研究者、独立咨询顾问及其他非利益冲突人员列席EC会议。

5.2.1.1 主任委员决定是否允许列席人员旁听EC会议。

5.2.1.2 列席人员可以是潜在的受益者、学生等。

5.2.1.3 列席人员须签署"保密和利益冲突承诺书"。

5.2.2 主任委员按照会议议程主持EC审查会议

5.2.2.1 确认并宣布会议的合法，要求委员主动告知潜在的利益冲突。

5.2.2.2 前一次会议记录宣读，以举手表决的方式确定通过审议。

5.2.2.3 研究方案初审、复审、修订等审查。

- 研究者简要介绍研究方案并答疑。

- 方案及知情同意书主审委员分别汇报审查意见、决议，并根据研究的风险程度，确定是否需要跟踪审查及其频率，最长不超过12个月。

- 与会委员充分讨论。

- 主任委员总结意见。

5.2.2.4 SAE、方案违背、暂停/终止研究的通报/审查。

5.3 投票表决

5.3.1 为回避利益冲突，只允许与项目研究者和申办人无关的委员就研究相关的事项投票表决。

5.3.2 投票表决须在列席人员、研究者及有利益冲突的委员离开会议室后进行。

5.3.3 由主任委员决定投票表决的委员人数是否达到法定人数。

5.3.3.1 投票的法定人数：至少有1/2的委员有效投票，决议才能生效。其中：

• 至少有一名医学专业的委员。

• 至少有一名非医学专业的委员。

• 至少有一名法务人员。

• 至少有一名非本单位的委员。

• 至少有一名女性委员。

5.3.4 EC委员分别投票表决，填写"*表决票*"。

5.3.5 表决意见分为："同意""必要的修改后同意""不同意""终止或者暂停已同意的研究"。

5.3.6 EC秘书当场进行票数统计，并宣布投票结果。

5.3.7 表决意见须由伦理委员会组成成员半数以上通过。如表决意见分散，且不能形成有效表决时，由主任委员对试验方案或讨论的问题提出动议后，重新投票。

5.3.8 EC秘书将票数誊写于"*伦理委员会审批件*"上，并请出席会议的委员签字（注明回避的委员不可签字）。

5.4 秘书负责会议记录和会议意见的整理

5.4.1 EC会议记录的内容

5.4.1.1 正式的EC会议记录于EC审查会议后5个工作日内完成。

5.4.1.2 会议记录应包括下列内容，但不仅限于此：

• 会议记录的记录者姓名、审核人姓名、审批人姓名（签名并注明日期）。

• 会议举行的时间、地点。

• 参会委员、独立顾问、工作人员及列席人员。

• 法定人数核对。

• 利益冲突声明。

5.4.1.2.1 研究方案初审、复审、修订，应包括：

• 方案/ICF主审、独立咨询顾问、方案介绍人员名单。

• 会议议程。

• 答辩及讨论纪要。

• 审查意见和建议、投票情况、结论与审查频率。

5.4.1.2.2 SAE、方案违背、暂停/终止研究的通报，应包括：

- 申办者、研究者名称。

- 研究方案编号（如有的话）。

- 药物名称。

- 研究者判断或采取的措施。

- 暂停/终止研究的原因。

- 委员会审议认为合适的措施（如有的话）。

5.4.2 EC秘书处负责会议记录归档：将会议记录的原件存放在EC档案中。

6 术语解释

会议议程	罗列一次会议上需要做的事情。
会议记录	会议上讨论、决策事项的正式记录。
法定人数	委员会对递交动议表决所需的委员人数。

7 附件

7.1 *"表决票"*。（略）

7.2 *"研究方案主审工作表"*。（略）

7.3 *"知情同意书主审工作表"*。（略）

7.4 *"伦理委员会会议议程"*。（略）

7.5 *"伦理委员会会议记录"*。（略）

7.6 *"会议签到表"*。（略）

7.7 *"列席人员签到表"*。（略）

7.8 *"伦理委员会审批件"*。（略）

紧急会议

1 目的

本标准操作规程旨在确定准备紧急会议的行政程序，提供按照紧急会议程序进行审核、批准研究方案的操作规程。

2 范围

本标准操作规程适用于EC已审批通过并开始实施的，就研究安全性或者危及生命的问题，新的研究方案、研究方案修正以及其他研究活动紧急召集EC会议。

3 职责

当临床研究中发生突发的、非预期的、群体性的不良事件，EC委员、秘书均有权提出召集紧急会议。

EC主任委员负责确认是否需要召开紧急会议。

EC秘书处负责会议相关工作。

4 流程图

序号	操作	责任者
1	确定并召集会议 ↓	EC主任委员
2	准备会议审查资料及所需工作表单 ↓	EC秘书处
3	核对备审文档 ↓	EC秘书处
4	研究方案汇报 ↓	研究者
5	会议讨论 ↓	EC主任委员/委员
6	会议记录 ↓	EC秘书处
7	投票表决 ↓	EC主任委员/委员（利益冲突委员回避）
8	汇总投票结果 ↓	EC秘书处
9	形成决议	EC主任委员

5 细则

5.1 会议前

5.1.1 符合召开紧急会议的条件：

• 如果延误将直接或间接影响公众利益，造成国家经济损失等紧急情况。

- 发生大规模非预期的严重不良事件。

- 在本中心发生的20例及以上群发性SAE。

- 其他合适的理由。

5.1.2 主任委员确定是否召开紧急会议，并确认具体会议时间。

5.1.3 EC秘书处联络并通知EC委员，包括会议邀请的有关人员，至少7人参会，会议有效，其中包括：

- 至少一名医药专业的委员。

- 至少一名非医非药专业的委员。

- 至少一名对讨论问题有成熟专业意见的临床医生。

5.1.4 EC秘书处负责准备、分发备审文档。

5.2 会议进行中

5.2.1 确定人数是否达到紧急会议法定人数。

5.2.2 具体会议议程参照**会议议程准备、会议内容及会议记录SOP**。

5.3 紧急会议后

5.3.1 通知函准备：EC秘书处根据会议表决结果及采取措施的决定，出具书面通知函，主任委员签名并注明日期。

5.3.2 秘书处传达紧急会议决议：通知函3个工作日内传达到研究者、申办者、CRO（若无可以不通知）。

5.3.3 文档保存：所有文档与研究方案一起归档。

6 术语解释

紧急会议	EC紧急会议是计划会议之外召开的会议，目的是审核研究进程中需要全体EC委员审核批准的有关活动。为了举行紧急会议，整个会议讨论期间、投票过程中委员人数必须达到法定人数。如果条件许可，紧急会议可以通过远程会议形式召开。

沟通记录

1 目的

本标准操作规程旨在保证EC与主要研究者、试验申办者、受试者、机构及相关政府机构，如国家药品监督管理部门等间的口头和书面沟通、研究方案或程序相关的数据交接能够妥善完成、分配及归档。

2 范围

本标准操作规程适用于经本机构EC通过的临床研究相关所有的沟通活动。

3 职责

本机构EC全体人员，包含EC委员、秘书处及主任委员，均有责任书面记录临床研究和操作程序而进行的电话或当面讨论的内容。

秘书处负责文档的收集、归档和保存。

4 流程图

序号	操作	责任者
1	申办者/研究者联系EC秘书处	EC秘书处
2	记录各项沟通内容	EC秘书处
3	文档保存	EC秘书处

5 细则

5.1 沟通记录的种类

5.1.1 研究者的递交信或送审清单等文档。

5.1.2 其他与申办方或研究者的来往信件。

5.1.3 与上级主管部门的来往信件。

5.1.4 其他沟通文件。

5.2 沟通记录的方式

5.2.1 秘书处填写*"沟通记录"*表格，记录重要的电话或口头沟通内容。

5.2.2 电子邮件的打印版本。

5.3 书面记录内容

记录应包含，但不限于下列信息：

5.3.1 通信日期。

5.3.2 研究资料（申办者、研究方案编码、主要研究者等）。

5.3.3 联络人姓名。

5.3.4 联络地址、电话与电子邮件。

5.3.5 沟通内容或摘要。

5.3.6 后续工作标注。

5.3.7 记录者签名。

5.4 记录保存

记录存于相应研究方案文件夹中。

6 附件

"沟通记录"。（略）

档案管理

1 目的

本标准操作规程旨在规范经本机构EC审查通过的临床研究的档案管理，包括相关文件的准备、递送、存档、维护及调阅。

2 范围

本标准操作规程适用于所有EC秘书处六大类档案及相关文件的管理。

3 职责

EC秘书处负责所有研究文档在准备、维护、递送、存档、维护及调阅过程中的保密性，并确保在任何时候都能方便地调阅文档。

4 流程图

序号	操作	责任者
1	文档收集与整理	EC秘书处
	↓	
2	文档保存	EC秘书处
	↓	
3	文档调阅及调阅记录	EC秘书处

5 细则

5.1 建立六类常规文档管理

5.1.1 伦理相关法规文件。

5.1.2 EC管理制度，包括以下内容。

• 伦理委员会章程。

• SOP等。

5.1.3 EC委员及相关工作人员资料，包括以下内容。

• 委员及工作人员个人档案：简历、培训记录（证书）、保密和利益冲突协议承诺函、独立顾问的资料（简历、培训记录、保密和利益冲突协议）。

• 其他。

5.1.4 研究方案文档，在研方案和结题方案分开归档，包括以下内容。

• 与研究文档相关的所有申请表单。

• 研究方案初审、复审、持续审查等文档。

• 严重不良事件（报告、工作表单独存放）。

• 沟通文件。

• 其他。

5.1.5 会议记录文档，包括会议议程、会议签到、会议记录、工作表单及其他文件。

5.1.6 其他沟通记录，如受试者投诉记录、稽查和检查记录等。

5.2 秘书处负责收集、整理临床研究文档

5.2.1 收集临床研究所有相关文档并分类、汇总，并建立excel电子表格。

5.2.2 检查在研文档的内容，至少要包括下列文件。

5.2.2.1 原始申请资料，批准的文件［伦理审查递交信（若有）、伦理审查申请书、研究方案、修正案、受试者知情同意书、宣传资料等］及研究期间收到的任何新增资料。

5.2.2.2 研究者手册及同类文件。

5.2.2.3 伦理委员会审批件或其他寄送研究者的信件。

5.2.2.4 收到的不良反应报告或在研新药安全性报告。

5.2.2.5 持续、总结审查报告。

5.2.2.6 研究者沟通信件。

5.2.3 文件夹的封面上注明：研究方案伦理委员会内部编号。

5.2.4 文件夹目录包括下列各项内容。

5.2.4.1 研究方案的题目。

5.2.4.2 主要研究者。

5.2.4.3 申办者地址及联络人电话/电子邮件、研究方案号。

5.2.4.4 递交EC审查的内容：研究方案、病例报告表、研究者手册（药物研究资料）、知情同意书、宣传资料及招募计划、研究者的个人资料以及研究者提供的资料。

5.2.4.5 修订版本/修正案。

5.2.4.6 安全性信息。

5.2.4.7 进展报告（如有的话）、中止或终止报告。

5.3 维护档案

5.3.1 按照编码顺序对文档进行整理、汇总。

5.3.2 将所有在研文档以及可能要进行的研究文档放置于档案柜中。

5.3.3 将在研文档存放在容易调阅的安全位置，直至总结报告被EC审查及接受。

5.4 管理结题项目文档

5.4.1 秘书核对所有文件是否齐全，并按序放好。

5.4.2 将所有已结题的研究文档资料、在研文档分开保存于不同的档案柜。

5.4.3 在研究结束后将档案保存至少五年。

5.4.4 在电子表格中记录结题信息。

5.5 文件借阅

5.5.1 EC委员可以索取全部EC文件，并自由申请及使用原始文件或复印本。

5.5.2 上级主管部门可借阅与其无利益冲突的研究方案，但不可借出（借阅人需签署的*"保密和利益冲突承诺书"*）。

5.5.3 研究者、申办者可借阅其正在实施或已完成的研究方案（申办者的借阅人需出示盖申办者公章的介绍信原件）。

5.5.4 借阅人应在*"调阅申请登记表"*上签名和注明日期。

5.5.5 秘书处通过目录清单调阅档案。

5.5.6 当文件归还时，借阅人要签名并记录日期。

5.5.7 EC秘书处将档案归回原位。

5.6 文件复印

5.6.1 复印的授权

5.6.1.1 只有EC委员有权要求复印本。

5.6.1.2 只有EC秘书处工作人员有权进行复印。

5.6.2 原始数据复印登记表

5.6.2.1 *"原始数据复印登记表"* 由秘书处保管。

5.6.2.2 登记表应包括：申请人的姓名和签名、EC秘书处复印者签名、复印份数及复印日期。

5.6.3 非EC委员要求文件复印本

5.6.3.1 非EC委员（包括秘书）若要求EC文件的复印本，必须得到EC主任委员的同意，申请者须签署保密协议书。

5.6.3.2 提供给非EC委员的文件复印件，应同时记录在 *"原始数据复印登记表"* 中。

5.7 复印登记的存档

5.7.1 *"原始数据复印登记表"* 与原始文件一同存放。

5.7.2 原始文件复印登记表并非机密文件，有要求可查阅。

5.7.3 原始文件复印登记表应予以保存。

6 术语解释

在研档案	各项已通过的研究方案、辅助文件，与这些研究有关的通信记录和报告。

7 附件

7.1 *"保密和利益冲突承诺书"*。（略）

7.2 *"调阅申请登记表"*。（略）

7.3 *"原始数据复印登记表"*。（略）

伦理委员会的稽查和检查

1 目的

本标准操作规程旨在规范EC接受稽查或检查的流程。

2 范围

本标准操作规程适用于医院EC各部门。

3 职责

EC秘书处、委员和主任委员有职责按照标准操作规程来完成所有的工作，并进行充分准备，以回答稽查或检查人员在评估、稽查或检查中所提出的问题。

EC秘书处负责稽查、检查的相关接待及文档准备、保存工作。

4 流程图

序号	操作	责任者
1	受理稽查/检查通知 ↓	EC秘书处
2	通知EC主任委员/委员 ↓	EC秘书处
3	准备备查方案 ↓	EC秘书处
4	准备稽查/检查相关会务 ↓	EC秘书处
5	接待稽查/检查专家 ↓	EC秘书处/EC主任委员/EC委员
6	接受稽查/检查报告 ↓	EC秘书处/EC主任委员/EC委员
7	反馈及后续跟踪/修正错误 ↓	EC秘书处
8	相关文件整理归档	EC秘书处

5 细则

5.1 EC秘书处负责受理稽查/检查通知

5.1.1 接收稽查/检查的通知。

5.1.2 通知机构办公室及EC主任委员。

5.2 EC秘书处做好访视前准备

5.2.1 EC秘书处负责获取稽查、检查项目清单及日程安排。

5.2.2 仔细检查清单上的每个步骤。

5.2.3 根据稽查、检查要求，做相应的自查工作。

5.2.4 着重自查下述文档，确认没有遗漏或偏差，并对遗漏或偏差有充分解释的理由：

- EC成员的背景和培训记录。
- 相关研究方案的文档及相应工作表单。
- 会议议程、会议记录等会议文档。

5.2.5 安排会议室和必要设备。

5.2.6 检查对照EC的标准操作规程。

5.2.7 通知EC委员检查日期，安排时间并出席稽查/检查会议。

5.3 迎接稽查员/检查员

5.3.1 主任委员或秘书处迎接并陪同稽查员/检查员前往会议室。

5.3.2 委员和重要人员应到场，并参加启动会议：由稽查员/检查员说明来访的目的以及需要哪些信息和数据。

5.3.3 EC主任委员/委员/秘书处回答稽查员/检查员所提出的问题。

5.3.4 EC秘书处提供稽查员/检查员要求的所有信息和档案。

5.3.5 EC秘书处记录稽查员/检查员提出的意见和建议。

5.4 修正错误

5.4.1 EC秘书处回顾并整理稽查员/检查员的评论及建议。

5.4.2 由EC主任委员召集并落实需修正的部分。

5.4.3 EC秘书处撰写整改报告并经主任委员同意。

5.5 EC秘书处记录并保存稽查/视察相关文档

5.5.1 保留稽查/检查的相关文档，保存于稽查/检查档案。

5.5.2 将内部稽查所发现的问题记录于稽查档案。

6 术语解释

稽查	指对临床试验相关活动和文件进行系统的、独立的检查，以评估确定临床试验相关活动的实施、试验数据的记录、分析和报告，是否符合试验方案、标准操作规程和相关法律法规的要求。
检查	指药品监督管理部门对临床试验的有关文件、设施、记录和其他方面进行审核检查的行为。检查可以在试验现场、申办者或者合同研究组织所在地以及药品监督管理部门认为必要的其他场所进行。

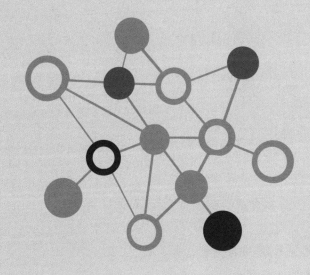

第七章

药物临床试验项目的
质量管理

————

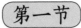

第一节
临床试验质量体系建设

一、质量管理相关概念

质量保证（quality assurance，QA）：指在临床试验中建立的有计划的系统性措施，以保证临床试验的实施和数据的生成、记录和报告均遵守试验方案和相关法律法规。

质量控制（quality control，QC）：指在临床试验质量保证系统中，为确证临床试验所有相关活动是否符合质量要求而实施的技术和活动。

监查（monitoring）：指监督临床试验的进展，并保证临床试验按照试验方案、标准操作规程和相关法律法规要求实施、记录和报告的行动。

稽查（audit）：指对临床试验相关活动和文件进行系统的、独立的检查，以评估确定临床试验相关活动的实施、试验数据的记录、分析和报告是否符合试验方案、标准操作规程和相关法律法规的要求。

检查（inspection）：指药品监督管理部门对临床试验的有关文件、设施、记录和其他方面进行审核检查的行为，检查可以在试验现场、申办者或者合同研究组织所在地，以及药品监督管理部门认为必要的其他场所进行。

临床试验的质量管理主要包含质量保证（QA）和质量控制（QC）两个层面。

QA是指在临床试验中建立的有计划的系统性措施，以保证临床试验实施和数据的生成、记录和报告均遵守试验方案、相关法律法规和规范。QC是指在临床试验质量保证系统中，在QA体系下，为验证临床试验所有相关活动是否符合质量要求而实施的技术和活动，即在具体操作层面做好质量管理。

QC是在质量保证系统下进行操作技术和活动，可以应用于试验实施与数据处理的每个阶段，包括申办者的监查、质控员的质控、实验室质量控制等。质量控制的最终目的不仅是为了发现问题，更重要的是寻求问题发生的原因和解决方法，因此QC发现问题能否及时、有效地反馈给研究者并得到及时处理尤为重要。

QA具有相对独立性，也包括稽查员的稽查、药品监督管理部门的检查。QA与QC相辅相成，组成整个试验的质量管理（quality management，QM），必要时机构和申办者可聘请第三方机构进行稽查。

二、质量控制、质量保证、监查、稽查的操作和运行

临床试验的质量管理从广义上来说，应该是由申办者、研究者、临床试验机构（包括伦理委员会）以及药品监督管理部门从试验设计开始到试验结束共同实施。药物临床试验的质量涉及参与试验的各方：申办者、CRO、研究者、药物临床试验机构/机构办公室、伦理委员会、监管部门、受试者等。

各相关方应始终关注质量问题，把质量放在首位，把好质量关。

（一）申办者

申办者是临床试验质量管理的主要责任方，应当建立临床试验的质量管理体系以保护受试者的权益和安全以及保证临床试验结果的真实、可靠。申办者临床试验的质量管理体系应当涵盖临床试验的全过程，包括临床试验的设计、实施、记录、评估、结果报告和文件归档。

申办者应建立规范、完备的质量管理体系。

（1）设计规范、科学、有效的试验方案，全面考虑试验设计的伦理性和科学性。制订并有效实施与临床试验相关的标准操作规程（SOP），确保SOP的可操作性。

（2）建立临床试验的研究和管理团队，以指导、监督临床试验实施。

（3）加强监查员的培养，对监查员的法规和专业技术进行培训，同时可采用多样化的监查方式，提高监查效率和质量。

（4）可以设立稽查部门，培养内部稽查人员，稽查员应是独立于临床试验的人员，不能是监查人员兼任；根据制订的临床试验和试验质量管理体系的稽查规程，委派稽查员对试验进行检查，以评价研究者和监查员等试验参与人员是否按照试验方案、SOP以及相关法规要求开展试验，试验数据是否及时、真实、准确、完整地记录。

（5）必要时可设立独立的数据监查委员会，定期对临床试验的进展、安全性数据和重要的有效性终点进行评估。

临床试验监查的目的是保证临床试验中受试者的权益，保证试验记录与报告的数据准确、完整，保证试验遵守伦理委员会已批准的方案、规范和相关法规。申办者制订监查计划，选派受过相应培训的监查员或委托CRO开展监查工作。监查员作为申办者与研究者之间的主要联系人，应熟悉方案和相关的法规要求，根据试验进展定期进行监查。监查员应在临床试验前确认研究者的资质和试验机构的条件；试验过程中查看试验用药品管理、方案执行、合同职责履行、数据录入、文件保存等情况。每次监查结束后，应当及时书面报告申办者。申办者应当对监查报告中的问题审核和跟进，并形成文件保存。

申办者开展的稽查，其目的应当是评价临床试验的实施过程。申办者制订稽查计划后，选定独立于临床试验的人员担任稽查员，稽查员对稽查过程中发现的问题进行书面记录。稽查结束后，稽查员及时书面报告申办者，申办者对稽查发现的问题进行根本原因分析。药品监督管理部门根据工作需要，可以要求申办者提供稽查报告。

（二）研究者

研究者是实施临床试验并对临床试验质量及受试者权益和安全负责的试验现场的负责人，是保证临床试验质量的首要责任者，对整个临床试验的成败起着至关重要的作用。临床试验中研究者应严格执行方案，这既是GCP赋予研究者的基本职责，也是临床试验质量得以保证的根本前提。研究者除了在试验操作层面严格执行方案，还应在关键的质量风险点投入时间和精力进行质量控制，以保证临床试验质量。

1．研究者应当具备的资格和条件

具有在临床试验机构的执业资格；具备临床试验所需的专业知识、培训经历和能力；熟悉申办者提供的试验方案、研究者手册、试验用药品/器械相关资料信息；熟悉并遵守GCP和临床试验相关的法律法规；有足够的时间在约定的期限内实施和完成临床试验；作为主要研究者还应当具有高级职称并参加过3个以上药物临床试验。

2．研究者在临床试验期间的质量管理

有相对固定的研究团队开展临床试验；对所有参加临床试验的人员进行培训和分工，充分了解试验方案及试验用药品/器械，明确在试验过程中的职责，确保临床试验数据的真实、完整和准确；监管所有研究人员执行试验方案，采取措施避免受试者在临床试验期间使用违禁治疗及违禁药品；采取措施实施临床试验的质量管理，主要研究者授权专人担任项目质控员，进行项目层面的质控工作，主要负责检查试验病例的可溯源性以及方案的依从性等；接受来自申办者、机构以及主管部门的各种类型的监查、质控、稽查和检查。

3．研究者对关键质量风险点的把控

（1）知情同意书的签署　知情同意是保护受试者权益的有力措施，因此知情同意的签署显得尤为重要。研究者应在保证受试者充分知情的条件下签署知情同意书，在知情过程中可以利用图片、视频等多媒体系统让受试者对试验产品、试验流程和可能的风险和受益有直观了解，并给予受试者充足的时间和空间考虑。研究者获取知情同意书的过程应记录在原始病历中。研究者在与受试者沟通时要从受试者的工作时间、来往交通、对临床试验的接受程度等因素评估其依从性，尽量避免临床试验中途脱落或失访现象的出现。知情同意书签署的时间在伦理委员会批准之后，并且在对受试者进行任何的筛选操作前，都必须取得受试者的知情同意。新版的知情同意书获得伦理批准后，研究者也应将相关内容告知仍在临床试验研究中的受试者，并获得其知情同意。

（2）受试者筛选及管理　受试者筛选和管理贯穿于整个临床试验过程中。首先要收集受试者的身份识别信息，可以利用全国临床研究志愿者数据库等信息化手段确认受试者是否参加过或正在参加其他临床试验。在与受试者交流的过程中一定要了解受试者的依从性情况。在临床试验过程中，研究者在方案规定的随访时间节点，保持与受试者的联系，加强依从性教育，并按方案规定进行相应筛查以及主要节点的疗效评估，以保证受试者的安全以及数据结果的科学性。

受试者的权益保障：临床试验过程中通常会收集受试者个人信息，主要包括以下内容。

• 受试者的身份信息。常见的这类信息包括受试者的姓名、性别、年龄或出生日期、职业、学历、婚姻状况、家庭住址、电话号码、证件（包括但不限于身份证号、护照号、社会保障卡号、医疗卡号）、住院号、门诊号、银行账户信息、签名等。

• 受试者的健康信息。通常体现为受试者的疾病诊断与治疗用药、血型、家族疾病和遗传性疾病史等个人的医疗记录。

上述信息如果泄露，均有可能给受试者造成不同程度的损害或负面影响。

医学研究中记录、管理和使用受试者个人信息，常会涉及受试者隐私的资料，如果未征得受试者同意使用涉及个人身体状况或行为等的资料就是侵犯隐私，研究过程中没有妥善保护受试者提供的信息即违反了资料的保密义务。受试者作为自然人，其个人信息受到法律保护；享有隐私权，任何组织或者个人不得以试探、侵扰、泄露、公开等方式侵害其隐私权。

受试者作为临床试验的接受者或参与者，签署知情同意书即表示接受试验相关的程序，并愿意接受试验可能的风险及获益，对于知情同意书中所描述的治疗相关损害、不良反应类别、严重程度等表示理解。但受试者始终保留因遭受损害而得到治疗和相应赔偿的权利，并且其权益受到法律的保护。

（3）数据管理　数据的采集、处理、存储、生成、检索、报告等活动，应当满足相应数据类型的记录填写或数据录入的要求，保证数据真实、准确、完整和可追溯。数据质量和真实完整及可溯源性是整个临床试验中重要的环节，是对整个临床试验有效性和安全性进行正确评价的基础，是国家药品监督管理部门关注的核心要素。任何纸质的记录都需要有操作者确认以及签字，体现"没有记录就没有发生"原则。必要时临床试验机构可引入临床试验项目管理系统（CTMS），以提高管理水平。

（4）生物样本管理　生物样本是临床试验过程中采自于人体的重要物质，规范生物样本管理过程，对于确保临床试验质量至关重要。《中华人民共和国人类遗传资源管理条例》明确了采集和保藏具体的许可条件、国家使用权和管理措施；利用和对外提供具体的许可条件和相关要求；服务和监督科学技术行政部门的服务要求和监督检查措施；处罚措施等。

生物样本的管理同样也是临床试验核查要点之一，研究者须制订一套完整的生物样本管理记录，全方位掌握生物样本从采集直至销毁的完整过程，确保生物样本的安全性和真实性。

生物样本的接收和管理应符合以下要求：应采取适当的方式和条件转运生物样本，监测转运过程中样本的保存条件；接收生物样本时，应检查样本的标识、状态、数量，保存记录有样本标识、状态、数量、来源、转运方式和条件、到达日期等信息的文件；生物样本的保存应符合方案中规定的条件，监测保存样本的设施设备，以确保其在可接受的参数范围内工作，监测参数偏离可接受范围时，应及时采取应急措施，并保存监测和采取应急措施的记录；生物样本保存以样本长期冻存稳定时间为限；超过保存期后，在取得申办者书面同意后，按相关规定进行销毁处理；应按照《医疗废物管理条例》和《医疗卫生机构医疗废物管理办法》的相关规定处理超过保存期的生物样本。

（三）临床试验机构

临床试验机构应当设立相应的内部管理部门，承担临床试验的管理工作。临床试验机构应进行临床试验的质量管理，持续提高临床试验质量。

临床试验机构作为临床试验实施现场的法人单位应设立专门的药物临床试验组织管理部门，负责建立本单位临床试验质量管理体系，定期对体系进行评估和改进。临床试验机构应设置专门的药物临床试验组织管理部门/机构办公室（本章以下简称"机构办"），配备足够的工作人员负责机构管理，覆盖立项审查、合同审查、质量控制、试验用药品/器械管理、试验档案管理等功能，保障临床试验有效实施。临床试验机构应提供合适的空间、设施设备，确保机构及试验项目的管理及运行质量。例如提供专用的办公室、资料档案室、试验药房、受试者接待室等。

临床试验机构的质量管理内容包括以下方面。

1. 制订管理制度和标准操作规程

临床试验管理制度和SOP是机构进行日常管理的重要依据，用于规范临床试验的每一环节和步骤以保障试验质量和数据的可靠性。临床试验机构应根据国家颁布的现行法律法规，以GCP为标准，参考国际先进的经验，制订切实可行的管理制度和

SOP，从试验方案设计、应急预案、质量控制、资料保存和档案管理、试验用药品/器械管理、不良事件及严重不良事件的报告和处理等各个方面建立具有专业特色的操作规程，并根据实际工作情况逐步进行修订和完善。临床试验机构常用的管理制度有："药物临床试验机构办公室工作制度""人员培训制度""药物临床试验运行管理制度""药物临床试验合同管理制度""药物临床试验经费管理制度""药物临床试验质量管理制度""试验用药品/器械管理制度""药物临床试验资料档案管理制度""药物临床试验设备管理制度"等。临床试验机构常用的SOP有："制订SOP的SOP""药物临床试验项目运行SOP""药物临床试验立项SOP""药物临床试验启动和培训SOP""药物临床试验项目质量检查SOP""试验用药品接收、保存、分发、回收SOP""药物临床试验资料归档、保存SOP""不良事件和严重不良事件处理SOP""严重不良事件报告SOP""SUSAR 报告SOP"等。

2. 研究者的培训

临床试验机构应建立严格、完整、科学的培训和考核体系。在临床试验前，通过加强启动会培训，使研究者及参与各方熟练掌握临床试验方案、知情同意书的签署、生物样本采集、不良事件处理及上报等流程，提高研究者在GCP意识和试验方案方面的依从性，必要时试验前还应让其进行实际演练和技能学习。药物临床试验机构应在院内定期组织、举办GCP培训会议，通过讲评、经验交流等方式，让从事临床试验的研究者能够持续学习更新GCP的规范要求，提高研究者在临床试验操作中各个细节的规范性和科学性。药物临床试验机构应积极安排机构办公室的质控人员和各临床科室的研究者参加国家药品监督管理局和国内各级各类相关学会举办的临床试验培训，不定期举办院内GCP培训，提升研究者临床试验水平，提高研究者对临床试验科学和严谨的工作态度。

3. CRC的管理

CRC是临床试验团队中重要的组成部分，其工作内容涉及临床试验的各个方面，包括试验前期的准备、协调研究者与机构办沟通等各项工作。需明确CRC工作职责范围，确保CRC在职责范围内开展工作。

4. 质量管理

质量管理（quality management）是指确定质量方针、目标和职责，并通过质量体系中的质量策划、质量保证、质量控制和质量改进，实现所有管理职能的全部活动。药物临床试验质量管理应按以下的基本原则推行：

（1）保护受试者的权益和安全是临床试验的基本前提，药物临床试验机构是药物临床试验中受试者权益保护的责任主体。

（2）临床试验数据的真实、可靠与合规是临床试验质量的核心要素。

（3）严格遵守《中华人民共和国药品管理法》《药品注册管理办法》《药物临床试验质量管理规范》，以及ICH–GCP等相关法规及要求。

（4）严格执行试验方案和相关制度/标准操作规程。

（5）质量是做出来的而不是查出来的：从源头抓起，鼓励第一次就做对。

（6）质量管理体系的构建应符合临床试验特点，行之有效、切实可操作。

（7）打造质量文化，临床试验各方均应恪守各自的职责，对所承担的工作质量负责。

项目组层面质控由研究者执行，在研究进行过程中项目组负责对整个临床试验质量进行把关。而机构办层面质控是药物临床试验机构办公室对所有临床试验项目进行的质量管理。机构质控与项目组质控不同，各有分工与侧重，机构质控要对项目组质控进行一定的督导。

药物临床试验机构办公室监管临床试验的进行，保证临床试验的质量。机构办作为整个临床试验质量控制的主要职能部门，应该积极、主动地履行职责，定期安排质控人员开展质控工作；预防、发现并与各方沟通解决临床试验过程中的各类问题；制订跟踪周期，确保试验质量和进度按照预定方案进行；各质控人员应记录、整理、总结发现的问题，并将共性问题、典型问题在药物临床试验机构内部和项目组之间交流，避免同类问题再出现；随时接受各方的监查、稽查、核查，使临床试验符合标准的要求，做好日常性工作。

质控中应重点关注，包括但不限于以下各项。

（1）实施过程是否严格遵循方案的要求，包括知情同意书的签署、受试者的入选与排除标准、随机化程序、观察随访点、合并用药、实验室等辅助检查项目及AE和SAE的评估与上报是否符合方案的要求。

（2）试验记录的填写是否准确、完整、清晰、及时，CRF中的数据与原始病历是否一致，数据的可溯源性如检验科、影像科、超声科等科室的检查检验结果是否能够溯源。

（3）AE、SAE等记录是否完整，SAE有无在规定时间内报告给相关部门。

（4）试验用药品的管理是否规范，运输、接收、储存、分发、使用与回收记录是否完整，运输和储存条件是否符合要求。

（5）试验样本的采集、离心、分装、保存和转运记录是否准确，温湿度和时间等条件是否符合方案要求，如寄送样本要确保温湿度记录符合要求并保留接收单据。

（6）仪器设备校准使用登记记录完整、及时、真实、规范。质控完成后，机构质控人员要将结果反馈给项目研究者并协商解决，同时持续跟踪问题整改情况。下次质控过程中将对既往整改的内容进行确认，使问题得到闭环处理。

机构办公室可在项目早期和中后期开展质量检查，对试验项目按入组例数的一定比例进行抽查，发现问题再行扩大检查；对于风险高的项目应加强检查；临床试验机构应该建立与申办者的沟通渠道，及时了解临床试验中存在的重要问题和对研究者和监查员的工作反馈。

（1）对药物临床试验相关体系的检查　如制度及SOP管理、药物管理、档案管理等，应定期检查，确保体系符合GCP和试验要求。

（2）项目检查　应基于风险制订量检查计划并进行抽查，质量管理员应该熟悉方案和相关法规的要求。

（3）对质量检查中发现的问题，宜进行分级管理，有无严重问题（如受试者权益受到重大损害，数据造假或存在真实性问题，瞒报与临床试验用产品相关的严重不良事件，对以前发现的多个重要问题未采取适当措施等）。

（4）质量管理员应继续追踪研究者针对问题的整改情况，及时出具质控跟进意见。

（5）定期整理质量检查数据，分析汇总常见问题，组织质量相关的培训。

5．建立基于风险的质量控制体系

临床试验质量控制贯穿整个临床试验过程。机构办也可根据临床试验的特点，选取一系列试验风险因素，对高风险试验增加质控频率并实时监控，对高风险环节在质控中重点关注，最终实现基于风险的质量控制。

（四）药品监督管理部门

近年来，药品监督管理部门进一步明晰监管重点，不断完善临床试验监管法律法规体系，明确临床试验各主体的职责并规定相应的违规处罚措施。药品监督管理部门正在建立专业的国家级职业化检查员队伍，定期进行法规和专业技术培训，以提高临床试验现场检查的质量；加强对临床试验的项目检查；加强申办者在临床试验过程中的主要责任。

药品监督管理部门对临床试验项目的监管按照试验过程可以分成试验前期的准入、试验过程的检查与试验结果的检查3个部分，但主体的侧重点放在了前期的准入制与试验完成后的检查制。检查是指药品监督管理部门对临床试验的有关文件、设施、记录和其他方面进行审核检查的行为，检查可以在临床试验现场、申办者或者合同研究组织所在地，以及药品监督管理部门认为必要的其他场所进行。

1．检查的类型和目的

（1）机构检查　机构检查既包括以药物临床试验机构资格认定为目的的现场检查，也包括对获得药物临床试验机构认定资格后的医疗机构的跟踪检查和定期复查工作以及对研究机构开展临床试验规范化程度的常规监督检查。机构检查一般是对药物临床研究机构的软硬件是否符合GCP及有关法规要求的全面评估。2017年10月8日，中共中央办公厅、国务院办公厅发布的《关于深化审评审批制度改革鼓励药品医疗器械创新的意见》第一条明确："临床试验机构资格认定实行备案管理。"已不再实施资格认定检查，但日常监督检查和研究项目检查将进一步加强。

（2）研究项目检查　研究项目检查的主要目的是针对正在进行或已经完成的药物临床试验实施检查或核查，以确定或证实一项或多项药物临床试验的实施过程。

2．检查方式

（1）根据检查是否预期，可以分为以下两种检查方式。

定期检查：每间隔一定时间的检查。

有因检查：针对临床研究过程中或药品注册审评过程中发现的问题或怀疑可能存在问题的研究项目或单位的现场调查和取证的过程。

（2）根据检查实施时是否提前通知被检查单位，可分为以下两种检查方式。

通知检查：提前通知被检查单位的监督检查。

飞行检查：不预先告知被检查单位的监督检查。

3．检查的内容

（1）机构检查的主要内容　①组织结构、人员组成及培训情况。②伦理委员会的组成及工作开展情况。③质量管理部门的组成和工作开展情况。④试验设施、仪器设备及受试者的急救、保护设施。⑤SOP制订和实施情况。⑥研究工作的开展情况。⑦试验用药品保存条件及记录。⑧资料记录和档案管理情况。

（2）研究项目检查的主要内容　①临床试验项目的开展条件，包括试验设施、急救设备和实验室条件及管理制度。②参加试验的有关人员是否具备从事有关工作的资格，是否接受过GCP、有关法规及SOP的培训等。③受试者是否得到了真正的保护，知情同意书内容是否完整，签署过程是否符合规定，是否每个受试者都签署了知情同意书。④确认研究者是否严格遵循伦理委员会批准的试验方案开展临床试验，并遵循GCP和其他相关法规。⑤核实病例报告表和提交的试验总结报告中的数据和原始数据的一致性、准确性和完整性，是否存在伪造的数据。⑥不良事件的处理、记录和报告情况。⑦是否按照规定的数量、时间和地点归档保存了试验项目的有关文件和记录。⑧试验用药品的计数和管理情况等。⑨检查研究者、申办者委派的监查员和稽查员是否真正发挥了质量控制和保证方面的作用。

4．检查的程序

（1）对药物临床研究机构的检查程序　基本如下：①拟定检查方案并通知被检查单位。②检查组实施现场检查。③检查组写出检查报告。

（2）对研究项目的检查程序　一般如下：①根据监督管理的需要、第三方的举报或新药审评中发现的问题，确定被检查的项目和单位。②认真研究申办者提交的药物临床研究或注册申报资料，明确现场检查的重点。③制订检查方案，确定并通知检查人员。④通知被检查单位所在地的药品监督管理部门及被检查单位。⑤实施现场检查。⑥提交检查报告。

5. 检查的结果和处理

根据国际上的通常做法，检查的结果一般分为以下三种情况：

（1）合格或无行动。

（2）基本合格，但需对某些缺陷进行限期整改或自愿行动。

（3）不合格或官方行动，表示该研究机构或研究项目所得到的研究数据往往不能被药品监督管理部门所接受，因为其科学性和可靠性值得怀疑，不能依此作为新药评价和批准上市的依据。

第二节
临床试验项目质量管理流程
✚

一、纠正和预防措施

预防措施（preventive action，PA）：为消除潜在不合格或其他潜在不期望情况的原因所采取的措施。

纠正措施（corrective action，CA）：为消除不合格的原因并防止再发生所采取的措施。

采取纠正措施是为了防止再发生，而采取预防措施是为了防止发生。

纠正（correction）：为消除已发现的不合格所采取的措施。纠正可与纠正措施一起实施，或在其之前或之后实施。

纠正和预防措施（corrective action and preventive action，CAPA）是指对存在的或潜在的不合格原因进行调查分析，采取措施以防止问题再发生或避免发生的全部活动。CA强调"就事论事"，根据根本原因制订措施，以保证措施有针对性，行之有效，负责防止不合格问题的再次发生。PA用于针对潜在问题，防止潜在不合格的发生。

CAPA不仅是"就事论事"对不合格的处理,而要从根本上消除产生不合格的原因,因此CAPA可能涉及影响临床试验质量和质量体系的各方面活动。在质量控制过程中发现的"重大问题",立即开展CAPA,可参考以下步骤:

(1)建立监控程序对(潜在)影响质量的因素进行分析(如试验管理和监查、数据管理和分析、内部自查、外部人员举报、法规部门检查)。

(2)查找影响质量的根本原因应用各种工具从常见原因(如方案设计不合理、GCP意识薄弱、受试者未按医嘱用药等)中,找出影响质量的根本原因,此步骤属于CAPA中最重要的一个环节。

(3)制订CAPA体系 针对调查出的根本原因,制订适宜的有针对性的CAPA。措施应当明确和具体,至少应包括实施时间、实施进度、实施的方法、责任人等(如药物超温的CA:根据药物储存温度变化过程和超温时长,报告给申办者,在得到评估答复之前,按要求单独保存药物并暂停使用;药物超温的PA:定期检测并校准冰箱、申请不间断电源、合理放置温度计探头位置等)。特别需要注意的是,避免制订如"增强意识""下次注意"等没有实际执行内容的计划。

(4)措施的实施 按照制订的措施计划,实施CAPA。同时记录每个措施实施的情况。

(5)有效性验证 对CAPA的有效性进行验证和评价的目的在于确定所采取的措施可以有效地防止问题(再次)发生;如果问题无法有效地解决,则需要从上述(2)原因调查起重新执行CAPA。

CAPA的核心就是定期跟踪、实时评估和持续改进。因此,CAPA思维,应该贯穿于整个临床试验的始终,在处理实际问题时,需要根据实际情况、用批判的眼光来看待所采取的措施是否为最优路径,有无更合理、更便捷的解决办法。

二、"计划、执行、检查、处理"循环体系

"计划(plan)、执行(do)、检查(check)、处理(action)"循环体系,简称"PDCA循环体系",是一套普遍应用于质量管理的标准化、科学化的持续循环体系,具有实用、简单、有效等基本特征。具体讲,计划阶段应找出问题,制订目标、计划书;执行阶段主要按照所列计划去实施;检查阶段是对执行后的效果进行监管;处理阶段的主要内容是对结果进行总结,对存在的问题进行整改,转入下一轮的PDCA循环。

临床试验质量管理是临床试验的核心环节,科学运用PDCA的方法对项目质量进行闭环把控,不仅能提升项目整体质量,还能节省很多人力、物力、时间成本。具体执行步骤:

1．计划阶段

临床试验机构集中临床专业、机构办公室、伦理委员会等临床试验相关人员进行现场头脑风暴，回顾以往临床试验项目各环节存在的问题，从临床专业、申办者、合同研究组织（CRO）、临床机构管理组织（SMO）等角度分析发生问题的主要原因，用以制订有针对性的整改计划，确定质量改进目标。

2．实施阶段

（1）加强制度建设、完善质量控制　以临床试验质量管理规范和相关法律法规为基础，健全临床试验专业及机构相关管理制度，尤其是质量管理体系，完善质量控制检查标准，执行临床试验启动、中期、试验数据锁库及试验结题4个阶段的质量控制，做到临床试验全过程均有质量保证。

（2）增强沟通　2020年版《药物临床试验质量管理规范》强调申办者是临床试验质量的主要责任人，申办者应进行全过程质量管理，质控发现的问题，可及时与临床试验机构沟通，需要机构协助解决的，机构应给予合理支持。同理，机构质控发现的问题也需与申办者及时沟通，落实责任主体。

（3）加强对研究者培训　2020年版GCP对研究者在临床试验中的责任描述更加具体和详细，但现状是研究者对试验方案、相关SOP和GCP及法律法规等熟悉程度不够，过分依赖CRC、CRA，故加强对研究者的培训是提高药物临床试验质量的关键要素之一。

（4）加强对申办者、CRO、SMO监管　落实各方职责并写入临床试验合同，将机构要求告知各方。责任落实到人，定期开展CRC培训，强调在机构内工作须知。

3．检查阶段

（1）机构质控检查　项目组和机构办根据项目进展情况，制订内部质控计划，如期安排质控检查，及时将质控发现的问题反馈至研究者进行积极整改。

（2）合作方反馈　积极与合作部门及公司交流，收集其对项目实施的满意度和反馈意见，征求改进的建议，对沟通结果及时总结、分析，以促进项目整改和持续完善。

4．整改阶段

通过对反馈结果进行分析，针对性采取改进措施，避免问题重复发生。同时，将检查结果中的共性问题通报给科室，对不能限期整改的情况延续至下一轮的改进措施中。

PDCA的每一个循环均会促使临床试验关键环节质量控制的不断完善，从而进一步规范临床试验项目的质量管理工作，提高研究者的质量意识，进而提升临床试验质量管理系统。

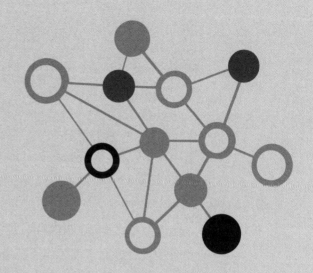

第八章

医疗器械临床试验机构的监督管理

医疗器械临床试验机构条件和备案管理办法

根据中共中央办公厅、国务院办公厅印发的《关于深化审评审批制度改革鼓励药品医疗器械创新的意见》（厅字〔2017〕42号）和《国务院关于修改〈医疗器械监督管理条例〉的决定》（中华人民共和国国务院令 第680号）规定，医疗器械临床试验机构由资质认定改为备案管理。2017年11月，原国家食品药品监督管理总局、原国家卫生和计划生育委员会颁布了《医疗器械临床试验机构条件和备案管理办法》（以下简称《备案办法》）（2017年第145号），自2018年1月1日起施行。《备案办法》适用于在中华人民共和国境内开展医疗器械（含按照医疗器械管理的体外诊断试剂产品）临床试验的机构备案管理工作。开展医疗器械临床试验的医疗机构和其他承担体外诊断试剂临床试验的血液中心和中心血站、设区的市级以上疾病预防控制中心、戒毒中心等非医疗机构应当按照《备案办法》实行备案。

《备案办法》分为总则、备案条件、备案程序、监督管理和附则五章共二十条。

总则：明确了医疗器械临床试验机构备案的目的、定义和适用范围，适用于在我国境内开展医疗器械临床试验的临床试验机构备案。

备案条件：明确了医疗机构备案应当具备的条件等相关要求；为了加强对高风险医疗器械管理，保证受试者安全和提高临床试验质量，规定对列入需进行临床试验审批目录的第三类医疗器械产品，应当在三级甲等医疗机构专业范围内开展临床试验；规定开展创新医疗器械产品或需进行临床试验审批的第三类医疗器械产品临床试验的主要研究者应具有高级技术职称并且参加过3个以上医疗器械或药物临床试验等。

备案程序：由国家药品监督管理局组织建立"药物和医疗器械临床试验机构备案管理信息系统"（以下简称"备案系统"）；医疗器械临床试验机构办理备案获得备案号后可以承担医疗器械临床试验。

监督管理：明确了省级以上药品监管部门和卫生健康行政部门按照分工负责组织开展对临床试验机构的监督管理和信息沟通等职责。

开展医疗器械临床试验，应当按照《医疗器械临床试验质量管理规范》的要求，在具备相应条件的临床试验机构进行，并向临床试验申办者所在地省、自治区、直辖市药品监督管理部门备案。接受临床试验备案的药品监督管理部门应当将备案情况通报临床试验机构所在地同级药品监督管理部门和卫生主管部门。医疗器械临床试验机构实行备案管理。

国家支持医疗机构开展临床试验，将临床试验条件和能力评价纳入医疗机构等级评审，鼓励医疗机构开展创新医疗器械临床试验。

第二节
医疗器械临床试验机构的建设

一、医疗业务水平

1. 医疗器械临床试验机构应当符合以下条件。

（1）具有医疗机构执业资格。

（2）具有二级甲等以上资质。

（3）承担需进行临床试验审批的第三类医疗器械临床试验的，应为三级甲等医疗机构。

（4）已开展相关医疗业务，能够满足医疗器械临床试验所需的受试人群要求等。

（5）具有防范和处理医疗器械临床试验中突发事件和严重不良事件的应急机制和处置能力。

2. 承担体外诊断试剂临床试验的血液中心和中心血站、设区的市级以上疾病预防控制机构、戒毒中心等非医疗机构应当符合以下条件。

（1）具有相应业务主管部门发放的机构资质证明文件。

（2）已开展相关业务，能够满足体外诊断试剂临床试验所需的受试人群要求等。

（3）具有防范和处理医疗器械临床试验中突发事件和严重不良事件的应急机制和处置能力。

二、组织构架、人员及设施

机构应建立清晰的组织架构，机构设有机构负责人、机构办公室主任、机构办公室秘书、质量管理员、资料管理员、器械/试剂管理员。机构工作人员签署利益冲突声明，签署有关审查项目、受试者信息和相关事宜的保密协定。

机构负责人具有医药学专业本科以上学历及医药学专业高级职称，经过器械临床试验技术、《医疗器械临床试验质量管理规范》及相关法规的院外培训并获得相应证书。熟悉医疗器械/体外诊断试剂临床试验运行管理全过程，熟悉机构医疗器械/体外诊断试剂临床试验管理中承担的职责和要求。负责批准管理制度与标准操作规程；负责项目的立项审核；了解研究工作的进展；审批总结或小结报告。负责配备所需的机构管理人员、必要的办公场所及设备设施。

机构办公室主任具有医药学专业本科以上学历、中级及以上职称，经过器械临床试验技术、《医疗器械临床试验质量管理规范》及相关法规的院外培训并获得相应证书。熟悉医疗器械/体外诊断试剂临床试验运行管理全过程，掌握相应管理制度、标准操作规程及人员职责；熟悉机构医疗器械/体外诊断试剂临床试验管理中承担的职责和要求。负责组织人员培训，制定培训计划；组织制定、修订、废弃管理制度与标准操作规程；负责机构质量管理计划的制定。审核是否承接试验项目并审查试验合同；掌握各项医疗器械/体外诊断试剂临床试验项目的进展；审查总结或小结报告。

机构办公室秘书具有医药学等相关专业本科以上学历，经过器械临床试验技术、《医疗器械临床试验质量管理规范》及相关法规的院外培训并获得相应证书。熟练掌握医疗器械/体外诊断试剂临床试验管理相应的岗位职责和要求；熟悉医疗器械/体外诊断试剂临床试验的管理流程。负责立项资料的收集与形式审查，建立和维护项目管理文档；负责机构办公室文件资料的管理。

机构应建立医疗器械/体外诊断试剂临床试验管理信息公开机制，通过网站公开联系方式、工作程序等。有专用办公室；配置有办公桌/工位、传真机、直拨电话、联网计算机、打印机、复印设备、碎纸机等办公设施设备。

三、质量管理

制定医疗器械/体外诊断试剂临床试验质量管理制度、标准操作规程、质量检查表等，确保可操作性。

质量管理员具有医药学等相关专业本科以上学历，经过医疗器械/体外诊断试剂临床试验技术和《医疗器械临床试验质量管理规范》等相关法规的院外培训并获得相应证书。掌握质量管理制度及标准操作规程；熟悉医疗器械临床试验全过程和相应质量管理。针对自查、监查、稽查和药品监督管理部门检查发现的问题，机构应采取相应的发现防范措施，对相关问题进行整改。

四、档案管理

制定医疗器械/体外诊断试剂临床试验资料档案管理制度与SOP，建立符合法规要求的项目资料归档目录，资料归档应有记录；资料档案借阅应有记录。

档案管理员，应经过《医疗器械临床试验质量管理规范》等相关法规的培训，熟练掌握资料档案管理制度及SOP，熟悉资料档案的管理要求。

有专用的资料档案室，档案室面积和资料柜数量与申报的专业数量相匹配；有防火、防潮、防盗、防虫等安全措施。医疗器械临床试验机构应当保存临床试验基本文件至医疗器械临床试验完成或者终止后10年。

五、试验用医疗器械管理

制定有试验用医疗器械/体外诊断试剂管理制度及SOP，SOP应覆盖医疗器械/诊断试剂接收、保存、分发、回收、返还及销毁等各环节。医疗器械/体外诊断试剂储存条件能够满足医疗器械/体外诊断试剂的保存需要，有相应的温湿度监控与记录，有防火、防潮、防盗等安全措施。

医疗器械/诊断试剂管理员应经过《医疗器械临床试验质量管理规范》等相关法规的培训，掌握医疗器械/诊断试剂管理SOP，熟悉医疗器械/体外诊断试剂储存管理要求。

六、相关辅助科室及实验室

有与申报专业相适应的检测、检验和诊断等仪器设备，有卫生行政部门开具的室间质量评价合格证或相关证明文件。

有相关仪器设备使用、保养、校正、维修的SOP和记录，保证检测、诊断数据及结果准确、可靠。

相关人员经过《医疗器械临床试验质量管理规范》及相关法规培训。

七、文件体系建设

建立内容完整、可操作性强的管理制度、标准操作规程、急救预案，内容符合法规要求，及时修订且既往历史版本保存完整。建立防范和处理医疗器械/体外诊断试剂临床试验中突发事件和严重不良事件的应急机制并有效运行。

管理制度应涵盖医疗器械临床试验实施的全过程。包括培训和考核、临床试验的实施、医疗器械/试剂的管理、生物样本的管理、不良事件和器械缺陷的处理以及安全性信息的报告、记录、质量控制等制度。也包括机构工作职责、合同管理制度、财务管理制度、档案管理制度、仪器设备管理制度、岗位要求及职责机构主要研究者管理制度、临床研究协调员管理制度、机构公章管理制度等。

SOP可包括（按临床试验流程罗列）：制定SOP的SOP、器械临床试验的严重不良事件报告SOP、中止和撤除临床试验SOP、档案室管理的SOP、临床试验研究资料保密SOP、机构对各临床试验专业组的质量控制SOP、人员组织和培训SOP、紧急事件应急处理系统SOP、临床试验项目受理SOP、临床试验协议审核SOP、机构质控员参加启动培训会议SOP、日常质控SOP、临床试验结题检查SOP、机构临床试验研究经费管理SOP、机构公章使用SOP、受试者补贴及其他费用报销SOP、项目提成核算SOP等。

第三节

专业科室的建设

✛

《备案办法》规定，医疗器械/体外诊断试剂临床试验机构具有与开展相关医疗器械/体外诊断试剂临床试验相适应的诊疗科目，且应与医疗机构执业许可诊疗科目一致。具有能够承担医疗器械/体外诊断试剂临床试验的人员，医疗器械/体外诊断试剂临床试验主要研究者应当具有高级职称，其中开展创新医疗器械产品或需进行临床试验审批的第三类医疗器械产品临床试验的主要研究者应参加过3个以上医疗器械或药物临床试验。已开展相关医疗业务，能够满足医疗器械/体外诊断试剂临床试验所需的受试人群要求等。具有防范和处理医疗器械/体外诊断试剂临床试验中突发事件和严重不良事件的应急机制和处置能力。

一、专业科室组织架构和人员

医疗器械/体外诊断试剂临床试验主要研究者应当具有高级职称，其中开展创新医疗器械产品或需进行临床试验审批的第三类医疗器械产品临床试验的主要研究者应参加过3个以上医疗器械或药物临床试验。经过器械临床试验技术、《医疗器械临床试验质量管理规范》及相关法规的培训，有培训记录或者相应证书。专业负责人具有医学专业本科以上学历具有相应行政职务，第一注册地在该医疗机构。负责组织本专业

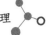

的研究人员培训，制订与审核本专业的体系文件。

科室具有相对固定、数量充足的医疗器械临床试验研究队伍，包括研究医生、技师和其他研究人员等，研究人员组成合理，符合相应岗位职责要求。研究医生有医学专业本科以上学历，在本医疗机构中具有注册行医资格；具有相关专业知识和能力，均经过《医疗器械临床试验质量管理规范》及相关法规、技术和体系文件的培训，并有培训记录和相应培训档案。科室具有防范和处理医疗器械临床试验中突发事件和严重不良事件的应急机制和处置能力。专人负责试验资料、医疗器械/体外诊断试剂的管理。

二、专业条件与设施

具有承担本专业临床试验要求的业务量（年门诊量/年手术人次/年住院数/年样本处理数等），本专业业务病种样本量能满足医疗器械/体外诊断试剂临床试验要求。具有与开展的医疗器械/体外诊断试剂临床试验相适应的仪器设备，定期校验，保证工作状态保持正常，具有必要的抢救设施设备和急救药品，保证受试者可迅速得到救治或转诊。有专门的受试者接待场所，能够满足知情同意、随访等需要。有专用的试验资料保管设施，配备专用专管的试验用医疗器械/体外诊断试剂及相关耗材的储存设施，储存条件能够满足医疗器械/体外诊断试剂及相关耗材的储存要求。

三、专业质量管理体系

建立适合本专业的内容完整且可操作性强的管理制度、标准操作规程、急救预案，及时修订且既往历史版本保存完整。建立防范和处理医疗器械/体外诊断试剂临床试验中突发事件和严重不良事件的应急机制并有效运行。

第四节

伦理委员会的建设

2017年10月8日，中共中央办公厅、国务院办公厅印发的《关于深化审评审批制度改革鼓励药品医疗器械创新的意见》明确提出需要完善伦理委员会制度并提出指导性意见。2016年3月，原国家食品药品监督管理总局颁布《医疗器械临床试验质量管理规范》；2016年12月，《涉及人的生物医学研究伦理审查办法》实施。《备案办法》规定，医疗器械临床试验机构应当具有符合《医疗器械临床试验质量管理规范》要求的伦理委员会；承担体外诊断试剂临床试验的血液中心和中心血站、设区的市级以上疾病预防控制机构、戒毒中心等非医疗机构开展按医疗器械管理的体外诊断试剂临床试验，应当能够开展伦理审查工作。

一、伦理委员会的组建

成立独立的伦理委员会，其工作不应受任何组织和个人的影响。医疗器械临床试验机构伦理委员会应当至少由7名委员组成，包括医学专业人员、非医学专业人员，其中应当有不同性别的委员。非医学专业委员中至少有一名为法律工作者，一名为该临床试验机构以外的人员。伦理委员会委员应当具有评估和评价该项临床试验的科学、医学和伦理学等方面的资格或者经验。所有委员应当经过《医疗器械临床试验质量管理规范》、伦理委员会SOP和伦理审查技术培训，熟悉医疗器械临床试验的伦理准则和相关规定，并遵守伦理委员会的章程。伦理委员会配备有秘书，经过《医疗器械临床试验质量管理规范》和伦理委员会SOP的培训。

二、条件与设施

伦理委员会设立独立的办公室，具备必要的办公条件。有专门的档案储存设施设备，有防火、防盗、防潮、防虫等安全措施。

三、体系文件建设

医疗器械伦理委员会应当遵守世界医学大会《赫尔辛基宣言》伦理准则和药品监督管理部门的规定，建立相应的工作程序并形成文件，按照工作程序履行职责。伦理委员要根据相关法规制订相应的伦理审查的规章制度和SOP，建立符合国际公认标准伦理审查组织，对医疗器械临床试验进行统一审查，保证临床试验伦理审查的独立性、科学性和公正性。伦理委员会包括但不限于：伦理委员会委员产生、更替的SOP，试验项目伦理审查申请SOP，委员与工作人员培训的SOP，独立顾问选聘的SOP，伦理审查的SOP（包括审查方式、会议管理、审查流程及审查结果的送达等），伦理委员会接受试验相关纠纷的投诉与处理的SOP，文件与档案管理的SOP（包括建档、保存、查阅与复印）。

四、伦理审查

伦理委员会召开会议应当事先通知，参加评审和表决人数不能少于7人，作出任何决定应当由伦理委员会组成成员半数以上通过。伦理委员会中独立于研究者和申办者的委员有权发表意见并参与有关试验的表决。研究者可以提供有关试验的任何方面的信息，但不应当参与评审、投票或者发表意见。伦理委员会在审查某些特殊试验时，可以邀请相关领域的专家参加。

伦理委员会应当从保障受试者权益的角度严格审议试验方案以及相关文件，并应当重点关注下列内容：

（1）研究者的资格、经验以及是否有充分的时间参加该临床试验。

（2）临床试验机构的人员配备以及设备条件等是否符合试验要求。

（3）受试者可能遭受的风险程度与试验预期的受益相比是否合适。

（4）试验方案是否充分考虑了伦理原则，是否符合科学性，研究目的是否适当、受试者的权益是否得到保障、其他人员可能遭受风险的保护以及受试者入选的方法是否科学。

（5）受试者入选方法，向受试者或者其监护人提供的有关本试验的信息资料是否完整、受试者是否可以理解，获取知情同意书的方法是否适当；必要时，伦理委员会应当组织受试者代表对资料的可理解程度进行测试，评估知情同意是否适当。

（6）受试者若发生与临床试验相关的伤害或者死亡，给予的治疗和保险措施是否充分。

（7）对试验方案提出的修改意见是否可以接受。

（8）是否能够在临床试验进行中定期分析评估对受试者的可能危害。

（9）对试验方案的偏离可能影响受试者权益、安全和健康，或者影响试验的科学性、完整性，是否可以接受。

伦理委员会接到医疗器械临床试验的申请后应当召开会议，审阅讨论，签发书面意见、盖章，并附出席会议的人员名单、专业以及本人签名。伦理委员会的意见分为：同意；做必要的修改后同意；不同意；暂停或者终止已批准的试验。

多中心临床试验的伦理审查应当由牵头单位伦理委员会负责建立协作审查工作程序，保证审查工作的一致性和及时性。各临床试验机构试验开始前应当由牵头单位伦理委员会负责审查试验方案的伦理合理性和科学性，参加试验的其他临床试验机构伦理委员会在接受牵头单位伦理委员会审查意见的前提下，可以采用会议审查或者文件审查的方式，审查该项试验在本临床试验机构的可行性，包括研究者的资格与经验、设备与条件等，一般情况下，不再对试验方案设计提出修改意见，但是有权不批准在其临床试验机构进行试验。

伦理委员会应当对本临床试验机构的临床试验进行跟踪监督，发现受试者权益不能得到保障等情形，可以在任何时间书面要求暂停或者终止该项临床试验。被暂停的临床试验，未经伦理委员会同意，不得恢复。

第五节
自评报告

在"药物和医疗器械临床试验机构备案管理信息系统"中，药物的"组织管理机构"填报模块中有一项是自评估报告，为必填项。内容包括但不限于临床试验组织管理机构情况、临床试验伦理委员会情况、各专业组情况、评估结论。器械的相应模块"备案资料清单"中没有要求上传自评估报告的必填要求，换言之，不上传自评估报告也可以完成网上备案登记。不排除监管机构后续会有补充要求。器械的"备案资料清单"模块中有一项"其他需要说明的情况"，如有自评估报告可以在此处上传。

第六节
备案平台登记

账号注册和绑定：新老用户在国家药品监督管理局网站（网址：http://www.nmpa.gov.cn/）首页左下侧服务栏目──网上办事大厅──药物和医疗器械临床试验机构备案管理信息系统──右上角"下载注册说明手册"──按注册说明手册注册，进入国家药品监督管理局网上办事大厅，完成法人账号、个人账号的注册和绑定并进行登录。注意个人账号（填报账号）登录是从法人登录处进行登录。

登录备案：登录──账号设置──账号绑定──药物和医疗器械临床试验机构备案管理信息系统──医疗器械──页面右上角"操作手册"，按操作手册完成填报和内审。个人账号（填报账号）完成首次备案以及后续的备案变更或者取消备案后都需要法人账号（内审账号）内审通过。

根据《备案办法》第十二条，医疗器械临床试验机构应当在每年1月31日前在线提交上一年度开展医疗器械临床试验工作总结报告。个人账号上传年度总结即可，无须法人账号审核。

第七节

医疗器械监督管理部门的监管

一、医疗器械临床试验机构备案的监管

《备案办法》第四章监督管理明确，省级以上药品监督管理部门应当每年定期将本行政区域医疗器械临床试验机构备案的相关信息通报同级卫生行政部门。省级药品监督管理部门、卫生行政部门应按照各自监管职责，加强对本行政区域医疗器械临床试验机构的监督管理和信息通报。对发现的违法违规行为，按照《医疗器械监督管理条例》及其他相关法规规定组织查处。隐瞒有关情况或者提供虚假材料办理临床试验机构备案的，或者存在缺陷、不适宜继续承担临床试验的临床试验机构，省级以上药品监督管理部门按照《医疗器械监督管理条例》的规定进行处理。国家药品监督管理局取消其机构或相关专业的备案信息，通报国家卫生健康委员会，并进行公告。医疗器械临床试验机构的备案信息涉及国家机密、商业秘密或者个人隐私的，应当符合《中华人民共和国保守国家秘密法》及其他相关法律法规的规定。

二、医疗器械临床试验监督管理

依据2021年7月颁布《医疗器械注册与备案管理办法》（第47号）。

1. 药品监督管理部门应当加强对医疗器械研制活动的监督检查，必要时可以对为医疗器械研制提供产品或者服务的单位和个人进行延伸检查，有关单位和个人应当予以配合，提供相关文件和资料，不得拒绝、隐瞒、阻挠。

2. 省、自治区、直辖市药品监督管理部门根据医疗器械临床试验机构备案情况，组织对本行政区域内已经备案的临床试验机构开展备案后监督检查。对于新备案的医疗器械临床试验机构，应当在备案后60日内开展监督检查。

3. 省、自治区、直辖市药品监督管理部门应当组织对本行政区域内医疗器械临

床试验机构遵守《医疗器械临床试验质量管理规范》的情况进行日常监督检查，监督其持续符合规定要求。

4. 国家药品监督管理局根据需要对医疗器械临床试验机构进行监督检查。药品监督管理部门认为有必要的，可以对临床试验的真实性、准确性、完整性、规范性和可追溯性进行现场检查。

第八节

医疗器械临床试验项目核查程序

为贯彻落实《国务院关于改革药品医疗器械审评审批制度的意见》（国发〔2015〕44号）要求，加强医疗器械临床试验监督管理，原国家食品药品监督管理总局于2016年6月8日发布《关于开展医疗器械临床试验监督抽查工作的通告》（2016年 第98号），对在审的医疗器械注册申请中的临床试验数据真实性、合规性开展监督检查，查处临床试验违法违规尤其是弄虚作假行为，强化申请人和临床试验机构的法律意识、诚信意识、责任意识和质量意识。国家药品监督管理局食品药品审核查验中心按照医疗器械临床试验现场检查计划安排组织检查组开展现场检查，每个检查组由3～5位检查员组成。现场检查实施前，将通知相应的临床试验机构、注册申请人以及临床试验机构所在地的省级药品监督管理部门。临床试验机构所在地的省级药品监督管理部门选派一名观察员参与现场检查，协调现场检查过程。检查组抵达临床试验机构后，按照以下程序开展检查工作。

1. **预备会**

现场检查前，检查组组长组织全体检查人员召开预备会，熟悉检查任务和检查方案、研究确定检查方法，进行人员分工，落实相关纪律要求。

2. **首次会议**

检查组向临床试验机构出示检查通知、通报检查组人员组成、检查事由、现场检查纪律和要求，告知临床试验机构的权利和义务。实施者同时到会。

3. **现场检查**

检查人员调阅临床试验机构保存的临床试验方案、临床试验报告、病例报告表以及其他原始试验资料，全面、真实、客观地记录现场检查情况，包括检查时间、地点、发现的问题等。检查人员可与临床试验机构的临床试验管理部门或者试验人员进行交流，了解试验情况。对需要取证的，检查组可采用不同的方式进行证据留存，如复印、录音、摄像等。

现场检查时间以能够查清查实问题为原则，一般应在计划时间内完成，如需延长时间应报经国家药品监督管理局食品药品审核查验中心同意。

4．综合会议

组长主持召开综合会议，检查组成员汇报现场检查中各自发现的问题，检查组共同讨论并确认，如实、清晰填写医疗器械临床试验检查汇总表并确认取证材料。

5．末次会议

检查组向临床试验机构、实施者通报检查情况，临床试验机构和实施者作解释说明，相关文件签字盖章等。

医疗器械临床试验检查汇总表须检查组全体成员、观察员、临床试验机构负责人（或其委托人）、实施者代表签字，并加盖临床试验机构公章。临床试验机构或者实施者对医疗器械临床试验检查汇总表内容有异议的，可作书面解释和说明，并签字、加盖公章。临床试验机构或实施者拒不签字的，由检查组记录并说明情况。

6．填写医疗器械临床试验检查报告表

检查组根据现场检查记录和末次会议情况完成医疗器械临床试验检查报告表的填写，提出检查意见，并经检查组全体成员和观察员签字。

7．提交材料

检查结束后，检查组应当及时向国家药品监督管理局食品药品审核查验中心提交医疗器械临床试验检查汇总表、医疗器械临床试验检查报告表等检查材料。

第九节
医疗器械临床试验项目核查要点解读

一、医疗器械临床试验项目核查要点

为加强医疗器械临床试验过程的监督管理，指导监管部门开展医疗器械临床试验监督检查工作，根据《医疗器械注册管理办法》《医疗器械临床试验质量管理规范》《体外诊断试剂临床试验指导原则》等要求，原国家食品药品监督管理局组织制定了《医疗器械临床试验检查工作程序》《医疗器械临床试验监督检查要点》《体外诊断试剂临床试验监督检查要点》及判定原则。随着2016年版《医疗器械临床试验质量管理规范》实施，国家药品监督管理局对医疗器械临床试验监督检查要点进行了修订，新修订的《医疗器械临床试验检查要点及判定原则》（药监综械注〔2018〕45号），2018年11月28日发布，体外诊断试剂临床试验的监督检查仍执行《体外诊断试剂临床试验监督检查要点》。

1．临床试验前准备

临床试验机构应具有开展相关医疗器械产品临床试验的资质，临床试验机构的设施和条件与临床试验项目相适应。

研究者应具有执业资格、临床试验的专业特长、资格和能力，在试验开始前经过临床试验方案和试验用医疗器械使用和维护的培训。负责临床试验的研究者应当在该临床试验机构中具有副高级以上相关专业技术职称和资质。

需进行临床试验审批的第三类医疗器械，应在临床试验前获得批准。所有临床试验需按规定向省级药品监督管理部门提交备案。临床试验开始入组前应获得临床试验机构伦理委员会批准。

试验用医疗器械研制符合适用的医疗器械质量管理体系相关要求，有自检报告和具有资质的检验机构出具的一年内的产品注册检验合格报告。新的法规对自检报告事项和机构资质不再要求。

申办者/代理人与临床试验机构签订协议/合同。

2．受试者权益保障

伦理委员会委员经过培训，有培训记录或培训证书。临床试验方案、知情同意书等文件的修订、请求偏离、恢复已暂停临床试验，应获得伦理委员会的书面批准。伦理委员会应对已批准的临床试验进行跟踪监督。

知情同意书应当由受试者本人或者其监护人/见证人和研究者在参与临床试验前签署，包括姓名和日期。签署的知情同意书应当与伦理审查通过的版本和内容保持一致，如果知情同意书内容更新，应再次获得临床试验中受影响的受试者或者其监护人知情同意。

3．临床试验方案

临床试验方案应有所有中心研究者和申办者确认签字，加盖临床试验机构公章。执行的临床试验方案内容与伦理审查的临床试验方案版本和内容应当一致。多中心临床试验各中心执行的试验方案为同一版本。注册申请提交的临床试验方案内容应与临床试验机构保存的临床试验方案版本和内容保持一致。

4．临床试验过程

临床试验相关人员应获得主要研究者授权和相关培训，有分工授权表和研究者培训记录、签名。

具有病例筛选入选记录和受试者鉴认文件。受试者入选号、随机号的分配，应当符合临床试验方案。原始病历中的体检和实验室等辅助检查项目应当与临床试验方案要求一致，偏离方案的检查应当进行记录。受试者入组符合试验方案的入选与排除标准。

原始病历、器械使用记录、受试者日记卡，所记录的试验用医疗器械产品名称、规格型号、使用方法（如日期、时间、状态等），应当与临床试验方案和研究者手册、说明书一致。

原始病历中的随访记录，与病例报告表（CRF）中的数据一致，方案偏离应当进行记录。紧急情况下的方案偏离，应当有书面记录，并提交给申办者、伦理委员会和临床试验机构的医疗器械临床试验管理部门。受试者任何原因退出与失访应记录并详细说明。

申办方对临床试验实施监查，研究者对监查发现的问题应当及时采取改正措施。

5. 记录与报告

原始病历、CRF的记录应当准确、完整、清晰、及时。对错误、遗漏应当进行纠正，原始病历中有修改记录、有数据质疑表及应答记录，临床试验记录的修改应说明理由，修改者签名并注明日期，保持原始记录清晰可辨。CRF中的数据与原始病历一致。

检验科、影像科、心电室、内镜室等检查检验结果可溯源。如有电子临床数据库或者远程电子临床数据系统，应当有培训记录、独立账号、使用权限、数据审核、验证文件，有审计追踪功能。

多中心临床试验结束后，各分中心的临床试验小结或临床试验报告，应当保存完整。用于统计的数据库数据或分中心临床试验小结数据与CRF一致，临床试验报告或统计分析报告与用于统计的数据库数据或分中心临床试验小结数据一致。注册申请提交的临床试验报告内容与临床试验机构保存的临床试验报告的版本、内容应当一致。

6. 试验用医疗器械管理

试验用医疗器械交接单或其他相关记录应当有名称、型号、规格、接收日期、生产日期、产品批号或者序列号、数量等信息。临床实际使用、检测报告、临床试验报告中试验用医疗器械的规格型号应当一致。运输、接收、储存、分发、回收与处理等记录，内容应当完整，数量不一致的应记录原因。运输、接收、储存记录，运输条件、储存条件、储存时间、有效期等应当符合要求。有特殊场地保存要求的医疗器械，保存条件和使用情况应当与总结报告内容一致。

二、体外诊断试剂临床试验项目核查要点

体外诊断试剂临床试验现场检查参照2016年版《体外诊断试剂临床试验现场检查

要点》[《关于开展医疗器械临床试验监督抽查工作的通告》(2016年第98号)的附件1]第二部分执行,随着医疗器械新的法规颁布实施,则按新的检查要求实施现场检查。

1.临床试验条件与合规性

现场检查要点规定,临床试验机构应为省级医疗卫生单位,对于特殊使用目的的体外诊断试剂,可在市级以上疾病预防控制中心、专科医院或检验检疫所、戒毒中心等单位开展。应该具有与试验用体外诊断试剂相适应的专业技术人员、仪器设备、场地等。

体外诊断试剂的临床试验,客观上不可能获得受试者知情同意,经伦理委员会审查和批准后可免于受试者的知情同意。伦理审查记录应完整,伦理委员会保存所审查的文件资料,审查的方案/知情同意书版本及内容应与执行的版本及内容一致。

按规定向省级药品监督管理部门提交备案。

申办者/代理人与临床试验机构签订协议/合同。

2.临床试验部分

申请人应与各临床试验机构协商制订统一的临床试验方案,临床试验方案及其修改必须经伦理委员会审查同意或者备案。申请人应对参加临床试验的所有研究者进行临床试验方案和试验用体外诊断试剂使用的培训,并记录。临床试验机构应具有试验用体外诊断试剂及相关文件物品的交接记录。

除了免知情同意的,已签署的知情同意书数量应与临床试验报告中的病例数相符,包括筛选失败病例;知情同意书签署的内容应完整、规范,含临床试验人员电话号码,签署日期等;知情同意书应为受试者本人或其监护人签署。知情同意书应在伦理审查通过后签署,且版本和内容应与伦理审查通过的一致。

临床试验工作人员应掌握试验用体外诊断试剂所适用的仪器、操作方法、技术性能等,有相应的培训记录,必要时应进行预试验,进行质控调整等。各临床试验机构执行的试验方案应为同一版本,相同内容,临床试验过程遵循临床试验方案。临床试验的原始数据收集、病例报告表(如适用)应由临床试验工作人员签字;临床试验统计分析,应由试验方案规定的人员按照规定的方法完成。申请人应派有相关资质和经验的监查员对临床试验实施监查,并有监查记录。

3.临床试验数据管理

如有病例筛选入选记录及病例鉴认文件,文件中筛选、入选和完成例数应与临床试验报告中信息相符,可以溯源并且具有关联性。试验中生成的检测报告或结果中的数据应可以溯源,所有试验数据有试验操作者、复核者签字,试验机构盖章。

4.试验用体外诊断试剂的管理

试验用体外诊断试剂应具有具备资质的检测机构出具的结论合格的产品检验报

告；供试产品与检测报告、临床试验报告中的产品名称一致、规格型号相符。运输、接收、处理、储存、分发、回收与销毁等记录完整，数量相符。运输条件、储存温度、储存条件、储存时间、安全有效期等应符合要求，并有相关记录。

5．临床试验用样本的管理

体外诊断试剂临床试验除了供试产品的管理，还涉及样本的管理。临床试验用样本来源、编号、保存、使用、留存、销毁的各环节都要有完整的原始记录，样本检测与临床试验方案规定一致，如果重复使用样本应提供相应说明。

6．申报资料的情况

注册申请的临床试验方案、报告版本及内容应与临床试验机构保存的版本及内容一致。注册申请的临床试验报告中数据应与临床试验机构保存的原始记录和原始数据一致。注册申请的临床试验报告中临床试验人员签名及临床试验机构签章应属实。

三、判定原则

根据检查发现的问题，检查结果按以下原则判定。

1．有以下情形之一的，判定为存在真实性问题。

（1）编造受试者信息、主要试验过程记录、研究数据、检测数据等临床试验数据，影响医疗器械安全性、有效性评价结果的。

（2）临床试验数据，如入选排除标准、主要疗效指标、重要的安全性指标等不能溯源的。

（3）试验用医疗器械不真实，如以对照用医疗器械替代试验用医疗器械、以试验用医疗器械替代对照用医疗器械，以及以其他方式使用虚假试验用医疗器械的。

（4）瞒报与临床试验用医疗器械相关的严重不良事件和可能导致严重不良事件的医疗器械缺陷、使用方案禁用的合并用药或医疗器械的。

（5）注册申请的临床试验报告中数据与临床试验机构保存的临床试验报告中的数据不一致，影响医疗器械安全性、有效性评价结果的。

（6）注册申请的临床试验统计分析报告中数据与临床试验统计数据库中数据或分中心临床试验小结中数据不一致，影响医疗器械安全性、有效性评价结果的。

（7）其他故意破坏医疗器械临床试验数据真实性的情形。

2．未发现真实性问题的，但临床试验过程不符合医疗器械临床试验相关规定要求的，判定为存在合规性问题。

3．未发现上述问题的，判定为符合要求。

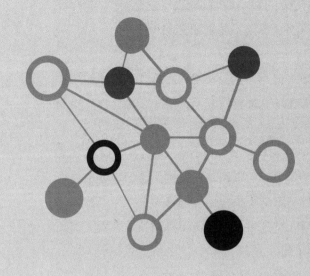

第九章

备案问题与《药物临床试验质量管理规范》问答

试题

参考答案

试　题

一、单选题

1. 目前使用的药物GCP是什么时间开始执行的？

   A. 2003.9.1　　　　B. 2010.7.1　　　　C. 2016.6.1　　　　D. 2020.7.1

2. 药物临床试验机构名称、机构地址、机构级别、机构负责人员、伦理委员会和主要研究者等备案信息发生变化时，药物临床试验机构应当于 _____ 个工作日内在备案平台中按要求填写并提交变更情况。

   A. 3　　　　　　　B. 5　　　　　　　C. 7　　　　　　　D. 10

3. _____ 是药物临床试验中受试者权益保护的责任主体。

   A. 申办方　　　　B. 伦理委员会　　　C. 药物临床试验机构　　D. 研究者

4. 保障受试者权益的主要措施是以下哪项？

   A. 有充分的临床试验依据　　　　　　B. 试验用药品的正确使用方法

   C. 伦理委员会和知情同意书　　　　　D. 保护受试者身体状况良好

5. 药物临床试验机构应当于每年 _____ 月 _____ 日前在备案平台填报上一年度开展药物临床试验工作总结报告。

   A. 12月31日　　　B. 11月30日　　　C. 1月1日　　　　D. 1月31日

6. 关于试验方案的描述，下列哪项不正确？

   A. 试验方案在获得伦理委员会同意后方可执行

   B. 试验方案中应当详细描述临床试验的目的

   C. 试验方案应当清晰、详细、可操作

   D. 申办者制订试验方案后即可执行

7. 在试验方案中有关试验药品一般不考虑以下哪项？

   A. 给药途径　　　B. 给药剂量　　　C. 用药价格　　　D. 给药次数

8. 经过下列哪项程序，临床试验方可实施？

   A. 向伦理委员会递交申请

   B. 已在伦理委员会备案

   C. 试验方案已经伦理委员会口头同意

   D. 试验方案已经伦理委员会同意并签发了赞同意见

9. _____ 是指以人体（患者或健康受试者）为对象的试验，意在发现或验证某种试验药物的临床医学、药理学以及其他药效学作用、不良反应，或者试验药物的吸收、分布、代谢和排泄，以确定药物的疗效与安全性的系统性试验。

A. 临床试验 　　　　　　　　B. 临床前试验

C. 药物研发 　　　　　　　　D. 药物试验

10. SUSAR是指以下哪项?

A. 药物不良反应 　　　　　　B. 严重不良事件

C. 可疑且非预期严重不良反应　D. 可疑且非预期严重不良事件

11. 关于可疑且非预期严重不良反应（SUSAR），下述说法正确的是?

A. 指临床表现的性质和严重程度超出了试验药物研究者手册、已上市药品的说明书或者产品特性摘要等已有资料信息的可疑并且非预期的严重不良事件

B. 指临床表现的性质和严重程度超出了试验药物研究者手册、已上市药品的说明书或者产品特性摘要等已有资料信息的可疑并且非预期的严重不良反应

C. 指临床表现的性质和严重程度超出了临床试验方案、已上市药品的说明书或者产品特性摘要等已有资料信息的可疑并且非预期的严重不良事件

D. 指临床表现的性质和严重程度超出了临床试验方案、已上市药品的说明书或者产品特性摘要等已有资料信息的可疑并且非预期的严重不良反应

12. 临床试验中用于与试验药物参比对照的其他研究药物、已上市药品或者安慰剂是什么?

A. 对照药品 　　　　　　　　B. 安慰剂

C. 试验用药品 　　　　　　　D. 药品

13. 以下哪一项说法不准确?

A. 研究者应当采取措施，避免使用试验方案禁用的合并用药

B. 未经申办者和伦理委员会的同意，研究者绝对不得修改或者偏离试验方案

C. 为了消除对受试者的紧急危害，在未获得伦理委员会同意的情况下，研究者允许修改或者偏离试验方案

D. 研究者应详细阅读和遵守试验方案

14. 需在试验方案中明确统计假设的是以下哪项?

A. 主要评价指标 　　　　　　B. 实验室指标分析

C. 次要评价指标 　　　　　　D. 安全性评价指标

15. 对源文件描述正确的是以下哪项?

A. 包含了源数据 　　　　　　B. 不包含原始记录的核证副本

C. 仅以纸质形式的载体存在　　D. 仅以电子形式的载体存在

16. 关于源文件，下列说法错误的是哪项?

A. 指临床试验中产生的原始记录、文件和数据

B. 源文件包括了源数据

  C. 源文件可以以纸质或者电子等形式的载体存在

  D. 源文件必须保存在临床研究机构

17. 在试验中，修改知情同意书时，下列哪项是错误的？

  A. 再次征得受试者同意

  B. 已经签署过知情同意书的，都不必再次签署修改后的知情同意书

  C. 书面修改知情同意书

  D. 报伦理委员会批准

18. _____ 是指临床试验参与各方遵守与临床试验有关要求、本规范和相关法律法规。

  A. 临床试验的遵守性   B. 临床试验的依从性

  C. 临床试验的遵从性   D. 临床试验的顺从性

19. 所有临床试验的纸质或电子资料应当符合下述哪项？

  A. 妥善地记录、处理和保存

  B. 能够准确地报告、解释和确认

  C. 全部由申办者保存

  D. 妥善地记录、处理和保存，能够准确地报告、解释和确认

20. _____ 是试验完成后的一份详尽总结，包括试验方法和材料、结果描述与评估、统计分析以及最终所获鉴定性的、合乎道德的统计学和临床评价报告。

  A. 病例报告表   B. 总结报告

  C. 统计报告   D. 分中心小结报告

21. 非临床研究是指下述哪项？

  A. 指不在人体上进行的生物医学研究

  B. 指药物合成及制剂的研究

  C. 指药物理化性质的研究

  D. 指药物合成、制剂及理化性质的研究

22. 推行《药物临床试验质量管理规范》的目的是指下述哪项？

  A. 保证临床试验对受试者无风险

  B. 保证药物临床试验过程规范，数据和结果的科学、真实、可靠，保护受试者的权益和安全

  C. 保证药物临床试验的过程按计划完成

  D. 保证药物临床试验具有科学性、先进性

23. 受试者接受试验用药品后，出现死亡、危及生命、永久或者严重的残疾或者功能丧失，需要住院治疗或者延长住院时间，以及先天性异常或者出生缺陷等不良医

学事件指的是以下哪项？

A．严重不良事件   B．可疑非预期严重不良反应

C．药品不良反应   D．不良事件

24. 偏离原定统计分析计划的修改程序应在以下哪项中明确？

A．统计分析计划   B．统计分析报告

C．临床试验方案   D．临床试验报告

25. 药物临床试验的以下哪些信息必须告知受试者？

A．受试者的义务

B．临床试验所涉及试验性的内容

C．受试者需要遵守的试验步骤，包括创伤性医疗操作

D．以上三项均是

26. 独立的数据监查委员会（IDMC）是由 _____ 设立的？

A．研究中心机构   B．伦理委员会

C．申办者   D．药物监管部门

27. 知情同意的过程应当符合以下哪些要求？

A．将强迫或不正当影响的可能性降到最低

B．负责知情同意的研究人员获得受试者或其监护人的合法有效的同意

C．没有豁免研究者、机构、申办者责任的语言，或要求受试者放弃其合法权利

D．以上三项均是

28. 知情同意应当以 _____ 作为文件证明？

A．签署姓名和日期的知情同意书

B．书面的、签署姓名和日期的知情同意书

C．签署姓名和日期的知情过程描述

D．书面的、签署姓名和日期的知情过程描述

29. 下述需要获得受试者本人及其监护人的书面知情同意的是以下哪项？

A．无阅读能力的受试者

B．无民事行为能力的受试者

C．限制民事行为能力的受试者

D．所有知情同意均应该有受试者本人及其监护人签字

30. 无行为能力的受试者在受试者、见证人、监护人签字的知情同意书都无法取得时，若需进行试验，则需明确以下哪项？

A．获得伦理委员会书面审批意见

B．随同者签署

C. 研究者指定人员签署

D. 研究者将不能取得的详细情况记录在案并签字

31. 在患有试验药物适用的疾病或者状况的患者中实施的非治疗临床试验，什么情况下不可以由监护人代表受试者知情同意？

A. 临床试验只能在无知情能力的受试者中实施

B. 受试者的预期风险低

C. 受试者健康的负面影响已减至较低，且法律法规不禁止该类临床试验的实施

D. 该类受试者的入选已经得到伦理委员会审查同意

32. 申办者选择研究者均应当符合以下哪项要求？

A. 具备高级职称，有临床试验的经验，有足够的资料资源

B. 有临床试验的经验、经过临床试验的培训，有足够的医疗资源

C. 相关医学背景，经过临床试验的培训，有足够的医疗资源

D. 有相关临床经验，经过临床试验的培训，有足够的医疗资源

33. 申办者负责药物试验期间试验用药品的安全性评估。申办者应当将临床试验中发现的 ＿＿＿＿＿＿＿＿，及时通知研究者和临床试验机构、药品监督管理部门。

A. 可能影响受试者安全

B. 可能影响临床试验实施

C. 可能改变伦理委员会同意意见的问题

D. 以上三项均是

34. 受试者在任何阶段有权退出临床试验，但退出后无权要求下列哪一项？

A. 不受到歧视　　　　　　　　　B. 不受到报复

C. 不改变医疗待遇　　　　　　　D. 继续使用试验用药品

35. 以下哪项不是源数据的特点？

A. 延迟性　　　B. 原始性　　　C. 可归因性　　　D. 易读性

36. 临床试验中使一方或者多方不知道受试者治疗分配的程序是以下哪项？

A. 单盲　　　B. 随机　　　C. 设盲　　　D. 双盲

37. 下列哪项阐述不正确？

A. 研究者在临床试验过程中应当遵守试验方案

B. 凡涉及医学判断或临床决策应当由授权的研究人员做出

C. 参加临床试验实施的临床医生，应当具有能够承担临床试验工作相应的教育、培训和经验

D. 参加临床试验实施的研究护士，应当具有能够承担临床试验工作相应的教育、培训和经验

38. 临床试验全过程包括以下哪项?

    A. 方案设计、批准、实施、监查、稽查、记录分析、总结和报告

    B. 方案设计、组织、实施、监查、分析、总结和报告

    C. 方案设计、组织、实施、记录、分析、总结和报告

    D. 方案设计、组织、实施、监查、稽查、记录、分析、总结和报告

39. 预先设定质量风险的容忍度时,应当考虑变量的 _____ 特点及统计设计,以鉴别影响受试者安全和数据可靠的系统性问题。

    A. 医学和伦理学   B. 医学和统计学

    C. 伦理学和统计学   D. 医学、伦理学和统计学

40. 不能直接查阅临床试验相关的源数据和源文件的人员是?

    A. 药品监督管理部门的检查人员   B. 研究者

    C. 受试者/监护人   D. 稽查员和伦理委员会的审查者

41. 下述哪项不属于研究者应签署的文件?

    A. 伦理委员会批件   B. 严重不良事件报告

    C. 病例报告表   D. 知情同意书

42. 下列哪项不属于研究者的职责?

    A. 按照申办者提供的指导说明填写和修改病例报告表

    B. 监督试验现场的数据采集、各研究人员履行其工作职责的情况

    C. 向伦理委员会提交临床试验的年度报告

    D. 处理剩余的试验用药品

43. 下列哪项不属于研究者的职责?

    A. 做出相关的医疗决定   B. 报告不良事件

    C. 处理剩余的试验用药品   D. 填写病例报告表

44. 以下哪项不是研究者和临床试验机构应当具备的资格和要求?

    A. 能够根据申办者、伦理委员会和药品监督管理部门的要求提供最新的工作履历和相关资格文件

    B. 保存一份由研究者签署的职责分工授权表

    C. 应当接受申办者组织的监查和稽查,以及药品监督管理部门的检查

    D. 不可以授权个人或者单位承担临床试验相关的职责和功能

45. 由申办者委派的稽查员撰写的,关于稽查结果的书面评估报告是以下哪项?

    A. 监查报告   B. 监查计划

    C. 稽查计划   D. 稽查报告

46. 关于确保电子数据的完整性，以下哪种说法是错误的？

    A. 应当具有完整的使用标准操作规程

    B. 避免数据转移和数据转换

    C. 电子数据的整合、内容和结构应当有明确规定

    D. 完整记录修改过程

47. 2020年版GCP规定伦理委员会的组成和运行应当符合以下哪个部门的要求？

    A. NMPA

    B. CFDA

    C. 市场监督管理局

    D. 卫生健康主管部门

48. 伦理委员会可以采用快速审查方式进行审查的是以下哪项？

    A. 已批准的临床试验方案的较小修正，不影响试验的风险受益比

    B. 尚未纳入受试者或已完成干预措施的试验项目的年度/定期跟踪审查

    C. 预期的严重不良事件审查

    D. 上述三项中任一项都可以采用快速审查方式

49. 由医学、药学及其他背景人员组成的委员会，其职责是通过独立地审查、同意、跟踪审查试验方案及相关文件、获得和记录受试者知情同意所用的方法和材料等，确保受试者的权益、安全受到保护。

    A. 临床试验　　　B. 知情同意　　　C. 伦理委员会　　　D. 不良事件

50. 申办者提供的药物研发期间安全性更新报告应当包括临床试验风险与获益的评估，有关信息通报给所有参加临床试验的＿＿＿＿＿＿。

    A. 受试者

    B. 研究者及研究机构

    C. 伦理委员会

    D. 研究者及临床试验机构、伦理委员会

51. 申办者提供的研究者手册不包括以下哪项？

    A. 试验用药品的化学资料和数据

    B. 试验用药品的药学资料和数据

    C. 试验用药品的毒理学资料和数据

    D. 试验用药品的生产工艺资料和数据

52. 申办者收到任何来源的安全性相关信息后，均应当＿＿＿＿＿＿分析评估，包括严重性、与试验药物的相关性以及是否为预期事件等。

    A. 立即　　　B. 24小时内　　　C. 7天内　　　D. 15天内

53. 申办者在拟定临床试验方案时，应当有足够的安全性和有效性数据支持其给药途径、给药剂量和持续用药时间。当获得重要的新信息时，申办者应当及时更新

    ＿＿＿＿＿＿。

    A. 临床试验方案　　B. 知情同意书　　　C. 研究者手册　　　D. 病例报告表

54. 试验方案中不包括下述哪项？

    A. 药品管理流程

B. 生物样本检测详细流程

C. 盲底保存和揭盲程序

D. 受试者参与临床试验的预期时长和具体安排，包括随访等

55. 申办者暂停或者提前终止实施中的临床试验，应当通知_____。

A. 所有相关的研究者和临床试验机构

B. 伦理委员会和药品监督管理部门

C. 所有的研究者、临床试验机构和药品监督管理部门

D. 伦理委员会、临床试验机构和药品监督管理部门

56. 《药物临床试验质量管理规范》适用的范畴是以下哪项？

A. 所有涉及人体研究的临床试验

B. 新药非临床试验研究

C. 人体生物等效性研究

D. 为申请药品注册而进行的药物临床试验

57. 伦理审查的类别包括以下哪项？

A. 初始审查　　　B. 跟踪审查　　　C. 复审　　　D. 以上三项均是

58. 受试者被告知可影响其做出参加临床试验决定的各方面情况后，确认同意自愿参加临床试验的过程，体现在以下哪个文件中？

A. 知情同意　　　B. 知情同意书　　C. 病例报告表　　D. 研究者手册

59. 每位受试者表示自愿参加某一试验的文件证明是什么？

A. 知情同意　　　B. 知情同意书　　C. 研究者手册　　D. 试验方案

60. 以下哪些人群不是弱势受试者？

A. 研究者的学生和下级、申办者的员工

B. 无法阅读知情同意书的人

C. 军人、犯人、无药可救疾病的患者、处于危急状况的患者

D. 入住福利院的人、流浪者、未成年人和无能力知情同意的人

61. 受试者接受试验用药品后出现的所有不良医学事件，可以表现为症状体征、疾病或实验室检查异常，但不一定与试验用药品有因果关系的是以下哪项？（　　　）

A. 不良事件　　　　　　　　　　B. 严重不良事件

C. 药品不良反应　　　　　　　　D. 可疑非预期严重不良反应

62. 严重不良事件报告和随访报告应当注明受试者在临床试验中的_____，而不是受试者的真实姓名、公民身份号码和住址等身份信息。

A. 姓名缩写　　　B. 鉴认代码　　　C. 组别　　　D. 病历号

63. 除试验方案或者其他文件（如研究者手册）中规定不需立即报告的严重不良事件外，研究者应当立即报告给_____。

    A. 药政管理部门　　　　　　　　B. 申办者

    C. 伦理委员会　　　　　　　　　D. 专业学会

64. 以患者为受试者的临床试验，相关的医疗记录应当载入_____。

    A. 电子数据采集系统　　　　　　B. 临床研究管理系统

    C. 门诊或者住院病历系统　　　　D. 中央随机系统

65. 试验的记录和报告应当符合以下哪项要求？

    A. 以患者为受试者的临床试验，相关的医疗记录应当载入门诊或者住院病历系统

    B. 研究者和临床试验机构应当首选使用具备建立临床试验电子病历的信息化系统

    C. 相应的计算机化系统应当具有完善的权限管理和稽查轨迹

    D. 以上三项均是

66. 当监查员发现不良事件在病例报告表中录入信息与源文件不一致时，正确的做法是以下哪项？

    A. 告知研究助理更改病例报告表信息

    B. 告知研究者更改病例报告表信息

    C. 通知研究者更改源文件

    D. 通知研究者确认正确信息，若需修改源文件，应由研究者更正，并予以签名、注明日期，并说明修改理由

67. 为客观评价某新药的有效性，采用双盲临床试验，"双盲"的解释是以下哪项？

    A. 研究者和受试者都不知道试验药的性质

    B. 研究者和受试者都不知道对照药的性质

    C. 研究者和受试者都不知道谁接受试验药、谁接受对照药

    D. 两组受试者都不知道自己是试验组还是对照组

68. 申办者在什么阶段可向研究者和临床试验机构提供试验用药品？

    A. 申办者在临床试验获得伦理委员会同意和药品监督管理部门许可或者备案之前

    B. 申办者在临床试验获得伦理委员会同意和药品监督管理部门许可或者备案之后

    C. 申办者药品检验完成后

    D. 申办者和临床研究单位签署合同后

69. _____负责药物临床试验期间试验用药品的安全性评估。

    A. 申办者　　　B. 研究者　　　C. 监查员　　　D. 药检员

70. 有关临床试验方案，下列哪项规定不需要？

    A. 对试验用药品作出规定　　　　B. 对疗效评价作出规定

C. 对试验结果作出规定　　　　　D. 对安全性评价作出规定

71. 可识别身份数据机密性的保护措施是以下哪项？

A. 为研究目的而收集和存储的数据，必须与受试者签署知情同意书

B. 仅以匿名或编码的方式向研究人员提供数据，并限制第三方对数据的访问

C. 如果发布临床试验结果，受试者的身份信息仍保密

D. 以上三项均是

72. 监查员根据申办者的标准操作规程规定，在每次进行现场访视或者其他临床试验相关的沟通后，向申办者提交的书面报告，是以下哪项？

A. 监查报告　　　B. 监查计划　　　C. 稽查计划　　　D. 稽查报告

73. 监查报告，是监查员每次在中心进行现场访视或者其他临床试验相关的沟通后，需要向下述哪方提交的书面报告？

A. 申办者　　　　B. 研究者　　　　C. 研究中心机构　　D. 伦理委员会

74. 中心化监查是及时的对正在实施的临床试验进行远程评估，以及汇总不同的临床试验机构采集的数据进行远程评估，对于中心化监查下列哪项阐述不正确？

A. 该过程有助于提高临床试验的监查效果

B. 可以代替现场监查

C. 中心化监查中应用统计分析可确定数据的趋势，包括不同的临床试验机构内部和临床试验机构间的数据范围及一致性，并能分析数据的特点和质量

D. 有助于选择监查现场和监查程序

75. 伦理委员会终止或者暂停已经同意的临床试验时，研究者不必通知的是以下哪项？

A. 临床试验机构　　B. 受试者　　　　C. 专业学会　　　D. 申办者

76. 临床试验用药品的制备应符合_____。

A. GCP　　　　　B. GLP　　　　　C. GMP　　　　　D. GSP

77. 有关试验药物下述说法不正确的是哪项？

A. 试验用药品制备应当符合《药品生产质量管理规范》相关要求

B. 试验用药品的包装标签上应当标明仅用于临床试验、临床试验信息和临床试验用药品信息

C. 在盲法试验中能够保持盲态

D. 药品管理员应当明确规定试验用药品的贮存温度、运输条件（是否需要避光）、贮存时限、药物溶液的配制方法和过程，药物输注的装置要求

78. 试验开始前，申办者和研究者关于职责和分工应达成？（　　　）

A. 口头协议　　　B. 书面协议　　　C. 默认协议　　　D. 无需协议

79. 临床试验开始时，_____ 应当建立必备文件的档案管理。

    A. 研究者在监查员的帮助下   B. 研究者、临床试验机构和申办者

    C. 试验机构   D. 申办者和监查员

80. 为保证临床试验的科学性，采用单盲或者开放性试验时，应采取什么措施？

    A. 无须额外说明   B. 需要说明理由和控制偏倚的措施

    C. 无须取得研究者认可   D. 无须取得统计师认可

81. 药物临床试验检查化验的判断 _____。

    A. 由研究者判断，并要签名和填写日期

    B. CRA对检查化验做出判断

    C. CRC对检查化验做出判断

    D. 研究护士对检查化验做出判断

82. 受试者无阅读能力，知情同意的过程要求，是以下哪项？

    A. 受试者的监护人签署知情同意   B. 研究的监查员见证知情同意过程

    C. 研究人员见证知情同意过程   D. 公正的见证人见证知情同意过程

83. 一般情况下，临床试验中样本量估算是基于以下哪点考虑？

    A. 设计科学性   B. 有效性   C. 可实施性   D. 安全性

84. 试验病例数 _____。

    A. 由研究者决定   B. 由伦理委员会决定

    C. 根据统计学原理确定   D. 由申办者决定

85. 除SUSAR外，其他SAE不需要报告伦理委员会的理由是以下哪项？

    A. 非预期的与试验干预相关的SAE就是SUSAR

    B. 与试验干预无关的SAE，伦理委员会不必关注

    C. 预期的与试验干预相关的SAE，伦理初始审查已经确认该风险是可以接受的

    D. 以上三项均是

86. 以下哪项不属于监查员的职责？

    A. 对研究者未能做到的随访、未实施的试验、未做的检查等在病例报告表中予以记录

    B. 确认在临床试验前所有受试者或者其监护人均签署了知情同意书

    C. 确认研究者具备足够的资质和资源来完成试验

    D. 核实试验用药品是按照临床试验方案规定的剂量只提供给合适的受试者

87. 对临床试验相关活动和文件进行系统的、独立的检查，以评估确定临床试验相关活动的实施、试验数据的记录、分析和报告是否符合试验方案、标准操作规程和相关法律法规要求的是 _____。

A．稽查   B．质量控制   C．监查   D．质量保证

88. 在临床试验质量保证系统中，为确证临床试验所有相关活动是否符合质量要求而实施的技术和活动是什么？

A．稽查   B．质量控制   C．监查   D．质量保证

89. 临床试验中的原始记录或者核证副本上记载的所有信息，包括临床发现、观测结果以及用于重建和评价临床试验所需要的其他相关活动记录，是以下哪项？

A．核证副本   B．稽查轨迹   C．源文件   D．源数据

90. 以下不是核证副本的是？

A．经过审核验证，确认与原件的内容和结构等均相同的复制件，该复制件是经审核人签署姓名和日期

B．由已验证过的系统直接生成

C．可以以纸质或者电子等形式的载体存在

D．住院病历和门诊病历

91. 临床试验中使一方或多方不知道受试者治疗分配的程序是 _____ 。

A．设盲   B．稽查   C．质量控制   D．视察

92. _____ 有效地实施和完成某一临床试验中每项工作所拟定的标准而详细的书面规程。

A．药品   B．标准操作规程（SOP）

C．试验用药品   D．药品不良反应

93. 源数据应当具有 _____ 。

A．可归因性、易读性和同时性   B．原始性、准确性和完整性

C．一致性和持久性   D．以上性质都应该具有

94. 为了安全，Ⅰ期临床试验的样本量应该符合以下哪项要求？

A．样本量应足够证实药物的安全性

B．样本量应可准确评估药代动力学、药效学特征

C．样本量应较大以保障下一步研究的安全性

D．样本量应该较小并保障入选受试者的安全性

95. 根据以下哪个基本原则，主要分析应包括所有随机化的受试者，常采用全分析集进行？

A．ITT   B．FAS   C．SS   D．PP

96. 除 _____ 在人体上进行研究，其他都不可以在人体上进行研究的是以下哪项？

A．非临床研究   B．药学研究   C．临床试验   D．临床前试验

97. 对于试验用药品的管理，研究者和临床试验机构应做到以下哪项？

　　A．指派有资格的药师或者其他人员管理

　　B．试验用药品管理应当遵守相应的规定并保存记录

　　C．试验用药品的贮存应符合相应的贮存条件

　　D．以上三项都对

98. 为了确保临床试验质量管理的有效性和适用性，申办者应当进行以下哪项？

　　A．识别可减少或者可被接受的风险

　　B．在临床试验报告中说明所采用的质量管理方法，并概述严重偏离质量风险的容忍度的事件和补救措施

　　C．结合临床试验期间的新知识和经验，定期评估风险控制措施

　　D．记录质量管理活动，并及时与相关各方沟通

99. 申办者应制订研究者手册修订的书面程序，审阅研究者手册频率通常是以下哪项？

　　A．2年1次　　　　B．1年1次　　　　C．1年2次　　　　D．3年1次

100. 申办者应当与研究者和临床试验机构就 _____ 保存时间、费用和到期后的处理在合同中予以明确。

　　A．试验用药品　　B．生物样本　　　C．必备文件　　　D．研究设备

101. 申办者与研究者和临床试验机构签订的合同，应当明确试验各方的 _____，以及各方应当避免的、可能的利益冲突。合同的试验经费应当合理，符合市场规律。申办者、研究者和临床试验机构应当在合同上签字确认。

　　A．责任　　　　　B．权利　　　　　C．利益　　　　　D．以上三项

102. 试验的记录和报告应当符合以下哪项要求？

　　A．确保所有临床试验数据是从临床试验的源文件和试验记录中获得的

　　B．源数据应当具有可归因性、易读性、同时性、原始性、准确性、完整性、一致性和持久性

　　C．源数据的修改应当留痕，不能掩盖初始数据，并记录修改的理由

　　D．以上三项均是

103. 对于临床试验统计学设计，以下哪项说法正确？

　　A．所有临床试验均可采用非劣效设计

　　B．根据对照组的选择和产品特点确定设计

　　C．统计学设计的考虑不需要写在试验方案中

　　D．由申办方自主选择采用何种设计

104. 下列条件中，哪一项不是研究者应具备的？

　　A．熟悉GCP并遵守国家有关法律、法规

B．是伦理委员会委员

C．具有试验方案中所需要的专业知识和经验

D．熟悉申办者提供的试验方案、研究者手册、试验药物相关资料信息

105. Ⅱ期临床试验的一个重要目标是为Ⅲ期临床试验确定以下哪项？

A．给药剂量

B．给药间隔

C．给药剂量和给药方案

D．给药方案

106. 受试者的选择和退出，通常包括以下哪项？

A．受试者退出临床试验的标准和程序

B．受试者的入选标准

C．受试者的排除标准

D．以上三项均是

107. 下列哪项不在药物临床试验基本道德原则的规范之内？

A．力求使受试者最大程度受益

B．尽可能避免伤害

C．科学

D．尊重个人

108. 下列哪项不在药品临床试验道德原则的规范之内？

A．公正

B．尊重人格

C．受试者必须受益

D．尽可能避免伤害

109. 什么情况下，未获得伦理委员会同意，研究者可偏离试验方案？

A．任何情况都不能

B．为了消除对受试者的紧急危害

C．在申办者同意的情况下

D．在受试者同意的情况下

110. 下列哪项不是知情同意书必需的内容？

A．试验目的

B．试验预期的受益和可能发生的风险

C．研究者的专业资格和经验

D．参加该试验的预计受试者人数

111. 源数据的修改最重要的是以下哪项？

A．应当灵活

B．应当留痕

C．应当及时

D．应当避免

112. 下述哪一项不是《药物临床试验质量管理规范》适用的范畴？

A．新药各期临床试验

B．新药临床试验前研究

C．人体生物等效性研究

D．人体生物利用度研究

113. 临床试验的质量管理体系应当涵盖临床试验的全过程，包括以下哪项？

A．临床试验的实施、监查、记录、评估、结果报告和文件递交

B．临床试验的实施、监查、记录、评估、结果报告和文件归档

C．临床试验的设计、实施、监查、记录、结果报告和文件递交

D．临床试验的设计、实施、记录、评估、结果报告和文件归档

114. 以下对源数据描述错误的是？

A．源数据指临床试验中的原始记录或者核证副本上记载的所有信息

B. 包括临床发现、观测结果

C. 包括用于重建和评价临床试验所需要的其他相关活动记录

D. 根据临床试验方案采集填写的病例报告表中的数据

115. Ⅱ期临床试验常采用剂量递增设计，以初步评价以下哪项？

A. 药理机制

B. 药物剂量与效应关系

C. 药物剂量与药物浓度

D. 药物浓度与效应关系

116. 为了达到监查目的，申办者应当执行以下哪项？

A. 建立系统的、有优先顺序的、基于风险评估的方法

B. 对所有临床试验的监查范围和性质采用一致的方法

C. 与研究者商量确定监查计划

D. 监查计划应当强调对所有数据和流程的监查

117. 临床试验完成或提前终止，申办者应当按照相关法律法规要求向药品监督管理部门提交一份能全面、完整、准确反映临床试验结果，且所包含的安全性、有效性数据应当与临床试验源数据一致的文件。该文件是以下哪项？

A. 病例报告表　　B. 总结报告　　C. 试验方案　　D. 研究者手册

118. 关于多中心试验，下列说法错误的是？

A. 申办者应当确保参加临床试验的各中心均能遵守临床试验方案

B. 申办者应当向各中心提供相同的临床试验方案，各中心按照临床试验方案遵守相同的临床和实验室数据的统一评价标准和病例报告表的填写指导说明

C. 各中心应当使用相同的原始病历，以记录在临床试验中获得的试验数据

D. 申办者应当确保各中心研究者之间的沟通

119. 对于临床批件中"本项试验应当在批准之日起3年内实施，逾期未实施的，本批件自行废止"，此处的"实施"指什么？

A. 组长单位伦理批件通过时间在批件逾期前

B. 本临床试验项目首例受试者入组时间在批件逾期前

C. 本临床试验项目首例受试者签署知情同意书时间在批件逾期前

D. 本临床试验项目首家中心启动会日期在批件逾期前

120. 与临床试验无关，不受临床试验相关人员不公正影响的个人，在受试者或者其监护人无阅读能力时，阅读知情同意书和其他书面资料，并见证知情同意的是？

A. 受试者　　　　B. 监护人　　　　C. 公正见证人　　D. 受试者家属

121. 以下哪项不是研究者和临床试验机构应当具备的资格和要求？

A. 具有在临床试验机构的执业资格

B. 具备临床试验所需的专业知识、培训经历和能力

C. 熟悉并遵守GCP和临床试验相关的法律法规

D. 承担该项临床试验生物统计分析的能力

122. 药物临床试验应当符合世界医学大会《赫尔辛基宣言》原则及相关伦理要求，首要考虑因素为以下哪项？

A. 科学和社会的获益   B. 受试者的权益和安全

C. 受试者的疗效   D. 临床试验的可操作性

123. 研究者在执行临床试验方案时，以下哪项是不正确的？

A. 研究者应当按照伦理委员会同意的试验方案实施临床试验

B. 研究者或其指定的研究人员应当对偏离试验方案予以记录和解释

C. 研究者应当采取措施，避免使用临床试验方案禁用的合并用药

D. 在受试者发生紧急危害时，在未获得伦理委员会同意的情况下，研究者不得修改或者偏离临床试验方案

124. 伦理委员会应当保留伦理审查的全部记录，所有记录应至少保存至临床试验结束后 _____ 年。

A. 2   B. 5   C. 10   D. 15

125. 伦理委员会应当保留伦理审查的全部记录，包括伦理审查的书面记录、委员信息、递交的文件、会议记录和相关往来记录等。所有记录应当至少保存至临床试验结束后 _____ 年。

A. 5   B. 3   C. 2   D. 1

126. 什么情况下需要公正见证人在知情同意书签名确认？

A. 任何情况下都需要

B. 受试者有阅读能力，但是由于身体原因无法完成签名行为

C. 受试者或其监护人无阅读能力的情况

D. 受试者是未成年人

127. 当受试者参加非治疗性临床试验时，以下哪项选项正确？

A. 若受试者有知情同意能力，须由受试者本人在知情同意书上签字同意和注明日期

B. 若受试者无知情同意能力，监护人可代表受试者知情同意

C. 若受试者的预期风险低，监护人可代表受试者知情同意

D. 若受试者健康的负面影响已减至最低，且法律法规不禁止该类临床试验的实施，监护人可代表受试者知情同意

128. 儿童作为受试者，以下哪项说法正确？

A. 应当征得其监护人的知情同意并签署知情同意书，当儿童有能力作出同意参加临床试验的决定时，还应征得其本人同意

B. 当儿童有能力作出同意参加临床试验的决定时，征得其本人同意并签署知情同意书即可

C. 如果儿童受试者本人不同意参加临床试验或者中途决定退出临床试验时，若监护人已经同意参加或者愿意继续参加，应当以监护人的决定为准

D. 在严重或者危及生命疾病的治疗性临床试验中，如果儿童受试者本人不同意参加临床试验或者中途决定退出临床试验，应当以儿童受试者本人的决定为准

129. 不良事件的定义，是以下哪项？

A. 临床试验中发生的任何与试验用药品可能有关的对人体有害或者非期望的反应

B. 受试者签署临床试验知情同意书后出现的所有不良医学事件，可以表现为症状体征、疾病或者实验室检查异常，但不一定与试验用药品有因果关系

C. 受试者接受试验用药品后出现的所有不良医学事件，可以表现为症状体征、疾病或者实验室检查异常，但不一定与试验用药品有因果关系

D. 临床表现的性质和严重程度超出了试验用药品的研究者手册、已上市药品的说明书或者产品特性摘要等已有资料信息的情况

130. 关于药物不良反应，以下哪项正确？

A. 药物不良反应，指临床试验中发生的任何与试验用药品可能有关的对人体有害或者非期望的反应

B. 药物不良反应是指合格药品在正常用法用量下出现的与用药目的无关的有害反应

C. 不良反应不一定与试验用药品有因果关系

D. 临床表现的性质和严重程度超出了试验药物研究者手册、已上市药品的说明书或者产品特性摘要等已有资料信息的情况

131. 关于妊娠事件的报告和处理，以下哪项不正确？

A. 研究者应在获知妊娠事件的规定时间内进行报告，一般报告时限要求同严重不良事件

B. 妊娠事件需要随访至妊娠结局（如妊娠终止、分娩）

C. 妊娠事件需要随访至临床试验终止

D. 妊娠期间如发生胎儿/新生儿先天异常/畸形、自发性流产、医学原因致终止妊娠，应该按照SAE进行管理

132. 关于病例报告表（case report form，CRF），以下哪项说法不正确？

A. 按试验方案要求所规定设计的一种文件，向申办者报告的用以记录每一名受试者在试验过程中的数据相关信息的纸质或者电子文件

B. 病例报告表应填写受试者的姓名，用于溯源

C. 确保各类病例报告表及其他报告中的数据准确、完整、清晰和及时

D. 病例报告表中数据的修改，应当使初始记录清晰可辨，保留修改轨迹，必要时解释理由，修改者签名并注明日期

133. 开展临床试验相关的试验用药品的临床和非临床研究资料汇编是以下哪项？

A. 临床试验方案   B. 试验用药品说明书

C. 病例报告表   D. 研究者手册

134. 关于源数据，以下哪项说法是错误的？

A. 临床试验电子病历属于源数据

B. 源数据的修改应留痕，不掩盖初始数据，记录修改理由

C. 临床试验电子病历相应的信息化系统应有完善的权限管理和稽查轨迹

D. 临床试验门诊病历，首选手写病历

135. 经过审核验证，确认与原件的内容和结构等均相同的复制件是以下哪项？

A. 核证副本   B. 必要文件   C. 原始记录   D. 原始文件

136. 用于申请药品注册的临床试验，必备文件应当至少保存至试验药物被批准上市后_____年。

A. 5   B. 10   C. 15   D. 20

137. 用于申请药品注册的临床试验，必备文件应当至少保存至试验药物被批准上市后（ ）年；未用于申请药品注册的临床试验，必备文件应当至少保存至临床试验终止后_____年。

A. 5年，3年   B. 3年，5年   C. 5年，5年   D. 2年，3年

二、多选题

1. 药物临床试验机构按照备案平台进行备案时，需提交什么资料？

A. 医疗机构执业许可证等备案条件的资质证明文件

B. 组织管理架构、设备设施、研究人员、临床试验专业、伦理委员会等备案信息

C. 标准操作规程

D. 评估报告

2. 药物临床试验的哪些信息必须告知受试者？

A. 受试者可能被终止试验的情况以及理由

B. 受试者参加临床试验是自愿的

C. 可以拒绝参加或者有权在临床试验任何阶段随时退出试验而不会受到歧视或

者报复，其医疗待遇与权益不会受到影响

　　D. 有新的可能影响受试者继续参加临床试验的信息时，将及时告知受试者或者
　　　其监护人

3. 申办者应当承担受试者＿＿＿＿＿＿＿＿的损害或者死亡的诊疗费用，以及相应的补偿。
　申办者和研究者应当及时兑付给予受试者的补偿或者赔偿。以下哪项不正确？

　　A. 临床试验期间所有

　　B. 完成临床试验之后一定期间内所有

　　C. 与临床试验相关的

　　D. 临床试验期间及完成临床试验之后一定期间内所有

4. 申办者提前终止或者暂停一项临床试验时，研究者应当立即通知的是以下哪项？

　　A. 临床试验机构　　　　　　　　　B. 学术委员会

　　C. 受试者　　　　　　　　　　　　D. 伦理委员会

5. 申办者、研究者和临床试验机构应当确认均有保存临床试验必备文件的场所和条
　件。保存必备文件的场所和条件需满足以下哪些要求？

　　A. 保存文件的设备条件应当具备防止光线直接照射、防水、防火、防虫等条
　　　件，有利于文件的长期保存

　　B. 应当制定文件管理的标准操作规程

　　C. 被保存的文件需要易于识别、查找、调阅和归位

　　D. 用于保存临床试验资料的介质应当确保源数据或者其核证副本在留存期内保
　　　存完整和可读取，并定期测试或者检查恢复读取的能力，免于被故意或者无
　　　意地更改或者丢失

6. 临床试验中试验设计内容通常包括以下哪项？

　　A. 临床试验的目标人群

　　B. 试验用药品管理流程

　　C. 明确临床试验的主要终点和次要终点

　　D. 治疗方法、试验用药品的剂量、给药方案，试验用药品的剂型、包装、标签

7. 药物临床试验的哪些信息必须告知受试者？

　　A. 试验可能致受试者的风险或者不便

　　B. 试验预期的获益，以及不能获益的可能性

　　C. 其他可选的药物和治疗方法

　　D. 重要的潜在风险

8. 试验方案中包括以下哪项？

　　A. 受试者的姓名和地址　　　　　　B. 研究者的姓名、职称、职务

C. 临床试验机构的地址和电话　　　　D. 申办者的名称和地址

9.　源数据的特点包括以下哪项？

A. 一致性和持久性　　　　　　　　　B. 可归因性、易读性、同时性

C. 原始性、准确性、完整性　　　　　D. 延迟性

10.　以下属于源文件的有？

A. 为临床试验项目制定的研究病历

B. 受试者的医院病历

C. 受试者相关的实验室检查报告

D. 经审核验证的与原件内容和结构均相同的复制件

11.　源文件，指临床试验中产生的原始记录、文件和数据，包括源数据，可以以纸质或者电子等形式的载体存在，包括：

A. 门诊，住院病历、CT、实验室各项检查报告单

B. 受试者日记卡或者评估表，受试者文件

C. 发药记录、仪器自动记录的数据、缩微胶片、照相底片、磁介质、X线片

D. 药房、实验室和医技部门保存的临床试验相关的文件和记录，包括核证副本等。

12.　病历/CRF–核查要点包括：

A. 核查CRF记录的临床试验过程（如访视点、接种时间、采血点、观察时间等）与执行方案的一致性；核查任何一项不一致、不真实的数据。

B. 核查CRF中的检查数据与检验科、影像科、心电图室、内镜室（LIS、PACS等信息系统）等检查数据一致；核实任何一项不一致/不能溯源的数据。

C. 核查CRF中的数据和信息与住院病历（HIS）中入组、知情同意、用药医嘱、访视、病情记录等关联性记录；核实完全不能关联的受试者临床试验的实际过程

D. 核查CRF的不良事件（AE）的记录及判断与原始病历/总结报告一致，核实并记录漏填的AE例数

13.　关于研究者和临床试验机构应当具有完成临床试验所需的必要条件，以下哪项说法正确？

A. 在临床试验约定的期限内有按照试验方案入组足够数量受试者

B. 无权支配参与临床试验的人员

C. 在临床试验约定的期限内有足够的时间实施和完成临床试验

D. 具有使用临床试验所需医疗设施的权限

14.　研究者应当报告以下哪些安全性报告？

A. 所有发生的不良事件　　　　　　　B. 所有发生的严重不良事件

C. 可疑且非预期的严重不良反应　　　D. 涉及死亡的报告

15. 研究者应当按照申办者提供的指导说明填写 _____，确保各类 _____ 及其他报告中的数据准确、完整、清晰和及时。

    A. 门诊或者住院病历   B. 病例报告表

    C. 原始记录   D. 临床研究报告

16. 关于研究者和临床试验机构授权个人或者单位承担临床试验相关的职责和功能，以下哪项说法正确？

    A. 应当获得申办者同意

    B. 应当确保其具备相应资质

    C. 应当建立完整的程序以确保其执行临床试验相关职责和功能，产生可靠的数据

    D. 无须获得申办者同意

17. 对于生物等效性试验，试验用药品的留存样品可以由哪方保存？

    A. 临床试验机构

    B. 具备条件的独立第三方

    C. 申办者或者与其利益相关的第三方

    D. 临床试验机构或其委托的具备条件的独立第三方

18. 研究者与伦理委员会沟通正确的是以下哪项？

    A. 获得伦理委员会书面同意后，研究者才可以开展临床试验

    B. 研究者获得伦理委员会口头批准即可开始筛选受试者

    C. 试验实施前和实施期间，研究者应当向伦理委员会提供伦理审查需要的所有文件

    D. 未获得伦理委员会书面同意前，不能筛选受试者

19. 研究者需向谁提供原始资料及试验相关文件？

    A. 伦理委员会   B. 监查员   C. 稽查员   D. 注册法规部门

20. 以下哪一项需包含在试验方案中？

    A. 详细的统计分析计划   B. 统计分析方法

    C. 试验目的   D. 数据管理方法

21. 属于统计师确定的内容是以下哪项？

    A. 样本量参数的文献来源   B. 数据管理计划

    C. 试验数据来源   D. 统计分析方法

22. 若某项临床试验计划进行期中分析，以下哪项是正确的？

    A. 可设立数据安全监查委员会（DMC）

    B. 需要说明分析时点

    C. 需要制订标准操作规程

    D. 申办方和研究者必须接受DMC的建议

23. 在药物临床试验的过程中，下列哪些是必须的？

    A. 保障药品的有效性
    B. 保障受试者个人权益
    C. 保障试验的科学性
    D. 保障试验的可靠性

24. 以下哪类数据的处理方法需在统计分析计划中额外考虑？

    A. 缺失数据
    B. 不合逻辑数据
    C. 未用数据
    D. 完整数据

25. 关于伦理委员会的说法，以下哪项是正确的？

    A. 伦理委员会的职责是保护受试者的权益和安全，应当特别关注受试者
    B. 伦理委员会应当确保知情同意书、提供给受试者的其他书面资料说明了给受试者补偿的信息，包括补偿方式、数额和计划
    C. 为了更好地判断在临床试验中能否确保受试者的权益和安全以及基本医疗，伦理委员会可以要求提供知情同意书内容以外的资料和信息
    D. 研究者为消除对受试者的紧急危害而修改或者偏离方案，应提前获得伦理委员会的批准

26. 伦理委员会的意见有以下哪种情况？

    A. 同意
    B. 作必要的修正后同意
    C. 不同意
    D. 终止或暂停已批准的试验

27. 伦理委员会应当审查的文件包括：

    A. 临床试验方案
    B. 研究者手册
    C. 监查员的资格证明
    D. 知情同意书

28. 以下哪项是伦理委员会审查的内容？

    A. 临床试验的科学性和伦理性
    B. 临床试验中能否确保受试者的权益、安全
    C. 临床试验是否存在受试者被强迫、利诱等不正当的影响而参加临床试验
    D. 临床试验数据的完整性、准确性

29. 研究者在实施知情同意时，以下哪项是正确的？

    A. 研究人员不得采用强迫、利诱等不正当的方式影响受试者参加或者继续临床试验
    B. 研究者或者指定研究人员应当充分告知受试者有关临床试验的所有相关事宜，包括书面信息和伦理委员会的同意意见
    C. 受试者为限制民事行为能力的人的，其监护人可以代表受试者知情同意
    D. 当监护人代表受试者知情同意时，应当在受试者可理解的范围内告知受试者临床试验的相关信息，并尽量让受试者亲自签署知情同意书和注明日期

30. 负责临床试验的研究者应具备什么条件?

    A. 在医疗机构中具有相应专业技术职务任职和行医资格

    B. 具有试验方案中所要求的专业知识和经验

    C. 对临床试验方法具有丰富经验或者能得到本单位有经验的研究者在学术上的指导

    D. 熟悉申办者所提供的与临床试验有关的资料与文献

31. 研究护士的职责包括以下哪些?

    A. 入组治疗过程管理   B. 生存随访

    C. 受试者补贴报销   D. 研究者文件及受试者资料管理

32. 关于临床试验的盲法,以下哪项是正确的?

    A. 设盲,指临床试验中使一方或者多方不知道受试者治疗分配的程序

    B. 单盲一般指受试者不知道治疗分配,双盲一般指受试者、研究者、监查员以及数据分析人员均不知道治疗分配

    C. 意外破盲时,研究者应当向申办者书面说明原因

    D. 盲法试验应当按照试验方案的要求实施揭盲,如因严重不良事件等情况需紧急揭盲时,研究者应征得申办者同意后方可揭盲

33. 关于试验用药品的管理,以下哪项不正确?

    A. 研究者和临床试验机构可指派本科室研究团队成员中的任意人员管理试验用药品

    B. 试验用药品由申办方人员负责管理

    C. 对生物等效性试验的临床试验用药品进行随机抽取留样,临床试验机构至少保存留样至药品上市后5年

    D. 试验用药品在临床试验机构的接收、贮存、分发、回收、退还及未使用的处置等管理应当遵守相应的规定并保存记录

34. 抗肿瘤新药首次人体临床试验达到的目标是什么?

    A. 在安全的前提下,使剂量迅速达到MTD/MAD,最大限度地减少在过低或过高剂量下暴露的患者,降低对他们伤害的可能性

    B. 设计合理快速的剂量递增计划,使用尽可能少的受试者

    C. 具有一定的统计学置信度

    D. 抗肿瘤药物 I 期临床试验多需要采用晚期肿瘤患者来进行耐受性和PK研究,起始剂量选择时除考虑患者的安全性外,从伦理学角度考虑,不应使过多患者暴露在无效剂量下

35. CRC应该具备以下哪些能力或专业知识?(ABD)

    A. 良好的沟通能力   B. 医药护相关专业

    C. 较强的辩解能力   D. 熟悉GCP等相关法规

36. CRC在协助研究者工作的过程中应注意什么？

    A. 必需所有事情都按照研究者的要求执行

    B. 必需按照方案规定执行

    C. 必需按照申办方监查员的要求执行

    D. 只能做非医学判断相关工作

37. 独立的数据监查委员会包含哪些？

    A. 数据和安全监查委员会　　　　B. 监查委员会

    C. 安全委员会　　　　　　　　　D. 数据监查委员会

38. 新药临床试验及人体生物学研究下列哪项正确？

    A. 向卫生行政部门递交申请即可实施

    B. 需向药政管理部门递交申请

    C. 需经伦理委员会批准后实施

    D. 需报药政管理部门批准后实施

39. 11岁学生参加临床试验签署知情同意书时注意什么？

    A. 已有阅读签署能力自行签署即可

    B. 需要学生和父母同时进行签署

    C. 如果父母同意参加临床试验并签署，该学生不签署即可参加

    D. 如果该学生不愿意参加，父母也需要尊重其意见

40. 下列哪项做法正确？

    A. CRC专业护士出身，研究护士抽血忙不过来，可进行协助抽血

    B. 研究者先对门诊病人进行CT检查，检查结果符合某试验标准后对受试者进行知情同意，再进行其他项检查

    C. 研究者和临床试验机构应当指派有资格的药师或者其他人员管理试验用药品

    D. 未经申办者和伦理委员会的同意，研究者不得修改或者偏离试验方案，但不包括为了及时消除对受试者的紧急危害或者更换监查员、电话号码等仅涉及临床试验管理方面的改动

三、判断题

1. 临床试验机构需在国家药品监督管理局备案后才可开展临床试验。（　　）

2. 临床试验数据统计分析结果的表达着重在临床意义的理解，对治疗作用的评价应将可信限的差别与显著性检验的结果一并予以考虑，而不一定依赖于显著性检验。（　　）

3. 病例报告表是按照试验方案要求设计，向申办者报告的记录受试者相关信息的纸质或者电子文件。（　　　）

4. 试验方案中的样本量必须以检出有明显的差异为原则。（　　　）

5. 从受试者处回收以及研究人员未使用试验用药品应当返还申办者，或者由临床试验机构自行决定就地销毁。（　　　）

6. 《药物临床试验质量管理规范》的目的是为保证药物临床试验过程规范，数据和结果的科学、真实、可靠，保护受试者的权益和安全。（　　　）

7. 临床试验总结报告中应包括试验设计及试验过程的内容。（　　　）

8. 研究者应向受试者说明有关试验的详细情况，并在受试者或监护人同意并签字后取得知情同意书。（　　　）

9. 对于药物分布和消除个体内变异较大的药物，进行生物等效性评价时可以采用截取的AUC。（　　　）

10. 必须给受试者充分时间考虑其是否愿意参加试验。（　　　）

11. 用作源文件复印件可以随意复印并保存。（　　　）

12. 申办者应当承担受试者与临床试验相关的损害或者死亡的诊疗费用，以及相应的补偿。（　　　）

13. 只要对临床试验感兴趣，具有行医资格的研究者都可以开展临床试验。（　　　）

14. 研究者监管所有研究人员执行试验方案，并采取措施实施临床试验质量管理。（　　　）

15. 伦理委员会根据研究的风险程度决定年度定期审查的频率，至少每年一次。（　　　）

16. 研究者应保证将数据准确、完整、清晰、及时地输入病例报告表。（　　　）

17. 试验中如知情同意书变更需再次经过伦理委员会审查批准。（　　　）

18. 临床试验各阶段均需有生物统计学专业人员参与。（　　　）

19. 在双盲双模拟临床试验中，应保证所提供的安慰剂与所模拟的药物在剂型、外观、气味等方面完全一致，并不含有任何有效成分。（　　　）

20. 试验方案中的样本量必须以统计学原则为依据。（　　　）

21. 为保证足够数量并符合试验方案入选/排除标准的受试者进入临床试验，研究者应要求所有符合试验方案中入选/排除标准的受试者签署知情同意书。（　　　）

22. 保障受试者的权益是申办者、伦理委员会和研究者的共同职责。（　　　）

23. 临床试验中的源文件，指临床试验中产生的原始记录、文件和数据，如医院病历、医学图像、实验室记录、备忘录、受试者日记或者评估表、发药记录、仪器自动记录的数据、缩微胶片、照相底片、磁介质、X线片、受试者文件，药房、实验室和医技部门保存的临床试验相关的文件和记录，包括核证副本等。（　　　）

24. 临床试验方案的统计分析部分只需描述主要指标拟采用的具体统计方法。（　　）

25. 数据管理各步骤及任务应在临床试验方案中明确。（　　）

26. 受试者相关身份鉴别记录的保密事宜，不公开使用。如果发布临床试验结果，受试者的身份信息仍保密。（　　）

27. 药物临床试验申请自获准之日起，获得伦理同意函后三年内未有受试者签署知情同意书的，该药物临床试验许可自行失效。（　　）

28. 伦理委员会要对研究者的资格进行审查。（　　）

29. 如具备医学或药学等背景知识，可直接任命为临床试验监查员。（　　）

30. 新药的临床药理学试验仅限于在 I 期临床试验阶段进行。（　　）

31. 《药物临床试验质量管理规范》适用于所有新药临床前试验。（　　）

32. 伦理审查会议表决的委员应参与会议的审查和讨论。（　　）

33. 研究者应了解并熟悉试验用药品的性质、作用、疗效、安全性，同时也应掌握在临床试验进行期间出现的所有与该药有关的新信息。（　　）

34. 临床试验结束后，一旦发生偏离原定统计分析计划，需由统计方及时明确偏离原统计分析计划的修改程序。（　　）

35. 临床试验只需以道德伦理为标准。（　　）

36. 在临床试验的信息和受试者信息处理过程中应当注意避免信息的非法或者未授权的查阅、公开、散播、修改、损毁、丢失。（　　）

37. 临床试验期间，研究人员均应遵守试验方案，医学判断或临床决策则应当由临床医生作出。（　　）

38. 临床试验结束时，临床试验的必备文件也不再需要保存，可以就地销毁。（　　）

39. 对受试者具有潜在个人获益的研究干预，风险可以接受的条件之一是：根据预期的风险和获益，已获得的证据提示研究干预至少与任何有效的替代方法同样有利。（　　）

40. 临床试验中为对受试者的病情保密，可以由受试者的监护人代为签署知情同意书。（　　）

41. 病例报告表是按照试验方案要求设计的纸质或者电子文件，记录每个受试者的所有试验方案要求的信息。（　　）

42. 在双盲临床试验中，试验药物与对照药品或安慰剂只需在外形上一致。（　　）

43. 申办者负责作出与临床试验相关的医疗决定，保证受试者出现试验相关不良事件时得到妥善的医疗处理。（　　）

44. 在临床试验和随访期间，如受试者发生试验相关不良事件，研究者应立即对受试者采取妥善的医疗处理。（　　）

45. 临床试验均需做中期分析。（　　　）

46. 参加临床试验实施的研究人员，应当具有能够承担临床试验工作相应的教育、培训和经验。（　　　）

47. 研究者可根据情况决定是否参加药物临床试验，不需得到临床试验机构的批准。（　　　）

48. 至少部分临床试验的研究者必须经过本规则培训。（　　　）

49. 未获得伦理委员会同意的情况下，研究者无权修改或者偏离试验方案。（　　　）

50. 临床试验总结报告应当全面、完整、准确反映临床试验结果，临床试验总结报告安全性、有效性数据应当与临床试验源数据一致。（　　　）

51. 研究者应向受试者说明有关试验的详细情况，并在受试者或监护人同意并签字后取得知情同意书。（　　　）

52. 弱势群体是指没有能力给予知情同意的人，或者容易受到强迫或不正当影响的人。（　　　）

53. 研究者未与申办者商议而终止或者暂停临床试验，研究者应当立即向临床试验机构、申办者和伦理委员会报告，并提供详细的书面说明。（　　　）

54. 在适当的情况下，试验方案应有充分的数据与安全监查计划，以保证受试者的安全，这是伦理审查同意研究的标准之一。（　　　）

55. 用于申请药品注册的临床试验，必备文件应当至少保存至试验药物被批准上市后5年。（　　　）

56. 《药物临床试验质量管理规范》是药物临床试验全过程的质量标准，包括方案设计、组织实施、监查、稽查、记录、分析、总结和报告。（　　　）

57. 必备文件是作为确认临床试验实施的真实性和所收集数据完整性的依据。（　　　）

58. 涉及临床试验数据管理的各种步骤均只要按标准操作规程进行，则不需另外记录。（　　　）

59. 可识别受试者身份数据的机密性应得到保证，这是伦理审查同意研究的标准之一。（　　　）

60. 药物临床试验中，对科学和社会的获益优先于受试者的权益和安全。（　　　）

61. 为了受试者的安全，SAD和MAD试验起始剂量越小越好。（　　　）

62. 研究者应及时向伦理委员会报告，由申办者提供的可疑且非预期严重不良反应。（　　　）

63. 伦理委员会的职责是保护受试者的权益和安全，所以仅对临床试验的伦理性进行审查。（　　　）

64. 进行PK/PD研究时，PK与PD采样尽可能同时进行。（　　　）

65. 伦理审查意见是"必要的修改后同意"，按伦理委员会的意见修改方案后，还应向伦理委员会提交"复审"。（　　）

66. 受试者鉴认代码表是保护受试者隐私和可识别数据机密性的措施之一。（　　）

67. 申办者应保证其使用的电子数据管理系统在整个试验过程中始终处于验证有效的状态。（　　）

68. 计算样本大小应依据统计学原则考虑其把握度及显著性水平。（　　）

69. 药物临床试验必须遵循世界医学大会《赫尔辛基宣言》原则及相关伦理要求，受试者的权益和安全是考虑的首要因素，优先于对科学和社会的获益。（　　）

70. 为保障临床试验数据质量，应在试验方案中明确数据管理的质量保障措施。（　　）

71. 只有未上市的试验用药品必须由申办者免费提供。（　　）

72. 临床试验过程中受试者可以无理由退出临床试验。研究者在尊重受试者个人权利的同时，应当尽量了解其退出理由。（　　）

73. 临床试验中，如果对照药物感官上与试验药物可区分或给药方式不同，应采用双模拟技术维持试验盲态，以达到试验组与对照组在用药的外观与给药方式上的一致。（　　）

74. 出现可能显著影响临床试验的实施或者增加受试者风险的情况，研究者应当尽快向申办者、伦理委员会和临床试验机构书面报告。（　　）

75. 临床试验方案中试验设计包括对照或开放、平行或交叉、双盲或单盲、随机化方法与步骤、单中心与多中心。（　　）

76. 临床试验是科学研究，故需以科学为第一标准。（　　）

77. 研究者和申办者按本规范规定的职责分工，不需另外协议分工。（　　）

78. 验证方案应当基于考虑系统的预计用途、系统对受试者保护和临床试验结果可靠性的潜在影响等因素的风险评估而制定。（　　）

79. 伦理委员会不可以要求提供知情同意书内容以外的资料和信息。（　　）

80. 稽查轨迹，指能够追溯还原事件发生过程的记录。（　　）

81. 伦理委员会中至少有1人从事非医药专业。（　　）

82. 因中途退出试验会影响数据统计结果，所以受试者一旦签署知情同意书入选临床试验，就不得退出试验。（　　）

83. 独立的数据监查委员会可以决定申办者是否可以继续实施、修改或者停止正在实施的临床试验。独立的数据监查委员会应当有书面的工作流程，应当保存所有相关会议记录。（　　）

84. 涉及医学判断的样本检测实验室，应当符合相关规定并具备相应资质。临床试验中采集标本的管理、检测、运输和储存应当保证质量。（　　）

85. 试验有关情况和知情同意书内容须先经伦理委员会批准。（　　　）

86. 2020年版GCP要求研究者只需向申办方提交安全性报告。（　　　）

87. 伦理委员会有权暂停和终止未按照相关要求实施，或者受试者出现非预期严重损害的临床试验。（　　　）

88. 不良事件相关性的判定应以独立评审委员会的意见为准。（　　　）

89. 中心化监查是及时的对正在实施的临床试验进行远程评估，以及汇总不同的临床试验机构采集的数据进行远程评估。（　　　）

90. 临床试验各方参与临床试验前，申办者应当明确其职责，并在签订的合同中注明。（　　　）

91. PK/PD研发方针通常与传统化药相似，但应参考大分子药物特点根据具体药物、具体用途来具体分析。（　　　）

92. 无药可救疾病的患者、处于危急状况的患者都属于弱势群体。（　　　）

93. 任何情况下，未经申办者和伦理委员会的同意，研究者不得修改或者偏离试验方案。（　　　）

94. 研究者应当明确规定试验用药品的贮存温度、运输条件（是否需要避光）、贮存时限、药物溶液的配制方法和过程及药物输注的装置要求等。（　　　）

四、问答题

1. 在哪种情况下无须备案？

2. 《药物临床试验机构管理规定》规定：主要研究者应当具有高级职称并参加过3个以上药物临床试验。其中可接受的药物临床试验类型包括哪些？3个以上临床试验是否含3个？

3. 既往参加过医疗器械临床试验、诊断试剂临床试验，是否可以算作药物临床试验的参研经验？

4. 既往参加过非申办者发起且与注册不相关的临床试验和真实世界研究，是否可以算作药物临床试验的参研经验？

5. 参加过科研课题、研究者发起的科研项目，是否可以算作药物临床试验的参研经验？

6. PI参与"3个以上临床试验"的具体授权职责范畴有没有具体要求？

7. PI参与"3个以上临床试验"的时限如何界定？是否需要有患者入组？

8. 如何证明参加过临床试验，通过什么方式证明参加过临床试验，接受的证明资料是什么？

9. 《药物临床试验机构管理规定》规定，药物临床试验机构应当具备的基本条件包括"具有医疗机构执业许可证，具有二级甲等以上资质，试验场地应当符合所在区域卫生健康主管部门对院区（场地）管理规定"。其中，如何证明医疗机构级别？

10. 药物临床试验机构名称、机构地址、机构级别、机构负责人员、伦理委员会和主要研究者等备案信息发生变化时，是否需要重新在备案平台中提交？有无时间要求？

11. 对于新备案的药物临床试验机构或者增加临床试验专业，有无其他要求？

12. 疫苗临床试验机构有无特殊要求？

13. 对临床试验专业评估有无具体要求？

14. 如果在备案系统可选专业中无法找到对应的专业，申请备案的专业科室可以新增专业吗？

15. 如果专业和PI没有申请备案，是否就不能再参加注册类（以上市为目的）临床试验？

16. 是否所有医疗机构都可以备案开展Ⅰ期临床试验？

17. 备案系统附件上传证照应当注意什么问题？

18. 备案系统附件上传联系人授权书应当注意什么问题？

19. 2020年版GCP第十八条规定：在受试者同意的情况下，研究者可以将受试者参加试验的情况告知相关的临床医生。第二十五条规定：以患者为受试者的临床试验，相关的医疗记录应当载入门诊或者住院病历系统。

    问题：非本科室的诊疗医生诊治受试者时，是否会看到受试者的临床试验信息？是否属于侵犯受试者的隐私？

20. 2020年版GCP第十八条规定：研究者为临床医生或者授权临床医生需要承担所有与临床试验有关的医学决策责任。

    问题：哪些情况属于医学决策？

21. 2020年版GCP第三十七条规定：涉及医学判断的样本检测实验室，应当符合相关规定并具备相应资质。

    问题：样本实验室应具备相应资质具体指的是什么资质？

22. 2020年版GCP中SAE定义是：严重不良事件，指受试者接受试验用药品后出现死亡、危及生命、永久或者严重的残疾或者功能丧失、受试者需要住院治疗或者延长住院时间，以及先天性异常或者出生缺陷等不良医学事件。

    问题：SAE定义修改后，从2020年7月1日起，所有在研的项目是否只需要记录和报告用药后发生的SAE？

23. 是不是所有的死亡事件都需要报告伦理委员会？

24. 2020年版GCP第二十六条规定：研究者收到申办者提供的临床试验的相关安全性信息后应当及时签收阅读……并应当向伦理委员会报告由申办方提供的可疑且非预期严重不良反应。第四十八条规定：申办者应当将可疑且非预期严重不良反应快速报告给所有参加临床试验的研究者及临床试验机构、伦理委员会。

　　问题：研究者和申办者都需要向伦理委员会递交报告，存在重复递交的问题，如何提高效率？

25. 2020年版GCP第三十七条规定：临床试验结束后，剩余标本的继续保存或者将来可能被使用等情况，应当由受试者签署知情同意书，并说明保存的时间和数据的保密性问题，以及在何种情况下数据和样本可以和其他研究者共享等。

　　问题：剩余标本的保存是否有统一要求？关于剩余样本的使用范围是否有限制？

26. 2020年版GCP第二十五条规定：临床试验机构的信息化系统具备建立临床试验电子病历条件时，研究者应当首选使用。

　　问题：2020年7月1日前启动的项目是否可以仍使用研究病历？

27. 申办者是否可以将其临床试验的全部工作委托给合同研究组织？

28. 临床试验的记录和报告应当符合哪些要求？

29. PI的职责有哪些？

30. 药物临床试验分期及其目的是什么？通常各期样本量的要求是多少？

31. 启动会的参加人员和主要内容是什么？

32. 临床试验方案应当包括哪些内容？

33. 受试者权益保障只与伦理委员会相关吗？

34. 受试者在什么情况下可以免签知情同意书？

35. 化学药品分为几类？

36. 临床试验设计的基本原则是什么？

37. GCP的含义是什么？

38. GMP的含义是什么？

39. CRO、CRA、CRC的含义是什么？

40. 什么是双盲双模拟？

41. 洗脱期是什么？导入期是什么？

42. 不良事件和药品不良反应有什么区别？

43. PI需签署的文件有哪些？

44. 临床试验项目方案由谁制订？

45. 不良事件与药物关系相关性的判定依据是什么？

46. 知情同意书包含哪些内容？

47. 知情同意书内容更新后要做些什么？

48. 受试者服药依从性计算公式是什么？良好依从性范围是多少？

49. 方案偏离的概念是什么？

50. GCP的适用范围是什么？

51. GCP培训参加方式是什么？

52. GCP秘书应具备什么条件和职责？

53. 知情同意书的英文缩写是什么，有几份？

54. 随机分组有哪几类？

55. 临床试验准备阶段会产生哪些文件？

56. 什么是临床试验默许制？

57. 试验药、对照药由谁提供？

58. 什么是监查员，要做哪些事情？

59. 研究者怎样保证临床试验的质量？

60. GCP实施的宗旨是什么？

61. 举例说明研究者在临床试验过程中如何保障受试者权益？

62. 什么是试验用药品？

63. 阳性对照药的选择依据是什么？

64. 受试者权益包括哪些？

65. 药物发放的注意事项有哪些？

66. 药物保存温度分类？湿度范围是多少？

67. 温湿度仪由哪个部门校验？

68. 管理药物涉及的表格有哪些？

69. 检查急救药品，同一种药品批号不一致时需要换吗？还是记录即可？如何摆放和使用？

70. 档案室如何防火、防虫？

71. 临床试验必备文件应当保存多少年？

72. 哪些资料属于源数据？

73. 哪些人可以查阅源数据和源文件？

74. 质控的关注要点有哪些？

75. 监查、稽查、检查的定义是什么？

76. 质控人员职责是什么？

参考答案

一、单选题

1. D	2. B	3. C	4. C	5. D	6. D
7. C	8. D	9. A	10. C	11. B	12. A
13. B	14. A	15. A	16. D	17. B	18. B
19. D	20. B	21. A	22. B	23. A	24. C
25. D	26. C	27. D	28. B	29. C	30. A
31. C	32. B	33. D	34. D	35. A	36. C
37. B	38. D	39. B	40. C	41. A	42. D
43. C	44. D	45. D	46. B	47. C	48. D
49. C	50. D	51. D	52. A	53. C	54. B
55. C	56. D	57. D	58. B	59. B	60. B
61. A	62. B	63. B	64. C	65. D	66. D
67. C	68. B	69. A	70. C	71. D	72. A
73. A	74. B	75. C	76. C	77. D	78. B
79. B	80. B	81. A	82. A	83. A	84. C
85. D	86. A	87. A	88. B	89. C	90. D
91. A	92. B	93. D	94. D	95. B	96. C
97. D	98. C	99. B	100. A	101. D	102. D
103. B	104. B	105. C	106. D	107. A	108. C
109. B	110. C	111. B	112. B	113. D	114. D
115. B	116. A	117. B	118. C	119. C	120. C
121. D	122. B	123. D	124. B	125. A	126. C
127. A	128. A	129. C	130. B	131. C	132. B
133. D	134. D	135. A	136. A	137. C	

二、多选题

1. ABCD	2. ABCD	3. ABD	4. ACD	5. ABCD	6. ACD
7. ABCD	8. BCD	9. ABC	10. ABCD	11. ABCD	12. ABCD
13. ACD	14. CD	15. BC	16. BCD	17. ABD	18. ACD

19. ABCD　20. BCD　21. BD　22. ABC　23. BCD　24. ABD

25. ABC　26. ABCD　27. ABD　28. ABC　29. ABD　30. ABCD

31. ABCD　32. ABC　33. ABC　34. ABCD　35. ABD　36. BD

37. ABD　38. BCD　39. BD　40. CD

三、判断题

1. √　2. √　3. √　4. ×　5. ×　6. √

7. √　8. √　9. ×　10. √　11. ×　12. √

13. ×　14. √　15. √　16. √　17. √　18. √

19. √　20. √　21. ×　22. √　23. √　24. ×

25. √　26. √　27. √　28. √　29. ×　30. ×

31. ×　32. √　33. √　34. √　35. ×　36. √

37. √　38. ×　39. √　40. ×　41. √　42. ×

43. ×　44. √　45. ×　46. √　47. √　48. ×

49. ×　50. √　51. √　52. √　53. √　54. √

55. √　56. √　57. √　58. ×　59. √　60. ×

61. ×　62. √　63. ×　64. √　65. √　66. √

67. √　68. √　69. √　70. √　71. ×　72. √

73. √　74. √　75. √　76. ×　77. ×　78. √

79. ×　80. √　81. √　82. ×　83. ×　84. √

85. √　86. ×　87. √　88. ×　89. √　90. √

91. √　92. √　93. ×　94. ×

四、问答题

1. 答：仅开展与药物临床试验相关的生物样本分析等机构，无须备案。

2. 答：可接受的药物临床试验类型包括：注册类药物临床试验（含Ⅰ～Ⅳ期）及有条件批准的需要进一步收集上市后评价数据的新药临床试验。包含3个。

3. 答：不算，仅限药物临床试验。

4. 答：不算，参研经验包括：注册类药物临床试验（含Ⅰ～Ⅳ期）及有条件批准的需要进一步收集上市后评价数据的新药临床试验。

5. 答：不算，参研经验包括：注册类药物临床试验（含Ⅰ~Ⅳ期）及有条件批准的需要进一步收集上市后评价数据的新药临床试验。

6. 答：不限，参与即可。

7. 答：没有时限规定，只要参与过3个及以上注册临床试验即可。对于是否需要患者入组，严格来说，是要参与并完成的临床试验。

8. 答：临床试验协议、授权分工表、分中心小结表等可以体现参与情况的相关材料。

9. 答：应上传省/市卫生部门的文件或证明，医疗机构自身出具的证明无效。

10. 答：药物临床试验机构名称、机构地址、机构级别、机构负责人员、伦理委员会和主要研究者等备案信息发生变化时，药物临床试验机构应当于5个工作日内在备案平台中按要求填写并提交变更情况。

   特别注意："×××药物临床试验机构"不是有效名称，备案药物临床试验机构名称应与组织机构代码证、医疗机构执业许可证、公章一致。如不一致，应提供正式变更情况文件。

11. 答：备案的药物临床试验机构增加临床试验专业，应当形成新增专业评估报告，按照备案平台要求填录相关信息及上传评估报告；对于新备案的药物临床试验机构或者增加临床试验专业、地址变更的，省级药品监督管理部门、省级卫生健康主管部门根据药物临床试验机构自我评估情况、开展药物临床试验情况、既往监督检查情况等，在60个工作日内开展首次监督检查。

12. 答：疫苗临床试验应当由三级医疗机构或者省级以上疾病预防控制机构实施或者组织实施。

13. 答：药物临床试验机构应当自行或者聘请第三方对其临床试验机构及专业的技术水平、设施条件及特点进行评估，并在备案平台上传评估报告。

14. 答：可以在其他选项增加专业。

15. 答：2020年12月1日以后，可以作为研究团队成员参加，但不能作为主要研究者。

16. 答：新药Ⅰ期临床试验或者临床风险较高需要密切监测的药物临床试验，应当由三级医疗机构实施。疫苗临床试验应当由三级医疗机构或者省级以上疾病预防控制机构实施或者组织实施。

17. 答：医疗机构须上传医疗机构执业许可证扫描件；私营单位须上传营业执照扫描件；医疗机构和非医疗机构均须上传相应的含有组织机构代码或社会信用代码的证照（与注册时填写的信息一致）；部队医院若无组织机构代码或社会信用代码的，可用对外有偿服务许可证上面的唯一编码代替，附件相应的上传对外有偿服务许可证扫描件。

18. 答：使用系统提供的联系人授权书模板；授权书签署法人姓名和日期（如授权书法定代表人姓名不可为机打）。

19. 答：部分医院因为流程和权限设置可能存在上述问题，建议在知情同意书中明确本院医生诊疗需要可以查看其临床研究信息；或者利用信息化系统对临床试验信息设置专门的权限。

20. 答：影响到受试者安全和健康的问题的决策，包括医疗保健相关问题，如入排标准、不良事件、实验室异常值的临床意义判断、疾病诊断、剂量调整、提前终止等。

21. 答：相应资质如室间质评证书、CAP认证、CLIA证书等。

22. 答：通常只需要记录和报告用药后发生的SAE，方案另有规定除外。

23. 答：属于SUSAR的死亡事件，才需要报告伦理委员会。必要的时候，研究者应当向申办者和伦理委员会提供其他所需要的资料，如尸检报告和最终医学报告。

24. 答：根据各机构和方案的SOP执行。

25. 答：应在方案和知情同意书中明确。临床试验结束后，剩余标本的继续保存或者将来可能被使用等情况，应当由受试者签署知情同意书，并说明保存的时间和数据的保密性问题，以及在何种情况下数据和样本可以和其他研究者共享等。

26. 答：建议使用临床医疗常规记录的方式，如医院当前所用门诊或者住院病历系统。

27. 答：可以。申办者可以将其临床试验的部分或者全部工作和任务委托给合同研究组织，但申办者仍然是临床试验数据质量和可靠性的最终责任人，应当监督合同研究组织承担的各项工作。合同研究组织应当实施质量保证和质量控制。

28. 答：（1）以患者为受试者的临床试验，相关的医疗记录应当载入门诊或者住院病历系统。

（2）研究者和临床试验机构应当首选使用具备建立临床试验电子病历的信息化系统。

（3）相应的计算机化系统应当具有完善的权限管理和稽查轨迹。

29. 答：（1）负责临床试验方案、CRF、知情同意书等文件的起草或审核、修改。

（2）组织临床试验前试验方案培训。

（3）监督、指导研究者按照试验方案进行临床试验。

（4）负责作出与临床试验相关的医疗决定。

（5）负责临床试验中出现不良事件的判断、报告以及组织抢救治疗。

（6）负责协调与临床试验有关的科室和所需配备。

（7）负责向伦理委员会汇报试验方案、知情同意书等相关内容。

（8）保证试验数据的真实、准确、及时、完整。

（9）对临床试验全过程负责，负责审核病例报告表及签名。

30. 答：（1）Ⅰ期临床试验：初步的临床药理学及人体安全性评价试验。观察人体对于新药的耐受程度和药代动力学，为制订给药方案提供依据，病例数20～30例。

（2）Ⅱ期临床试验：治疗作用初步评价阶段。其目的是初步评价药物对目标适应证患者的治疗作用和安全性，也包括为Ⅲ期临床试验研究设计和给药剂量方案的确定提供依据。此阶段的研究设计可以根据具体的研究目的，采用多种形式，包括随机盲法对照临床试验。病例数比例是试验组：对照组=100：100。

（3）Ⅲ期临床试验：治疗作用确证阶段。其目的是进一步验证药物对目标适应证患者的治疗作用和安全性，评价利益与风险关系，最终为药物注册申请的审查提供充分的依据。试验一般应为具有足够样本量的随机盲法对照试验。病例数比例是试验组：对照组=300：100。

（4）Ⅳ期临床试验：新药上市后应用研究阶段。其目的是考察在广泛使用条件下的药物的疗效和不良反应，评价在普通或者特殊人群中使用的利益与风险关系以及改进给药剂量等。为开放式试验，不设对照组，试验组病例数是2000例。

预防类生物制品临床试验：Ⅱ期临床试验病例数是300例，Ⅲ期临床试验病例数是500例。

31. 答：（1）启动会的参加人员包括试验全体研究者、机构代表、申办方监查员。

（2）启动会的主要内容：学习试验方案包括试验操作、药物使用及管理、数据采集及录入要求、样本采集及管理要求等。

32. 答：临床试验方案通常包括基本信息、研究背景资料、试验目的、试验设计、实施方式（方法、内容、步骤）等内容。

33. 答：（1）伦理审查与知情同意是保障受试者权益的重要措施。当存在有关试验信息和受试者权益的问题，以及发生试验相关损害时，受试者可联系研究者和伦理委员会。

（2）申办者，在制订试验方案时应当明确保护受试者权益和安全以及保证临床试验结果可靠的关键环节和数据。

（3）药物临床试验机构，是药物临床试验中受试者权益保护的责任主体。

（4）研究者，是实施临床试验并对临床试验质量及受试者权益和安全负责的试验现场的负责人。

34. 答：（1）紧急情况下，参加临床试验前不能获得受试者的知情同意时，其监护人可以代表受试者知情同意，若其监护人也不在场时，受试者的入选方式应当在试验方案以及其他文件中清楚表述，并获得伦理委员会的书面同意；同时应当尽快获得受试者或者其监护人可以继续参加临床试验的知情同意。

（2）以下情形经伦理委员会审查批准后，可以免除签署知情同意书：①利用可识别身份信息的人体材料或者数据进行研究，已无法找到该受试者，且研究项目不涉及个人隐私和商业利益的；②生物样本捐献者已经签署了知情同意书，同意所捐献样本及相关信息可用于所有医学研究的。

35. 答：（1）1类：境内外均未上市的创新药。指含有新的结构明确的、具有药理作用的化合物，且具有临床价值的药品。

（2）2类：境内外均未上市的改良型新药。指在已知活性成分的基础上，对其结构、剂型、处方工艺、给药途径、适应证等进行优化，且具有明显临床优势的药品。

（3）3类：境内申请人仿制境外上市但境内未上市原研药品的药品。该类药品应与原研药品的质量和疗效一致。

原研药品指境内外首个获准上市，且具有完整和充分的安全性、有效性数据作为上市依据的药品。

（4）4类：境内申请人仿制已在境内上市原研药品的药品。该类药品应与原研药品的质量和疗效一致。

（5）5类：境外上市的药品申请在境内上市。

36. 答：随机、对照、盲法、重复（足够的样本量），这些原则是减少临床试验中出现偏倚的基本保障。

37. 答：GCP，英文Good Clinical Practice，药物临床试验质量管理规范，是药物临床试验全过程的质量标准，包括方案设计、组织实施、监查、稽查、记录、分析、总结和报告。其目的在于保证临床试验过程规范，数据和结果的科学、真实、可靠，保护受试者的权益和安全。

38. 答：GMP，英文Good Manufacturing Practice，即"生产质量管理规范""良好作业规范""优良制造标准"。GMP是一套适用于制药、食品等行业的强制性标准，要求企业从原料、人员、设施设备、生产过程、包装运输、质量控制等方面应按国家有关法规且达到卫生质量要求，形成一套可操作的作业规范，帮助企业改善企业卫生环境，及时发现生产过程中存在的问题，加以改善。简而言之，GMP要求制药等生产企业应具备良好的生产设备，合理的生产过程，完善的质量管理和严格的检测系统，确保最终产品质量符合法规要求。

39. 答：（1）CRO：合同研究组织（contract research organization，CRO），指通过签订

合同授权，执行申办者或者研究者在临床试验中的某些职责和任务的单位。

（2）CRA：临床监查员（clinical research associate），又称监查员（monitor），由申办者任命并对申办者负责的具备相关知识的人员，其任务是监查和报告试验的进行情况和核实数据。

（3）CRC：临床研究协调员（clinical research coordinator），是指经主要研究者授权在临床试验中协助研究者进行非医学判断的相关事务性工作，是临床试验的参与者、协调者。

40. 答：双盲双模拟的操作是当试验药与对照药剂型不一致时，采用试验药+与对照药剂型一致的安慰剂，对照药+与试验药剂型一致的安慰剂，分别编码。（如片剂与胶囊，用A胶囊+B模拟片剂，B片剂+A模拟胶囊）。

41. 答：（1）洗脱期：在交叉对照试验中，为清除药物治疗残余效应影响，须设置残效清除期；清除期间无任何治疗，以排除药物在代谢时的相互影响。

（2）导入期：试验开始前，为了排除受试者之前服用药物的影响，需要在入组前设定导入期，以排除以往服用药物的影响。导入期可以服用安慰剂。

42. 答：（1）不良事件（adverse event，AE）：指受试者接受试验用药品后出现的所有不良医学事件，可以表现为症状、体征、疾病或者实验室检查异常，但并不一定与试验用药品有因果关系。

（2）药品不良反应（adverse drug reaction，ADR）：指在按规定剂量正常应用药品的过程中产生的有害而非所期望的、与药品应用有因果关系的反应。试验用药品与不良事件之间的因果关系至少有一个可能性，即不能排除相关性。

43. 答：项目可行性评估，临床试验方案，机构和伦理立项申请材料（研究者签署均可），临床试验协议，启动会记录，人员授权分工表，CRF，分中心小结（根据国家药品监督管理局药品审评中心的新要求不再需要分中心小结，但从分中心机构管理角度来说还是需要分中心PI签字的），临床研究报告等。

44. 答：临床试验开始前应制订试验方案，该方案应由研究者与申办者共同商定并签字，生物统计人员也需参与。

45. 答：（1）用药与不良事件的出现有无合理的时间关系。

（2）是否符合该药已知的不良事件类型。

（3）停药或减量后，事件是否消失或减轻。

（4）再次使用可疑药品是否再次出现同样事件。

（5）事件是否可用并用药的作用、受试者病情的进展、其他治疗的影响来解释。

46. 答：①临床试验概况；②试验目的；③试验治疗和随机分配至各组的可能性；④受试者需要遵守的试验步骤，包括创伤性医疗操作；⑤受试者的义务；⑥临床试验所涉及试验性的内容；⑦试验可能致受试者的风险或者不便，尤其是存在影响胚胎、胎儿或者哺乳婴儿的风险时；⑧试验预期的获益，以及不能获益的可能性；⑨其他可选的药物和治疗方法，及其重要的潜在获益和风险；⑩受试者发生与试验相关的损害时，可获得补偿以及治疗；⑪受试者参加临床试验可能获得的补偿；⑫受试者参加临床试验预期的花费；⑬受试者参加试验是自愿的，可以拒绝参加或者有权在试验任何阶段随时退出试验而不会遭到歧视或者报复，其医疗待遇与权益不会受到影响；⑭在不违反保密原则和相关法规的情况下，监查员、稽查员、伦理委员会和药品监督管理部门检查人员可以查阅受试者的原始医学记录，以核实临床试验的过程和数据；⑮受试者相关身份鉴别记录的保密事宜，不公开使用。如果发布临床试验结果，受试者的身份信息仍应保密；⑯有新的可能影响受试者继续参加试验的信息时，将及时告知受试者或者其监护人；⑰当存在有关试验信息和受试者权益的问题，以及发生试验相关损害时，受试者可联系的研究者和伦理委员会及其联系方式；⑱受试者可能被终止试验的情况以及理由；⑲受试者参加试验的预期持续时间；⑳参加该试验的预计受试者人数。

47. 答：将更新版知情同意书作书面修改送伦理委员会审批；批准后，再次取得受试者同意。

48. 答：（1）常用的服药依从性计算公式：

$$依从性＝（实际服药量÷应服用药量）×100\%$$

此外，参照《药物临床试验方法学》，服药依从性分为三类：

①服药依从率（TAC%）为按时服用药物的百分比，计算方法如下：

$$TAC\% = \frac{需要服药次数 - 未服药的次数}{需要服药次数} \times 100\%$$

②正确剂量依从率（COD%）为服用正确剂量的天数百分比，计算方法如下：

$$COD\% = \frac{服药天数 - 未服用正确剂量的天数}{服药天数} \times 100\%$$

③时间依从率（TIC%）为按规定的服药期间服用药物的百分比，计算方法如下：

$$TIC\% = \frac{规定服药期间服药次数 - 规定服药期间未服药次数}{规定的服药期间服药次数} \times 100\%$$

（2）良好的依从性范围：一般为80%～120%，另需关注方案要求。

49. 答：方案偏离（protocol deviation）：任何不遵从伦理委员会同意的试验方案、

GCP原则和相关法律法规要求的情况。

50. 答：GCP适用于为申请药品注册而进行的药物临床试验，药物临床试验的相关活动应当遵守本规范。

51. 答：可以是网络培训、现场培训。

52. 答：（1）熟悉《药品管理法》《药品注册管理办法》《药物临床试验质量管理规范》以及药物临床试验的各种指导性文件。

（2）经过药物临床试验技术培训和GCP培训，并获得证书。

（3）熟悉本专业药物临床试验管理制度和SOP，并协助专业负责人组织起草本专业组临床试验制度和SOP，并每年审查可操作性，对不适用制度和SOP发起修订。

（4）协助专业负责人处理专业组建设及专业内项目开展相关事宜。

（5）熟悉科室临床试验场地、设施、设备及GCP相关物资情况，确保相关设施设备运转正常、定期校验。

（6）协助专业负责人开展药物临床试验项目立项评估、在研项目开展情况。

（7）协助专业负责人/主要研究者审核临床试验协议，协助专业负责人制订专业组质控计划报专业负责人审批后实施。

（8）定期审查专业组人员资质情况并及时更新。

（9）定期审查专业组人员GCP培训情况，制订专业培训计划报专业负责人审批。

（10）协助专业负责人处理临床试验过程中出现的相关问题，协调机构办公室、伦理委员会、科研处等管理部门，协调检验科、心电图室、影像中心等辅助检查科室确保临床试验的顺利开展。

（11）处理专业负责人或主要研究者授权的其他事务。

53. 答：①知情同意书的英文缩写：ICF。②知情同意书应一式两份：研究者、受试者各执1份。

54. 答：随机分组有3类：简单随机、区组随机、分层随机。

55. 答：临床试验准备阶段会产生的文件，包括但不限于以下内容。①研究者手册；②已签字的临床试验方案（含修订版）；③病例报告表样本；④提供给受试者的信息（样本），包括：知情同意书、其他提供给受试者的任何书面资料、受试者的招募广告（若使用）；⑤临床试验的财务合同；⑥受试者保险的相关文件（若有）；⑦参与临床试验各方之间签署的研究合同；⑧伦理委员会对以下各项内容的书面审查、同意文件；⑨伦理委员会的人员组成；⑩药品监督管理部门对临床试验方案的许可、备案；⑪在试验方案中涉及的医学、实验室、专业技术操作和相关检测的参考值和参考值范围；⑫医学、实验室、专业技术操作和相关检测的资质证明；⑬试验用药品的包装盒标签样本；⑭试验用药品及其他试验相关材料的说明；⑮试验用药品及其他试验相关材料的运送记录；⑯试验用药品的检验报告；⑰盲法试验的揭盲程序；⑱总随机表；⑲申办者试验前监查报告；⑳试验启动监查报告。

56. 答：在我国申报药物临床试验的，自申请受理并缴费之日起60日内，申请人未收到国家药品监督管理局药品审评中心否定或质疑意见的，可按照提交的方案开展药物临床试验。

57. 答：试验药、对照药由申办方提供。

58. 答：（1）监查员是申办者与研究者之间的主要联系人。其人数取决于临床试验的复杂程度和参与试验的医疗机构的数目。应当受过相应的培训，具备医学、药学等临床试验监查所需的知识，能够有效履行监查职责。

（2）监查员的职责包括：①监查员应当熟悉试验用药品的相关知识，熟悉试验方案、知情同意书及其他提供给受试者的书面资料的内容，熟悉临床试验标准操作规程和GCP等相关法规。②监查员应当按照申办者的要求认真履行监查职责，确保临床试验按照试验方案正确地实施和记录。③监查员是申办者与研究者之间的主要联系人。在临床试验前，监查员应当确认研究者具备足够的资质和资源来完成试验，临床试验机构具备完成试验的适当条件，包括人员配备与培训情况，实验室设备齐全、运转良好，具备各种与试验有关的检查条件。④监查员应当核实并确认：临床试验过程中试验用药品在有效期内、保存条件可接受、供应充足；试验用药品是按照试验方案规定的剂量只提供给合适的受试者；受试者收到正确使用、处理、贮存和归还试验用药品的说明；临床试验机构接收、使用和返还试验用药品有适当的管控和记录；临床试验机构对未使用的试验用药品的处置符合相关法律法规和申办者的要求。⑤监查员核实研究者在临床试验实施过程中对试验方案的执行情况；确认在试验前所有受试者或者其监护人均签署了知情同意书；确保研究者收到最新版的研究者手册、所有试验相关文件、试验必须用品，并按照相关法律法规的要求实施；保证研究人员对临床试验有充分的了解。⑥监查员核实研究人员履行试验方案和合同中规定的职责，以及这些职责是否委派给未经授权的人员；确认入选的受试者合格并汇报入组率及临床试验的进展情况；确认数据的记录与报告正确完整，试验记录和文件实时更新、保存完好；核实研究者提供的所有医学报告、记录和文件都是可溯源的、清晰的、同步记录的、原始的、准确的和完整的、注明日期和试验编号的。⑦监查员核对病例报告表录入的正确性和完整性，并确认与源文件的一致性。确认受试者的剂量改变、治疗变更、不良事件、合并用药、并发症、失访、检查遗漏等在病例报告表中均有记录；确认研究者未能做到的随访、未实施的试验、未做的检查，以及确认研究者是否对错误、遗漏进行纠正等，相关情况在病例报告表中是否均有记录；核实入选受试者的退出与失访已在病例报告表中均有记录并说明。⑧监查员发现病例报告表的填写错误、遗漏或者字迹不清楚等情况，应当通知研究者；监查员应当确保所作的更正、添加或者删除是由研究者或者被授权人操作，并且有修改人签名、注明日期，必要时说明修改理由。⑨监查员确认不良事件按照相关法律法规、试验方案、伦理委员会、申办者的要求，在规定期限内进行了报告。⑩监查员确认研究者是否按照本规范保存了必备文件。⑪监查员对偏离试验方案、标准操作规程、相关法律法规要求的情况，应当及时与研究者沟通，并采取适当措施防止再次发生。

59. 答：（1）在试验启动时，主要研究者及其授权的研究者、GCP质控员应参加临床试验项目的研究者会议和本中心启动会，熟悉试验方案和流程，并对实施流程存的问题及时提出。检查试验用物资的到位情况。

（2）在试验期间，主要研究者亲自或授权研究团队中资深人员对试验数据采集、记录的准确性、完整性进行质控，检查研究人员对研究方案、SOP等执行情况，在试验结束时进行一次全面检查。

（3）积极配合监查员工作。在监查员到来之前安排人员和相关准备工作，对监查员提出的问题进行解答或做必要修改。

（4）在试验中，主要研究者组织整个研究团队对试验方案、SOP、CRF等研究文件进行一次全面复习。

60. 答：为保证药物临床试验过程规范，数据和结果的科学、真实、可靠，保护受试者的权益和安全。

61. 答：研究者，是实施临床试验并对临床试验质量及受试者权益和安全负责的试验现场的负责人。可以通过以下措施保障受试者权益：

（1）制订"防范和处理药物临床试验中受试者损害及突发事件的应急预案"，成立应急小组。

（2）专业科室成立抢救小组。

（3）在试验开始前熟悉方案、相关抢救预案。

（4）在启动会时向全体研究者讲解方案、SOP。

62. 答：试验用药品是指用于临床试验的试验药物、对照药品。

63. 答：同类可比，安全有效。所选择的阳性对照药应为已批准上市、临床应用广泛、疗效确切、安全性好的、公认最好的有效药。

64. 答：受试者权益包括以下内容。

（1）自由选择：受试者参加试验应是自愿的，而且有权在试验的任何阶段随时退出试验而不会遭到歧视或报复，其医疗待遇与权益不会受到影响。

（2）材料保密：必须使受试者了解，参加临床试验及在临床试验中的个人资料均应保密。必要时，药品监督管理部门、伦理委员会或申办者，按规定可以查阅参加临床试验的受试者资料。

（3）完全知情：试验目的、试验的过程与期限、检查操作、受试者预期可能的受益和风险，告知受试者可能被分配到试验的不同组别。

（4）充分告知：必须给受试者充分的时间以便考虑是否愿意参加临床试验，对无能力表达同意的受试者，应向其监护人提供上述介绍与说明。知情同意过程应采用受试者或监护人能理解的语言和文字，临床试验期间，受试者可随时了解与其有关的信息资料。

（5）必要的医疗保证与补偿：如发生与试验相关的损害时，受试者可以获得治疗和相应的补偿。

65. 答：应核对药物的名称、剂型、规格、剂量，及时填写药物发放表，并交代药物的用法用量、使用方法、保存条件、剩余的药物及包装须返还给专业药物管理员，不得给他人使用。

66. 答：（1）温度分为以下4类：①阴凉处：不超过20℃；②凉暗处：避光并不超过20℃；③冷处：2～10℃；④常温：10～30℃。

（2）湿度范围：35%～75%。

67. 答：建议送往当地计量检测部门进行校验。

68. 答：管理药物涉及的表格包括药品接收表、药品发放表、药品回收表、药品库存表、温度记录表。

69. 答：急救药品、同一种药品批号不一致时，不需要更换，应标记于清点登记本上，以备核查。摆放时，按有效期先后顺序存放；使用时，按有效期先后顺序，按照近期先出、先进先出、按批号发货的出库使用原则使用。

70. 答：（1）在防火工作方面：档案室门上挂有"严禁烟火"的警示牌，无关人员不得进入档案库房，需进入档案库房的人员一律严禁烟火；灭火器定点放置，不得随意移动或拿作他用，并定期检查，对失效过期的灭火器适时更换，使其保持良好的灭火状态。

（2）在防虫工作方面：注重做好勤防勤治虫害的工作。库房内严禁存放任何杂物。定期施放杀虫驱虫药物，并根据药效时限适时更换失效过期的杀虫驱虫药物。定期做好库内库外的防虫灭虫工作。每月翻动橱内档案二次，查看虫害档案情况，一旦发现虫害档案，立即采取措施扑灭虫害。

71. 答：用于申请药品注册的临床试验，必备文件应当至少保存至试验药物被批准上市后5年；未用于申请药品注册的临床试验，必备文件应当至少保存至临床试验终止后5年。

72. 答：源数据，指临床试验中的原始记录或者核证副本上记载的所有信息，包括临床发现、观测结果以及用于重建和评价临床试验所需要的其他相关活动记录。

73. 答：在临床试验方案或者合同中明确的研究者和临床试验机构允许的监查员、稽查员、伦理委员会的审查者及药品监督管理部门的检查人员，能够直接查阅临床试验相关的源数据和源文件。

74. 答：（1）知情同意书签署情况及版本。

（2）入组病例是否符合试验方案的纳入标准。

（3）检验检查项目是否符合方案要求。

（4）试验记录是否及时填写。

（5）试验数据是否真实可靠，可溯源。

（6）研究者是否及时签字。

（7）药物发放、回收是否符合要求。

（8）原始资料是否保存完好。

（9）不良事件及严重不良事件、合并用药记录是否记录完整。

（10）生物样本采集、处理、存储是否符合方案要求。

75. 答：（1）监查（monitor）：监督临床试验的进展，并保证临床试验按照试验方案、标准操作规程和相关法律法规要求实施、记录和报告的行动。

（2）稽查（audit）：对临床试验的相关活动和文件进行系统的、独立的检查，以评估确定临床试验相关活动的试验的实施、试验数据的记录、分析和报告是否符合试验方案、标准操作规程和相关法规的要求。

（3）检查（inspection）：药品监督管理部门对临床试验的有关文件、设施、记录和其他方面进行审核检查的行为，检查可以在试验现场、申办者或合同研究组织所在地进行，以及药品监督管理部门认为必要的其他场所进行。

76. 答：（1）熟悉《药品管理法》《药品注册管理办法》《药物临床试验质量管理规范》以及药物临床试验的各种指导性文件。

（2）熟悉本专业药物临床试验管理制度和SOP。

（3）经过药物临床试验技术培训和GCP培训，并获得证书。

（4）对药物临床试验的全程质量控制工作负责。

（5）熟悉试验方案和流程，药物临床试验启动前制订质控计划。

（6）在药物临床试验项目启动后，必要时应对临床试验随时进行质控抽查。

（7）质控中发现问题及时记录及向研究者汇报，必要时向专业负责人汇报。

（8）跟进质控中发现的问题，直至问题得到解决。

（9）积极配合机构质控员工作以及配合监查员的监查工作，保证项目完成质量。

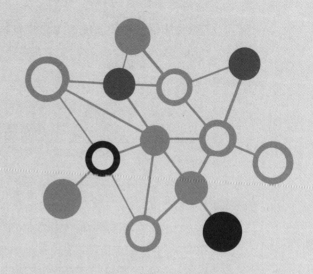

附录

附录一　药物临床试验机构备案相关附件

附件1　药物临床试验机构备案表（医疗机构）

1. 基本信息表

基本信息表

机构名称	中文*				
	英文				
隶属机构			组织机构代码或 社会信用代码*		
备案号*					
机构地址	中文*			所属区域	
	英文			邮政编码*	
机构性质*			机构级别*		
经营性质*			法定代表人*		
床位数*			建筑面积 （平方米）*		
执业资格证书 诊疗科目*					
临床试验机构 负责人*		职务职称*		所学专业*	
临床试验机构 管理部门负责人*		职务职称*		所学专业*	
临床试验机构 管理部门联系人 （用于公示）*		工作部门*		职务*	
联系电话 （用于公示）*		传真*		电子邮件*	
职工总数*		高级职称人数*	中级职称人数*	其他人数*	
通过资格认定时间 （如有）*		资格认定 专业名称		关于专业特殊说明*	□有 □无
特殊说明*					
年住院数统计年度*			人次*		
年住院数统计年度*			人次*		
年住院数统计年度*			人次*		
接受GCP培训人数*					

注：表中*为必填项。

2. 组织管理机构信息表

组织管理机构信息表

组织管理机构成员						
姓名	性别	职务	职称	专业	是否专职	GCP和伦理审查知识培训时间/地点
组织管理机构设备设施						
组织管理机构办公室办公设备设施						
是否有专用办公场地*	是□ 否□		办公场地使用面积（m²）*			
办公桌/工位是否符合办公要求*	是□ 否□		电话/传真、计算机、打印复印、碎纸等办公设备否齐全*		是□ 否□	
临床试验用药房						
试验药房使用面积（m）*			是否具有防火、防盗、防潮设施及温湿度监控记录*		是□ 否□	
药品储存柜情况 （含低温、阴凉、常温）*						
临床试验资料档案室						
资料档案室使用面积（m）*			是否具有防火设施*		是□ 否□	
是否具有防盗设施*	是□ 否□		是否具有防潮设施*		是□ 否□	
是否具有防虫设施*	是□ 否□					
档案储存柜情况*						
临床试验相关医技科室						
是否有与临床试验相适应的检测、检验和诊断等仪器设备*	是□ 否□		是否有相关仪器设备使用、保养、校正、维修 SOP*		是□ 否□	
是否有相关仪器设备使用、保养、校正、维修记录*	是□ 否□		检测、诊断数据及结果是否准确、可靠，有质量保证*		是□ 否□	
医技科室相关人员是否经过GCP及相关培训*	是□ 否□					
药物临床试验管理制度 （请提供所有相关管理制度目录清单）						
药物临床试验标准操作过程（SOP） （请提供所有相关SOP目录清单）						
防范和处理药物临床试验中突发事件的管理机制与措施添加文件						
既往开展药物临床试验的情况添加文件						
自评估报告*	模板见附录一附件2					
新增专业评估报告*（如有）	模板见附录一附件2					

注：表中*为必填项。

3．专业相关信息表

专业相关信息表

专业名称*	（下拉菜单选择）		
研究人员 主要研究者1：姓名，职称，案例。 主要研究者2：姓名，职称，案例。			
专业基本条件			
床位数		病源病种	
年度		住院人数（人次/年）	
年度		平均日门急诊量（人次/日）	
专业设备设施			
是否具有必要的抢救设施设备和急救药品，保证受试者可迅速得到救治或转诊*	是□ 否□	是否具有适当的受试者接待场所，能够满足知情同意、随访等需要*	是□ 否□
是否具有试验药物储存设施设备及温湿度监控记录*	是□ 否□	是否具有专用的试验资料保管设施*	是□ 否□

注：表中*为必填项。

4. 伦理委员会信息表

伦理委员会信息表

伦理委员会名称*		
伦理委员会设立机构*	伦理委员会成立时间*	
伦理委员会地址*	邮编*	
联系人*	联系电话*	
伦理委员会网址*		
伦理委员会通过外部认证情况*		
其他需要说明的情况*		
伦理委员会成员*		

姓名	性别	主任委员/委员	所在单位	职业/职务	专业	职称	GCP和伦理审查知识培训时间/地点

伦理委员会章程、制度、SOP清单*

注：表中*为必填项。

5．年度总结

上传年度总结报告，模板见附录一附件3。

6．接受境外药品监督管理部门检查情况报告表

接受境外药品监督管理部门检查情况报告表

检查机构*		所属国家	
检查时间			
检查类别*	机构整体检查 项目检查，项目名称：		
检查结果*			
检查相关附件*			
其他需要说明的问题*			

注：表中*为必填项。

附件2 评估报告模板

评估报告模板

（可根据此模板提交评估报告，报告内容应包括但不限于模板规定的内容）

一、临床试验组织管理机构情况

二、临床试验伦理委员会情况

三、分别评估各专业的情况

（一）**专业

1. 病源病种情况

2. 设施情况

3. 设备情况

4. SOP制定情况

5. 研究人员资质、技能和培训情况

（二）**专业

1. 病源病种情况

2. 设施情况

3. 设备情况

4. SOP制定情况

5. 研究人员资质、技能和培训情况

......

四、评估结论

评估机构、评估人

评估日期

附件3 年度药物临床试验工作总结报告模板

****** 年度药物临床试验工作总结报告模板**

（可根据此模板提交年度报告，报告内容应包括但不限于模板规定的内容）

一、药物临床试验项目承接及完成情况

情况概述，并填报《****年度临床试验情况汇总表》（附件1）

二、伦理委员会审查情况

三、组织培训情况

四、机构建设情况

五、质控实施情况

......

机构名称

日期

附件4 补充资料信息表

补充资料信息表

机构名称		组织机构代码/社会信用代码		机构类别	
机构法人代表名称		机构法人代表证件类型		机构法人代表证件号码	
联系人		固定电话		手机	
邮箱地址		密码			

上传附件资料包括：

A. 机构社会组织代码/信用代码扫描件（军队医院可以用军队单位对外有偿服务许可证扫描件，仅用于用户补充资料目的）；

B. 执业资格证书（资质、许可证）（非医疗机构非必填）；

C. 营业执照（非营利性机构可不上传此项）；

D. 法人代表（医院负责人）身份证/护照扫描件；

E. 联系人授权书扫描件；

F. 联系人身份证/护照扫描件；

G. 医疗机构级别证明文件（非医疗机构非必填）。

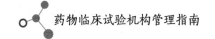

附件5　资料符合性声明

关于"资料符合性声明"的说明

1. 此页为说明，下一页为资料符合性声明模板，请将模板页单独复制出来进行编辑。

2. 请如实填写模板中的备案机构名称、组织机构代码/社会信用代码、备案机构法人，签字处请手签，并加盖备案机构的公章。

3. 完成后请按如下信息进行邮寄：

收件人：医疗器械和药物临床试验机构备案工作组

单位名称：国家药品监督管理局食品药品审核查验中心

地址：北京市西城区文兴街1号院3号楼北矿金融大厦6层

邮编：100044

电话：010-68441000

资料符合性声明

本备案申请机构已认真按照《医疗器械临床试验机构条件和备案管理办法》和《药物临床试验机构管理规定》（以下简称《办法》和《规定》）要求填报备案相关信息。作为备案申请机构法定代表人，作出以下声明：

一、所有填报信息内容符合《办法》和《规定》要求，提供资料均真实、准确；

二、自觉接受食品药品监督管理部门、卫生行政部门的监督管理，并在监督管理中提供真实资料和数据；

三、对监督管理中发现弄虚作假的，备案资料不完整不真实的，自愿接受相关处理。

备案机构（公章）：

备案机构名称：

组织机构代码/社会信用代码：

备案机构法人（签字）：

日期：

附件6　联系人授权书

授权委托书

委托单位：

法定代表人：

受托人：　　　　　姓名：　　　　　身份证号：

职务：

　　现委托上列受托人在我单位申请开通药物和医疗器械临床试验机构备案管理信息系统账号过程中，作为我单位的代理人。

委托单位：

法定代表人：

　　　　　　　　　　　　　　　　　　　　年　　月　　日

附录二 药物临床试验机构标准操作规程类文件相关附件

附件1 ××医院拟立项项目评估表

××医院拟立项项目评估表

目标科室	申办方/CRO	项目名称	药物/器械	适应证	组长单位/PI	样本量	中心数	CRA联系方式	PI意见	机构意见	是否立项

备注：经机构办、专业负责人、PI、伦理委员会综合评估。

附件2　药物临床试验申请提交文件清单（GCP办）

药物临床试验申请提交文件清单（GCP办）*.*版

序号	文件名	应提供份数	备注	文件情况（相应栏内画勾）
1	药物临床试验申请表	1	加盖申办方/CRO公章	有□　无□
2	××医院药物（器械、诊断试剂）临床试验立项审查表	1		有□　无□
3	××医院药物（器械、诊断试剂）临床试验资料审查表（GCP办—伦理）	2	1份与研究者文件夹装订，另1份不需要装订	有□　无□
4	NMPA的临床试验批件（有效）或临床试验通知书	1		有□　无□
5	临床试验方案的摘要	1		有□　无□
6	临床试验方案	1	加盖申办方/CRO公章	有□　无□
7	方案认可签署页	1	申办方，统计单位，组长单位研究者，本中心研究者签名	有□　无□
8	知情同意书	1	加盖申办方/CRO公章	有□　无□
9	CRF表	1		有□　无□
10	对试验中涉及的伦理问题的说明（如在临床试验方案中已做了充分说明则可免报）	1	如有，请提供	有□　无□
11	研究病历、日记录卡及其他问卷	1	如有，请提供	有□　无□
12	研究者手册	1		有□　无□
13	组长单位伦理/中心伦理批件	1	如有，请提供	有□　无□
14	研究者履历及相关资格证书文件：研究者简历，GCP证书，执业资格证	1	有研究者签名	有□　无□
15	招募广告	1	如有，请提供	有□　无□
16	申办方 / CRO/SMO资质证明	1	加盖申办方/CRO公章	有□　无□
17	申办方对CRO/SMO的委托函	1	如有，请提供	有□　无□
18	CRA（CRC）授权书、简历及资质证书	1	如有，请提供	有□　无□
19	药物检验报告	1	加盖申办方/CRO公章	有□　无□
20	保险证明	1	如有，请提供	有□　无□
21	方案讨论会议纪要	1	如有，请提供	有□　无□
22	数据安全监察计划	1	如有，请提供	有□　无□
23	风险控制计划	1	如有，请提供	有□　无□
24	其他说明文件			有□　无□

要求：

机构资料提交注意事项：根据本机构运行要求拟定。

伦理资料提交注意事项：根据本中心伦理委员会运行要求拟定。

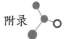

附件3 药物临床试验申请表

药物临床试验申请表

项目名称	
药物名称	
注册类别	
试验分期	
研究专业	
研究范围（国内/国际）	
总设计例数	
拟完成病例数（本院）	
组长单位	
组长单位伦理审批时间	
申办方	
CRO	
SMO	
联系人	
联系方式（包括邮箱）	
联系人签名	日期：

专业及机构办公室意见（本意见为拟参与意见，最终参与以签署试验合同为准）。

专业及机构办公室意见

专业负责人意见	拟同意　　不同意	签名：　　日期：
PI意见	拟同意　　不同意	签名：　　日期：
CO-PI意见（如有）	拟同意　　不同意	签名：　　日期：
机构办公室意见	拟同意　　不同意	签名：　　日期：

备注：版本为＊．＊版；生效日期为20＊＊．＊＊．＊＊。

附件4 ××医院药物（器械、诊断试剂）临床试验立项审查表

××医院药物（器械、诊断试剂）临床试验立项审查表

项目名称				
拟开展临床试验专业				
PI				
资料审查 （机构办填写）	临床批件	有	无	不适用
	临床研究方案	合理	进一步修改	
	知情同意书样稿	有	无	不适用
	研究病历	有	无	不适用
	病历报告表	有	无	不适用
	研究者手册	有	无	不适用
	其他			
初审意见 （机构办填写）	审查人：		日期：	
资料立项 存档情况 （机构办填写）	临床批件	有	无	
	临床研究方案	合理	进一步修改	
	知情同意书样稿	有	无	
	研究病历	有	无	
	病历报告表	有	无	
	研究者手册	有	无	
	其他			
资料管理员 （签名）			时间	

备注：版本：*.*版，生效日期：20**.**.**

附件5 ××医院药物（器械、诊断试剂）临床试验资料审查表

××医院药物（器械、诊断试剂）临床试验资料审查表（GCP办—伦理）

项目名称				
承担专业			PI	
试验分期	BE□　Ⅰ□　Ⅱ□　Ⅲ□　Ⅳ□　科研□ 备注：			
申办者	公司			
	地址			
	联系人		联系电话/邮箱	
机构办公室	资料审查	临床试验批件/临床试验通知书	有□　无□	
		临床试验方案	有□　无□	
		知情同意书	有□　无□	
		CRF表	有□　无□	
		研究者手册	有□　无□	
		其他		
		伦理情况	中心伦理　是□　否□	
	审查意见： 资料齐全，请进行伦理审查。 　　　　　　　　　　　　　　　　审查者 　　　　　　　　　　　　　年　　月　　日			
	递交伦理委员会时间　　年　　月　　日			
伦理委员会	资料签收人		年　　月　　日	
其他				

备注：提供2份，一份装订在机构文件夹，一份放机构文件夹（不装订，待立项审核流程完毕由机构办交伦理）。

附件6 药物临床试验方案审查要点

药物临床试验方案审查要点

项目名称			
专业			
PI			
资料审核			
序号	文件名称	文件情况 （相应栏内打"√"）	说明/备注
1	注明版本号、版本日期，本中心PI签字、申办方/CRO（如有）盖章	是□ 否□	
2	注明研究计划起止时间	是□ 否□	
3	内容符合GCP要求的23要素	是□ 否□	
	◆流程表	是□ 否□	
	◆研究背景	是□ 否□	
	◆研究目的	是□ 否□	
	◆设计方案和样本依据	是□ 否□	
	◆适应证诊断标准，受试者入选、排除、剔除、中止标准	是□ 否□	
	◆疗效观察指标与判定标准	是□ 否□	
	◆安全性观察指标与判定标准	是□ 否□	
	◆ AE救治措施/应急预案	是□ 否□	
	◆安全性信息报告流程	是□ 否□	
	◆药品信息与管理	是□ 否□	
	◆质量控制措施	是□ 否□	
	◆伦理学考虑（符合伦理审查及受试者保护基本要素）	是□ 否□	
	◆有安全监察计划，以保证受试者的安全	是□ 否□	
	◆统计分析计划及数据管理	是□ 否□	
审核意见：			
审核人			
审核日期			

附件7 药物临床试验知情同意书审查要点

药物临床试验知情同意书审查要点

项目名称	
专业	
PI	

	资料审核		

序号	文件名称	文件情况 （相应栏内打"√"）	说明/备注
1	注明版本号、版本日期	是□ 否□	
2	语言通俗易懂，告知受试者自愿参加、随时可退出研究	是□ 否□	
3	书面内容全面，要素齐全	是□ 否□	
4	如未随机双盲对照试验，注明受试者有被随机分到试验组与对照组（可能为空白对照）的可能性	是□ 否□	
5	注明受试者接收操作与检查次数、随访频次与周期	是□ 否□	
6	注明可能的不良反应和救治措施	是□ 否□	
7	充分告知可能的风险与受益	是□ 否□	
8	受试者可能获得的其他备选治疗或方法	是□ 否□	
9	研究相关费用说明（明确自费或免费的医疗检查项目）	是□ 否□	
10	受试者参与试验的补偿或报酬（如有）以及损害赔偿、如有保险应告知	是□ 否□	
11	保护受试者的隐私和保证数据的保密性	是□ 否□	
12	健康信息和/或生物标本的后续使用问题（如有）	是□ 否□	
13	如有基因检测应单独说明	是□ 否□	
14	其他（如有）	是□ 否□	

审核意见：	
审核人	
审核日期	

附件8 临床试验保险审核要点

临床试验保险审核要点

序号	文件名称	文件情况	说明/备注
1	是否购买保险	是□ 否□	
2	试验保险是否提供保险凭证，如是外文凭证，需提供中文翻译版本，并提供两个版本一致性说明，公司盖章）	是□ 否□	
3	是否提供保险清单	是□ 否□	
4	保险单是否体现本研究中心的名称	是□ 否□	
5	被保项目的名称与方案是否一致	是□ 否□	
6	被保项目的受试者例数与临床试验申请表上的例数是否一致	是□ 否□	
7	保单生效日期是否在有效期内	是□ 否□	
8	保单金额是否合理	是□ 否□	

附件9　临床试验招募广告审核要点

临床试验招募广告审核要点

序号	文件名称	文件情况	说明/备注
1	是否有招募广告	是□　　否□	
2	招募广告是否注明版本号及日期	是□　　否□	
3	招募广告是否有诱导性\刺激性语言：如"免费、×××元具体金额、您患有××疾病"	是□　　否□	
4	招募广告是否备注投放平台	是□　　否□	
5	招募广告是否注明研究团队的联系方式	是□　　否□	
6	招募广告是否标识"相关检查"等字眼，如有，请列举清单	是□　　否□	
7	招募广告的书写是否通俗简洁易懂，以受试者能够理解的语言文字表达	是□　　否□	

- 参考文献 -

［1］宁靖，吴昊，高荣．药物临床试验机构备案要求及常见问题分析［J］．中国临床
药理学杂志，2021，37（1）：3-7．

［2］国家药监局，国家卫生健康委．国家药监局 国家卫生健康委关于发布药物临床
试验质量管理规范的公告（2020年第57号）［EB/OL］．（2020-04-26）［2022-
02-15］．https://www.nmpa.gov.cn/xxgk/ggtg/qtggtg/20200426162401243.html

［3］李见明，孙振球，高荣．我国药物临床试验检查现状及发展方向［J］．中国临床
药理学杂志，2014，30（3）：245-250．

［4］国家药监局，国家卫生健康委．国家药监局国家卫生健康委关于发布药物临床
试验机构管理规定的公告（2019年第101号）．［EB/OL］．（2019-11-29）［2022-
02-15］．https://www.nmpa.gov.cn/xxgk/ggtg/qtggtg/20191129174401214.html

［5］国家食品药品监督管理局．关于印发药品注册现场核查管理规定的通知：国食
药监注〔2008〕255号．（2008-05-23）［2022-02-15］．https://www.nmpa.gov.cn/
xxgk/fgwj/gzwj/gzwjyp/20080523120001411.html

［6］万征，范玉明．国内外药物临床试验GCP检查概述与启示［J］．中国药事，
2018，32（4）：423-431．

［7］国家药品监督管理局食品药品审核查验中心．关于公开征求《药物非临床安全
性评价研究机构和药物临床试验机构药品安全信用档案管理制度（征求意见
稿）》的通知［EB/OL］．（2020-06-05）［2022-02-15］．https://www.cfdi.org.cn/
resource/news/12399.html

［8］国家食品药品监督管理总局办公厅．总局办公厅关于印发药品检查员协调使
用暂行规定的通知食药监办药化监〔2016〕56号［EB/OL］．（2016-04-29）
［2022-02-15］．https://www.nmpa.gov.cn/directory/web/nmpa/xxgk/fgwj/gzwj/
gzwjyp/20160429155901579.html

［9］"重大新药创制"科技重大专项实施管理办公室．关于印发重大新药创制科技重
大专项示范性药物临床评价技术平台建设课题工作要求的通知：国卫科药专项
管办〔2019〕3号［EB/OL］．（2019-01-21）［2022-02-15］．http://www.nhc.gov.
cn/qjjys/s3593k/201901/f4b2ff724a564b35964b296b427b9002.shtml

［10］国家药监局，国家药监局关于发布《药物警戒质量管理规范》的公告（2021年
第65号）（2021-05-07）ttps://www.nmpa.gov.cn/xxgk/fgwj/gzwj/gzwjyp/

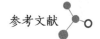

20220415102743184.html

［11］国家药品监督管理局药品审评中心关于发布《药物临床试验期间安全性数据快速报告的标准和程序》的通知（2018-04-27）https://www.cde.org.cn/main/news/viewInfoCommon/f86be6d655db5c711fe660bef22c3bf1

［12］国家药监局综合司. 关于做好药物临床试验机构备案工作的通知：药监综药注〔2019〕100号（2019-11-29）https://www.nmpa.gov.cn/xxgk/fgwj/gzwj/gzwjzh/20191129183901101.html

［13］国家食品药品监督管理总局关于发布药物临床试验数据现场核查要点的公告（2015年第228号）（2015-11-10）https://www.nmpa.gov.cn/xxgk/ggtg/qtggtg/20151110203701981.html

［14］刘小保，陈勇，杨凤，等. 药物临床试验质量控制创新管理模式探索［J］. 中国新药与临床杂志，2020，39（6）：353-357.

［15］谢洁琼. 药物临床试验质量控制与质量保证体系探讨［J］. 中国药师，2015，18（7）：1191-1194.

［16］高荣，吕术超，李秀丽，等. 从药物临床试验数据核查看研究者的职责履行情况［J］. 中国新药杂志，2019，28（20）：2508-2512.

［17］沈玉红，张正付，张琼光，等. 药物临床试验"三级质控"体系的常见问题与改进建议［J］. 中国新药与临床杂志，2016，35（10）：721-723.

［18］Shimokai H, Hata s, Tamura T, et al. The JSQA guideline for GCP auditing［J］. The Quality Assurance Journal, 2007, 11: 37-43.

［19］广东省药学会. 药物临床试验质量管理·广东共识（2020年版）［J］. 今日药学，2020，30（12）：826-829.

［20］广东省药学会. 药物临床试验受试者损害处理·广东共识（2020年版）［J］. 今日药学，2020，30（7）：433-441.

［21］广东省药学会. 药物临床试验受试者隐私保护·广东共识（2020年版）［J］. 今日药学，2020，30（12）：807-814.

［22］广东省药学会. 药物临床试验监查稽查·广东共识（2020年版）［J］. 今日药学，2020，30（11）：741-746.

［23］药物临床试验经费支付方式专家共识（暂行）·宁药会（2021）8号.

［24］北京市药物临床试验机构分级监督管理规定（试行）. 2021年10月25日.